JN274160

局所麻酔
その基礎と臨床

編集
浅田 章
Akira Asada

克誠堂出版

執筆者一覧
(執筆順)

浅田　　章	大阪市立大学大学院医学研究科麻酔・集中治療医学教授
中筋正人	大阪市立大学大学院医学研究科麻酔・集中治療医学講師
森　　　隆	大阪市立大学大学院医学研究科麻酔・集中治療医学講師
楢橋敏夫	Department of Molecular Pharmacology and Biological Chemistry, Northwestern University Medical School
佐藤友紀	自治医科大学麻酔科学・集中治療医学講座
瀬尾憲正	自治医科大学麻酔科学・集中治療医学講座教授
本田博之	新潟大学大学院医歯学総合研究科麻酔科学分野
山倉智宏	新潟大学大学院医歯学総合研究科麻酔科学分野助教授
馬場　　洋	新潟大学大学院医歯学総合研究科麻酔科学分野教授
西川精宣	大阪市立大学大学院医学研究科麻酔・集中治療医学助教授
Jean Xavier Mazoit	Laboratoire d'Anesthesie, Universite Paris-Sud Faculte de Medecine du Kremlin-Bicetre助教授
狩谷伸享	大阪市立大学大学院医学研究科麻酔・集中治療医学講師
小田　　裕	大阪市立大学大学院医学研究科麻酔・集中治療医学講師
長谷一郎	大阪市立大学大学院医学研究科麻酔・集中治療医学
行岡秀和	大阪市立大学大学院医学研究科救急生体管理医学助教授
西　　信一	大阪市立大学大学院医学研究科麻酔・集中治療医学助教授
田中和夫	大阪市立十三市民病院麻酔科医長
佐倉伸一	島根大学医学部附属病院手術部助教授
横山和子	日本医科大学名誉教授
齊藤洋司	島根大学医学部麻酔学教室教授
菅野晶子	金沢大学大学院医学系研究科麻酔・蘇生学講座
山本　　健	金沢大学大学院医学系研究科麻酔・蘇生学講座教授
釜野雅行	大阪府済生会中津病院整形外科
豊田芳郎	大阪厚生年金病院麻酔科部長
寺井岳三	大阪労災病院麻酔科部長
水谷　　光	生長会府中病院麻酔科副部長
佐藤哲文	岡山大学医歯学総合研究科麻酔・蘇生学講座
中塚秀輝	岡山大学医歯学総合研究科麻酔・蘇生学講座講師
森田　　潔	岡山大学医歯学総合研究科麻酔・蘇生学講座教授
山下正夫	茨城県立こども病院医務局長兼麻酔科部長
新井としみ	茨城県立こども病院麻酔科

奥富俊之　　北里大学病院麻酔科・北里大学医学部麻酔科助教授
飯室慎祐　　大阪市立大学大学院医学研究科麻酔・集中治療医学
池下和敏　　大阪市立大学大学院医学研究科麻酔・集中治療医学
中村志郎　　大阪市立大学大学院医学研究科消化器器官制御内科学講師
栗田　聡　　大阪市立大学大学院医学研究科救急生体管理医学

序

　本書の目的は局所麻酔と局所麻酔薬に関する最新の情報をまとまった形で読者に提供することである．そのために，企画，執筆依頼から刊行まで，短期間で仕上げた．最新の知識が読者に伝わるように，局所麻酔の領域で指導的な立場にある，あるいは先駆的な研究をされている国内外の先生方に，執筆を依頼した．

　本書は専門書であるが，専門医のみならず，研修医の先生にも分かりやすく解説することを目指した．応用編では，麻酔科医のホームグラウンドである手術室で役立つ局所麻酔法を伝授することを念頭において編集した．

　基礎編と応用編は必要に応じて，いずれから読んでもらっても良い．卒後まもない研修医の先生が，手術に対して麻酔法の選択を考えている場合には，応用編が役立つ．局所麻酔薬が有する多様な薬理作用に興味を持たれた先生は基礎編を読んでいただきたい．例えば，中枢神経系や循環器系に作用して，全身痙攣，あるいは不整脈を生じるメカニズムをよく理解できるであろう．手術室で医師が局所麻酔を安全に，しかも適切に行うには，局所麻酔の基礎と臨床に関する知識をバランスよく習得することが必要である．

　局所麻酔に関する書を刊行したいという構想を長らく胸に抱いていた．近年，局所麻酔の方面で研究の発展が目覚しいこと，この方面での邦文の専門書が少ないこと，私がこれまで局所麻酔薬の研究に携わってきたことに加えて，おりしも，克誠堂出版（株）の栖原イズミさんから熱心な出版依頼のお話があり，本書を刊行するに至った．

　読者の皆様には，本書に関しての感想，あるいはお気付きの点をお知らせ頂きたい．今後の参考資料として役立てたいと考えている．

　本書が皆様の座右の書に加わることを心から願っている．

2004年5月

浅田　章

局所麻酔 その基礎と臨床

Contents

I 基礎編 1

1. 局所麻酔薬とは
   1) 定義 ....浅田　章 3
   2) 歴史 ....中筋正人，浅田　章 4
2. 局所麻酔薬の構造 ....森　　隆，浅田　章 6
3. 作用機序 ....楢橋敏夫 16
4. 薬理作用
   1) 中枢神経系 ....佐藤友紀，瀬尾憲正 27
   2) 末梢神経系 ....本田博之，山倉智宏，馬場　洋 ...36
   3) 交感神経系 ....西川精宣 45
   4) 循環器系 ....Jean Xavier Mazoit，狩谷伸享 ...57
   5) 立体構造と薬理作用の相違（stereochemistry）
      ....小田　裕 64
   6) 代謝 ....長谷一郎 71
   7) 全身性作用 ....行岡秀和 78
5. 薬物動態 ....西　信一 85
6. 局所麻酔薬アレルギー ....田中和夫 100
7. 局所毒性 ....佐倉伸一 108

II 応用編 119

1. 脊髄くも膜下麻酔（脊麻）.....................横山和子...................................121
2. 硬膜外麻酔..齊藤洋司...................................136
3. 神経ブロック
    1）腕神経叢ブロック
       ....菅野晶子，山本　健...................149
    2）指神経ブロック................................釜野雅行...................................162
    3）肋間神経ブロック（小手術のための）
       ....豊田芳郎...................................166
    4）下肢のブロック
       ....寺井岳三...................................171
4. 局所静脈内麻酔....................................釜野雅行...................................181
5. 表面麻酔..水谷　光...................................185
6. 術後痛..佐藤哲文，中塚秀輝，森田　潔....189
7. 小児の神経ブロック............................山下正夫，新井としみ...............202
8. 産科麻酔..奥富俊之...................................215
9. 高濃度局所麻酔薬の臨床応用............飯室慎祐...................................233
10. 内視鏡の麻酔
    1）気管支鏡..池下和敏，水谷　光...................237
    2）消化管..中村志郎...................................242
11. 急性中毒..栗田　聡...................................248

索　引 257

1. 局所麻酔薬とは
2. 局所麻酔薬の構造
3. 作用機序
4. 薬理作用
5. 薬物動態
6. 局所麻酔薬アレルギー
7. 局所毒性

I 局所麻酔

基礎編

局所麻酔薬とは
1）定義

I 基礎編

　局所麻酔薬とは軸索を伝わる神経伝導を遮断することにより，痛みを予防，ないし消失させるものである。また，局所麻酔薬は通常，筋肉を弛緩させる。そして体性および内臓反射を抑制する。局所麻酔薬は神経内の Na^+ チャネルにある特異的な受容体に結合し，ここを通るイオンの動きを遮断する[1]。局所麻酔薬の最も大きな利点は標的となる神経組織に直接，局所麻酔薬が投与できることである。局所麻酔薬は中間媒体として循環を必要としない。硬膜外麻酔における局所麻酔薬の誤注入，あるいはリドカインを抗不整脈薬として静脈内に用いる場合などは別にして，一般的に，局所麻酔薬が遠隔の臓器に多量に運搬されることはない。したがって，局所麻酔薬の作用は直接，投与された組織に限定される[2]。そして，神経内の作用部位から近接部位への拡散，あるいは血液中へ吸収されることにより，作用は急速に消失する。

　局所麻酔薬はいろいろな方法で投与される。例えば，表面麻酔，伝達麻酔，局所静脈内麻酔，硬膜外麻酔，脊髄くも膜下麻酔，などである。局所麻酔薬はその化学構造と薬理学的な性質の差により臨床的に使い分けられる。外科的な切断，熱凝固，フェノール，アルコールと異なり，臨床使用濃度においては，局所麻酔薬の作用は短時間であり，可逆的である。

【文献】

1) Catterall W, Mackie K. Local anesthetics. In：Hardman JG, Limbird LE, editors. Goodman and Gilman's the pharmacological basis of therapeutics, 10th ed. New York：McGraw-Hill；2001. p. 367.
2) De Jong RH. Local anesthetics, from cocaine to Xylocaine. In：De Jong RH, editor. Local anesthetics. St Louis：Mosby；1994. p. 1.

局所麻酔薬とは
2）歴史

1） 古代インカ帝国で珍重されたコカイン

コカインの葉は *Erythroxylum* 属の灌木から採取される。*Erythroxylum* の名はこの属に所属する木の多くが赤みを帯びていることから名付けられた。*Erythroxylum coca* は 0.7–1.8%（重量比）のコカインを含んでいる。アンデス地方とボリビアではコカの葉は紀元前 700 年にすでに栽培され，使用されていた[1]。アンデス山脈の麓に栄えた古代インカ帝国（南米ペルー，1200 年頃–1533 年）ではコカインは貴族の間で聖なる贈り物と考えられていた。16 世紀にインカ帝国を征服したスペイン人がコカインを大衆に解放した。当時の人はコカの葉とライム酒を混ぜて，疲労回復，気分高揚のためにチューインガムのようにして噛んで楽しんだようである。ペルー国内だけで 1 年間におよそ 9,000t のコカの木の葉が消費されたという[2]。

2） コカインの抽出

1860 年に，南米ペルーから友人が持ち帰ったコカの木から Albert Niemann がコカインを抽出した。翌年，弟子の Wilhelm Lossen が正しい構造式を報告した。1923 年には Richard Willstätter らがコカインを合成した。

3） コカイン中毒の報告

1863 年にコルシカ島の Angelo Mariano はコカイン入りワインを vin Mariano という商品名で発売した。当時，コカインは害のない万能薬と考えられた。このワインは瞬く間に欧州と北米に広がった。1868 年にペルーの軍医 Thomas More'no y Maiz がコカインが局所麻酔薬であることを単行本に発表するとともに，実験的にコカインにより痙攣が生じることを初めて記載した。1884–1891 年の間に 200 例の全身性中毒反応および 13 例の死亡例が報告されている。慢性中毒例として，Sigmund Freud は 1884 年に友人，Fleischl-Marxow をモルヒネ中毒から救おうとしたが，コカイン中毒にしてしまった。1885 年にヒトに対する神経ブロックについて記載した William Stewart Halsted は Johns Hopkins 大学でコカインにより 1,000 例以上の浸潤麻酔を行ったが，新薬開発の途中で自らコカイン中毒になった。のちにコカインからは離脱できたが，モルヒネ中毒になった。

4） 眼科の手術への応用

1884 年には Carl Koller がコカインが局所麻酔薬として，特に眼科の手術に有用であると学会で発表した。

5) 硬膜外麻酔

1885年にLeonard Corningは棘間靭帯にコカインを注射して脊髄くも膜下麻酔の施行を試みて失敗したが，幸いにもコカインによる硬膜外麻酔に成功した．彼は局所麻酔薬が静脈内にいったん吸収されてから脊髄に運ばれると信じていた．

6) オベルスト法

Maximillian Oberstによる手指に対する低濃度コカインの応用法が1890年に同僚，Ludwig Perniceにより報告された．

7) 脊髄くも膜下麻酔（脊椎麻酔）

1899年にAugust Bierは彼自らと助手で脊髄くも膜下麻酔を試みた．脊髄くも膜下麻酔後の頭痛で9日間ベッドから起き上がれなかった．かくして，脊髄くも膜下麻酔後の頭痛の最初の報告者となった．

8) プロカインの合成

1904年にAlfred Einhornは100を超える化合物を試したのち，エステル型局所麻酔薬であるプロカイン（パラアミノ安息香酸誘導体）の合成に成功した．50年間はプロカインは局所麻酔薬の代名詞であった．その後，多くのエステル型局所麻酔薬が合成された．テトラカイン，クロルプロカインは現在でも使用されている．

9) リドカイン（アミド型局所麻酔薬）の合成

1943年にあるNils Löfgrenはアミド型局所麻酔薬，リドカインの合成に成功した．その後，次々とアミド型局所麻酔薬が合成された．メピバカインとブピバカイン（いずれもラセミ体）は1957年にBo af Ekenstamらにより合成された．プリロカインは1969年にNils LöfgrenとCläes Tegner両氏により，合成された．

10) ロピバカインとレボブピバカイン

ロピバカインの光学異性体である$S(-)$体化合物はロピバカインのラセミ体に比べて，心毒性が弱く，局所麻酔薬としての作用が強い．現在，ロピバカインの$S(-)$体化合物（商品名：アナペイン）が市販されている．ブピバカインのS体化合物であるレボブピバカインはラセミ体に比べて，局所麻酔薬としての作用が優れていることから，現在，臨床治験が行われている．

【文献】

1) Jesus C, Gonzalez A. History of the development and evolution of local anesthesia since the coca leaf. Anesthesiology 2003；98：1503-8.
2) De Jong RH. Local anesthetics, from cocaine to Xylocaine. In：De Jong TH, editor. Local anesthetics. St Louis：Mosby；1994. p. 1-8.

局所麻酔薬の構造

I 基礎編

臨床で用いられる局所麻酔薬は共通した構造と物理化学的性質をもつ。本項では局所麻酔薬の原点となったコカインの構造，さらに局所麻酔薬の構造および物理化学的性質，化学構造の意義について解説する。アルコール，抗てんかん薬，抗うつ薬，抗不整脈薬，バルビツレート，テトロドトキシンのような天然毒，ペチジンのような鎮痛薬，アドレナリン作動性β遮断薬のプロプラノロールなど，多くの化合物は局所麻酔作用をもつ[1,2]が，このような薬剤に構造活性相関を見出すのは容易ではない。

1 コカインの構造
―合成局所麻酔薬の出発点―

コカインは溶液中では不安定で，滅菌などにより簡単に加水分解される（図1）。コカインは安息香酸がアルコールの一種であるエクゴニンとエステル結合したものである。不斉炭素原子を有し，光学異性体が4種あり，そのうち天然産の左旋性（L体）のものが有効とされる。安息香酸の部分は局所麻酔作用を生じるのに重要で，他の酸基では代用できない。これに対して第3級アミンのエクゴニンは他の塩基に換えてもよい。トロパコカイン（図1）はコカインのエクゴニンがトロピンに変わったもので，局所麻酔作用も毒性もコカインの1/2以下である[3]。コカイン構造式（図1）の点線で囲んだ部分を見れば，芳香環（ベンゼン環），中間鎖，アミンという基本の構造に着目して合成局所麻酔薬の研究が進められたことがうかがえる。

コカインには他の合成局所麻酔薬にはない循環系への作用と耽溺作用がある。コカインはノルアドレナリン，セロトニン，ドパミンなどの再取り込みを阻害するので，中枢において交感神経の興奮（散瞳，眼圧上昇，心拍数増加，心仕事量増加，冠血管収縮），末梢性においても効果器官のノルアドレナリンやアドレナリンに対する反応を増強する（局所血管の収縮）。またコカインは中枢に作用して，陶酔感や快感を引き起こし耽溺作用を生じる。習慣性はドパミントランスポーターへの抑制作用が原因とされている。このような作用にC_2のカルボメトキシ基，N_8のメチル基が重要とされている。例えば，カルボメトキシ基のエステルを加水分解でカルボン酸にしたベンゾイルエクゴニン（図1）では活性が1/1,500に低下する。つまりコカイン構造からカルボメトキシ基を取り去ることで，上記のような臨床的に問題となるコカイン独特の作用がなくなる。

2 局所麻酔薬の基本的な構造

局所麻酔薬の構造式の基本的な骨格は3つの

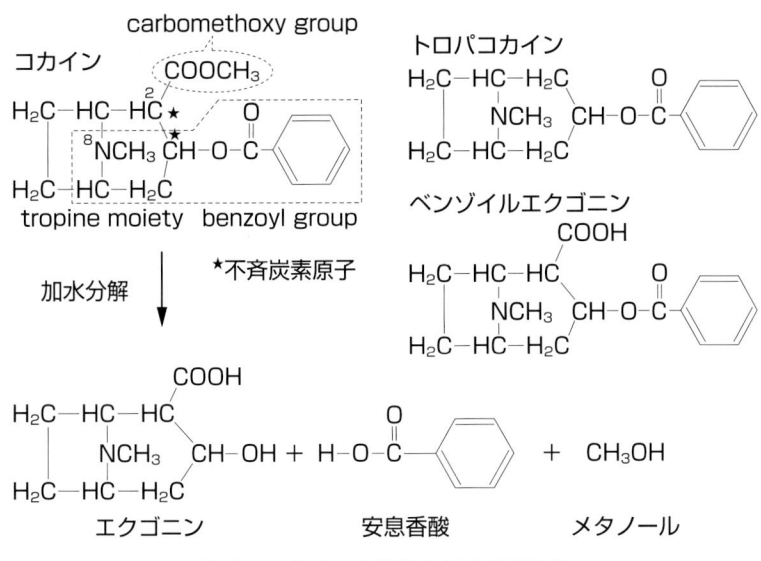

図1：コカインの構造と加水分解産物

部分からなる（図2）。局所麻酔薬は中間鎖と呼ばれるアルキル鎖（炭素鎖）をはさんで水溶性のアミノ基と脂溶性の芳香環の部分から構成される[4]。芳香環は主に局所麻酔薬の脂溶性に寄与している。アミノ基は大部分が第3級アミンであるが第2級アミン（プリロカイン）のこともある。アミノ基は塩基なのでH^+と親和性をもち、生理的pHにおいてある程度の割合で陽イオンを擁している。中間鎖のなかにエステル結合（–CO・O–）が含まれると、エステル型局所麻酔薬、アミド結合（–NH・CO–）が含まれているとアミド型局所麻酔薬と呼ばれる（図3、4）。局所麻酔薬は弱い塩基で、治療に使用する場合は、溶解性と安定性を得るために通常塩酸塩の状態で作られている。体内では電荷をもたない塩基型（非イオン型）もしくは陽イオン型として存在する。

局所麻酔薬の構造的特徴について論ずる前に、次項で述べるような局所麻酔薬の作用メカニズムと物理化学的性質について理解する必要がある。

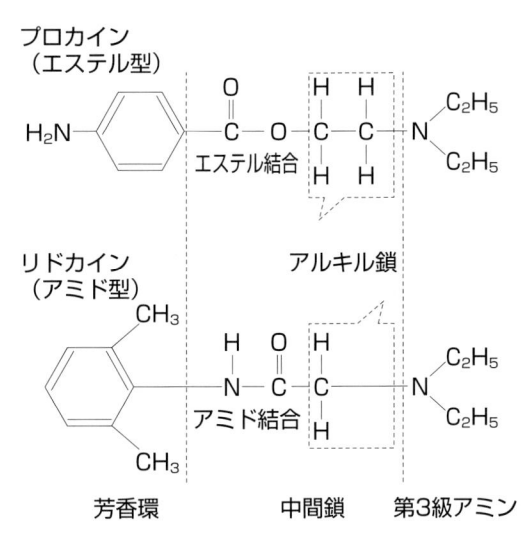

図2：局所麻酔薬の基本構造

3

局所麻酔薬の神経Na^+チャネルへの作用メカニズム

局所麻酔薬は神経膜を通過して細胞質側からチャネル孔を通って、また神経膜の中からNa^+

図3：エステル型局所麻酔薬の構造

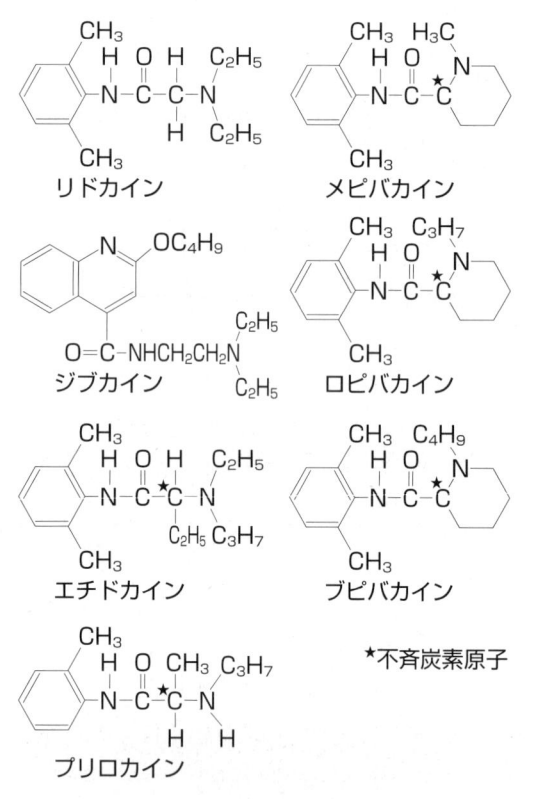

図4：アミド型局所麻酔薬の構造

*不斉炭素原子

チャネル内の作用部位に到達する（図5）[5]。局所麻酔薬が作用部位に結合すると，Na⁺チャネルのNa⁺の流れがブロックされる。脂溶性の高い非イオン型が神経鞘と細胞膜を浸透する。細胞内に入ってからは，細胞内のpHとそれぞれの局所麻酔薬のpKaに従い，再び非イオン型とイオン型に解離する。イオン型がより強くNa⁺チャネルをブロックする。細胞外のイオン型は作用部位に到達できないため，ほとんど作用しない。細胞外のプロトンはチャネル孔を通ってNa⁺チャネルに結合した局所麻酔薬に到達し，局所麻酔薬の作用部位への親和性を高める。よって局所麻酔薬は脂溶性と水溶性の2つの領域を微妙なバランスで持ち合わせる必要がある。

4

Na⁺チャネルの構造と局所麻酔薬の結合部位

Na⁺チャネルの構造について詳しくはCatterallの総説[6]に譲る。チャネルの中心的な機能はαサブユニットが担っている。αサブユニットはおよそ2,000個のアミノ酸残基よりなる巨大なタンパクで，4つのドメイン（I−

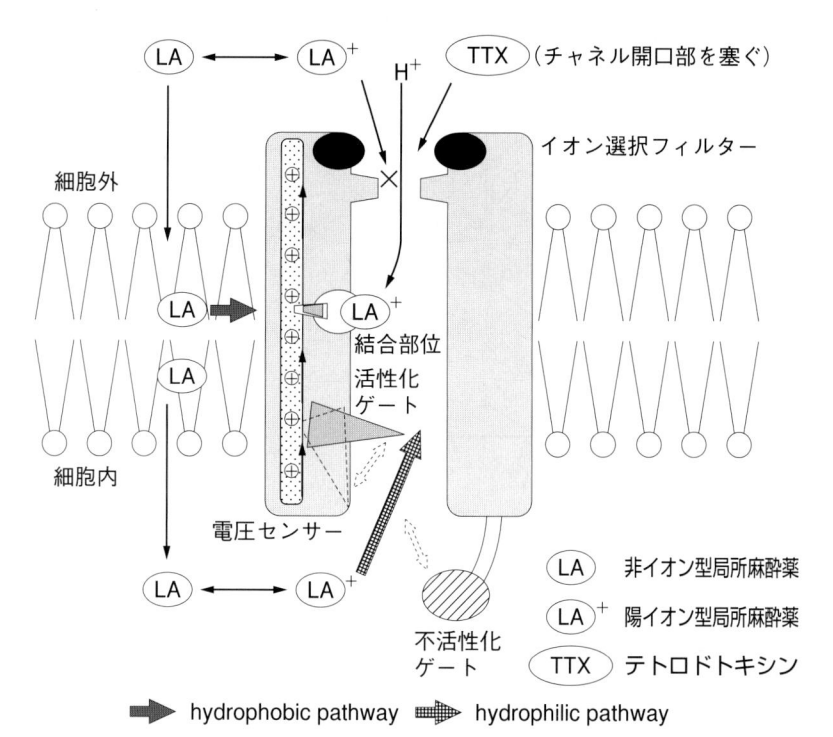

図5：Na⁺チャネル内の局所麻酔薬結合部位の模式図

Ⅳ）が含まれ，それぞれがチャネルポアを中心に対称的に位置していると考えられている（図6）。それぞれのドメインは6つの疎水性膜貫通領域（セグメント；S1-6）をもっている。S4領域（図5，6の▦）は陽性電荷をもつアミノ酸（リジン，アルギニン）が規則的に並んでいて電圧センサーの役割をしており，電圧変化で大きく動き，チャネルを開状態に導く。局所麻酔薬はこのS4の動きを阻害すると考えられる。チャネルポアは4つのドメインのS5, S6（図6の▢）そしてその間のSS1とSS2で形成する。SS2はチャネルポアの入り口を取り囲むように位置し，イオン選択性を決める。チャネルの不活性化はドメインⅢとⅣの間の短い細胞内ループ（図5，6の▨）がチャネルを塞ぐことで起こると仮定されている。

局所麻酔薬の結合部位はNa⁺チャネルのどこなのだろうか？ ポイントミューテーションを行った研究から，チャネルポアに面した部分に局所麻酔薬の作用部位が推測されている[7]。ラット脳のタイプⅡA Na⁺チャネルでは，ポアに面したドメインⅣ S6の1,764番目のアミノ酸〔フェニルアラニン（F）〕をアラニン（A）にミューテーションすると局所麻酔薬の作用が著しく低下する。ほかにもこの周辺のミューテーションで局所麻酔薬に対するNa⁺チャネルの感受性が変化する。1,771番目のアミノ酸〔チロシン（Y）〕への同様のミューテーションによっても局所麻酔薬の作用は減弱する。逆に1,769番目のアスパラギン（N）をアラニンにミューテーションを行うと特に休止状態のNa⁺チャネルに対する局所麻酔薬のブロックが強くなる。脂溶性の芳香環をもつこの2つアミノ酸残基の距離（10Å）と多くの局所麻酔薬の大きさ（10–15Å，芳香環とアミノ基との距離は6–9Å）はおおよそ一致する（図7）[7]。局所麻酔薬は両端に極性をもっており（後述），脂溶性の性質またπ電子を介して，これらのアミノ酸

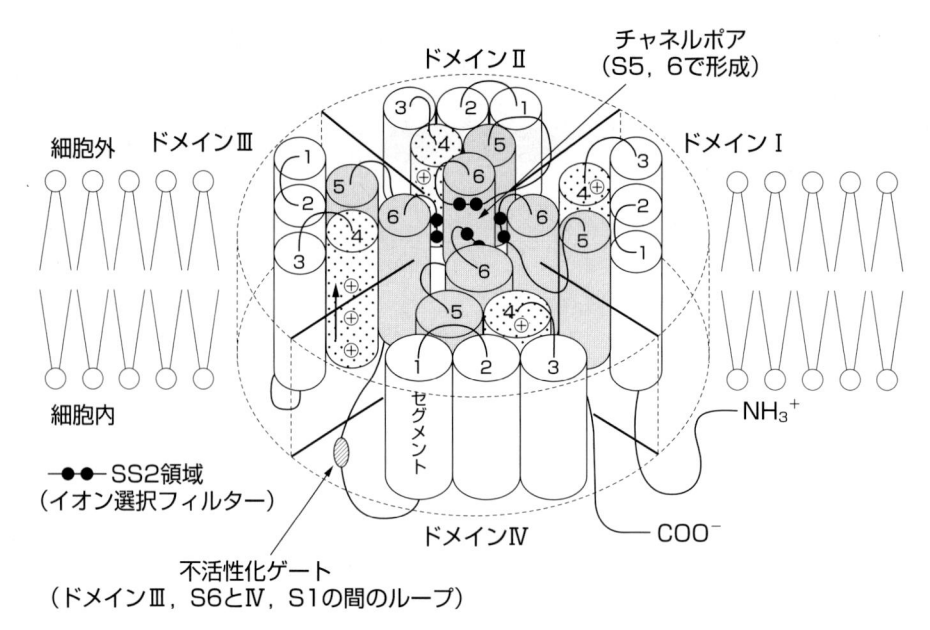

図6：Na⁺チャネルの立体構造の模式図

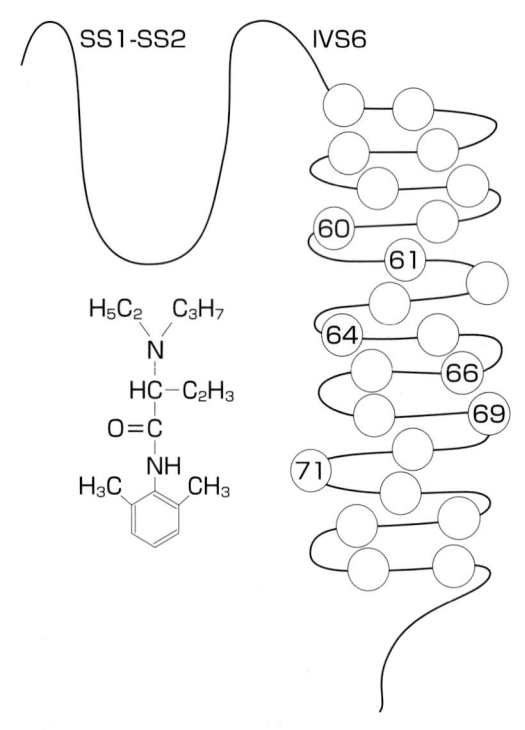

図7：Na⁺チャネル内の局所麻酔薬の結合部位
〔文献 7）Ragsdale DS, McPhee JC, Scheuer T, et al. Molecular determinants of state dependent block of Na⁺ channels by local anesthetics. Science 265；1994：1724-8 より引用〕

残基と相互作用していると示唆されている。

　Na⁺チャネル入り口は6-10Åの大きさで，その内側の最も狭くなった部分は3-5Åとされる。この部分は上述の作用部位と考えられているアミノ酸残基よりチャネルの開口側にある（図5）。ラット脳のタイプIIA Na⁺チャネルの1,760番目のアミノ酸（イソロイシン）をより小さなアミノ酸（アラニン）にポイントミューテーションを行うと，細胞外から作用できないQX-314のようなイオン化した局所麻酔薬が細胞外からチャネルをブロックするようになる。QX-314がチャネルポアを通過できるようになると考えるとわかりやすい。また神経や骨格筋と異なり，心臓のNa⁺チャネルでは細胞外のQX-314が作用できる。心臓のNa⁺チャネルにもラット脳のタイプIIAの1,760番目に相当するアミノ酸がある。そのアミノ酸に神経でその部に相当するアミノ酸でミューテーションすると，QX-314の作用が弱くなる。しかしこのようなミューテーションが，QX-314がチャネルポアを通過するアクセス（hydrophillic pathway）を作るためでないという意見もある。

5 局所麻酔薬の物理化学的性質

　局所麻酔薬により力価，作用発現，持続時間などに差が生じるのは，物理化学的性質，すなわち分子の大きさ（分子量），脂溶性，タンパク結合率，pKaが異なるからである[2)8)]（表1）。

1）分子量，分子の大きさ

　化合物の分子量は溶液中で分子の動く速さに影響する。一般的に分子量の小さいものほど，Na^+チャネル内の結合部位からの離れるスピードが速い。また分子の大きさや形態は，結合部位の情報を知る手がかりになる。

2）脂溶性

　脂溶性の高さは第3級アミンを修飾するアルキル置換基そして芳香環上のアルキル置換基の大きさ（炭素鎖の多さ）による。一般に脂溶性が高まるほど，麻酔力価は増し，作用持続時間は延長する。局所麻酔薬はチャネルタンパク内の脂溶性の部分に強く結合すると考えられている。脂溶性が高いとその部分への結合が強くなり，分解や代謝速度が遅くなる。リドカインとエチドカインは同様のpKaであるが，エチドカインはアミノ基と結合している炭素鎖が長いので，脂溶性が高い。そのためエチドカインはリドカインよりも局所麻酔作用が強力で作用時間も長い。そしてエチドカインのようにpKaが比較的低いうえに，脂溶性の高いものほど，運動神経への浸透も強く，分離麻酔を起こしにくい。また高い脂溶性を有する局所麻酔薬は容易に神経鞘や脂質である神経膜を通過するので，神経遮断は速やかである。しかし脂溶性が高まると毒性も強くなる。このため脂溶性が極端に高い化合物は治療薬として使用できない。

3）タンパク結合率

　タンパク結合率は神経遮断の持続時間に作用

表1：局所麻酔薬の特性

局所麻酔薬	分子量（塩基型）	脂溶性（塩基型）pH 7.4	蛋白結合率（%）	pKa（25℃）	塩基型の割合 pH 7.4	作用発現	持続時間	麻酔力価（A）（プロカインを1として）	全身毒性（B）	Anesthetic Index (A)/(B)
エステル型										
コカイン	303			8.8		中等度	中等度	2〜3	2〜3	1
プロカイン	236	100	6	8.9	3	遅い	短い	1	1	1
テトラカイン	264	5822	76	8.5	14	遅い	長い	5〜10	12	0.5
クロロプロカイン	271	810		8.7		速い	短い	2.4	0.5	5
アミド型										
リドカイン	234	366	64	7.9	25	速い	中等度	4	1.5	2〜3
メピバカイン	246	130	78	7.6	39	速い	中等度	2〜3	0.75	3〜4
ブピバカイン	288	3420	96	8.1	15	やや遅い	長い	16	4	3〜4
プリロカイン	220	129	55	7.9	24	やや遅い	中等度	2〜3		
ジブカイン	343		94	8.5		遅い	長い	16	10〜20	1.375
エチドカイン	276	7317	94	7.7	25	速い	長い	16		
ロピバカイン	275	775	94	8.1	15	やや遅い	長い	16		

すると考えられている。タンパク結合率の高い局所麻酔薬はタンパク質である受容体に長時間とどまる。プロカインはタンパク結合率が低いので、神経から急速に洗い出されるため作用時間が短い。また、血漿から血液脳関門を通して中枢神経系に到達する際に、あるいは母体の胎盤を通過して胎児に到達する際にも、血漿タンパク（主に a_1-acid glycoprotein）との結合率が高いブピバカインなどはリドカインに比べ通過率が低い。

4) 解離恒数（pKa）

発現速度を決定する重要な因子である。溶液中では局所麻酔薬の本来の形である非イオン型の第3級アミン構造（R≡N）と、H$^+$が結合したイオン型の第4級アミン（R≡NH$^+$）に速やかに解離する。

R≡N（非イオン型）＋HCl⇌R≡NH$^+$（イオン型）＋Cl$^-$

局所麻酔薬の非イオン型、イオン型が等量存在するときのpHがその局所麻酔薬のpKa値である。非イオン型/イオン型の比はHenderson-Hasselbalch式〔pH＝pKa＋log（[R≡N]/[R≡NH$^+$]）〕に従い、局所麻酔薬のpKa、その局所のpH（H$^+$濃度）により規定される。つまりpKaの値が高いほどH$^+$への親和性が高い。また周囲のH$^+$が多いとイオン型が増え、逆にH$^+$が少ないと非イオン型が増える。多くの局所麻酔薬のpKaは7–9である。

プリロカイン、リドカインのpKaは7.9であり、身体の生理学的なpH 7.4において約30%が非イオン型として存在するので発現時間は比較的速い。一方、ブピバカインのpKaは8.1であり、pH 7.4で非イオン型が15%のみなので、作用発現は遅くなる。

ベンゾカインはアミノ基をもたないため、H$^+$への親和性が低い。そのためpKaは2.8と低い。これは水溶液として製剤化を困難にし、軟膏またはクリームとして表面麻酔で用いられる。

6 局所麻酔薬の構造の化学的特徴

局所麻酔薬を芳香環、中間鎖、アミンの3つの部分に分けて、それぞれの化学構造の物理化学的性質や局所麻酔作用に与える影響ついて、例をまじえて解説する。

1) 芳香環

芳香環は局所麻酔活性に欠かすことのできない部分である。この部分は局所麻酔薬分子の脂溶性において重要なだけでなく、芳香環の置換基によって生じる共鳴効果は局所麻酔活性に影響する。エステル型局所麻酔薬では電子供与基がオルソ位（o–）かパラ位（p–）、または両方に存在する場合、局所麻酔薬の力価が上昇する。オルソ位、パラ位がアミノ基（プロカイン、クロロプロカイン）、アルキルアミノ基（テトラカイン）、アルコキシ基などの電子供与基で置換されている局所麻酔薬は、置換基のないメプリルカインと比べて局所麻酔力価が高い。この理由に共鳴効果と誘起効果が関係していると考えられている[9]。テトラカインではオルソ位のアミノ基からの電子はカルボニル基の酸素に共鳴・非局在化し、共鳴構造を作ると仮定される（図8）[10]。共鳴混成体を局所麻酔薬分子の複合陽イオン状態の一つと考えれば、共鳴構造を形成する局所麻酔薬はNa$^+$チャネル内の結合部位への親和性が高くなることが容易に想像できる。ベンゾカインはpKaが低いため、生

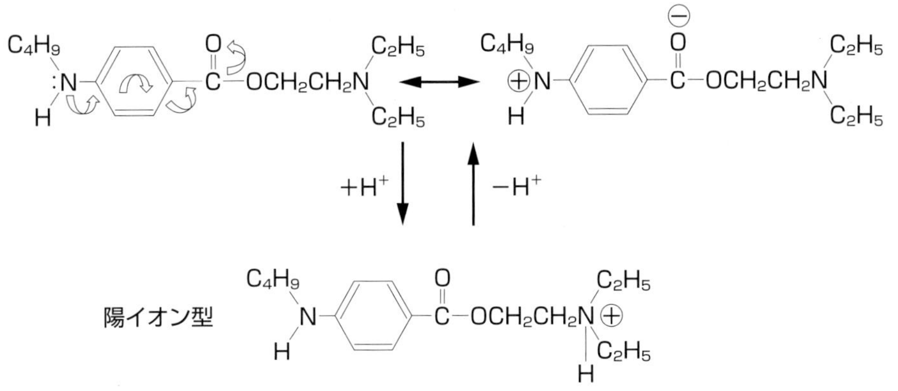

図8：テトラカインの共鳴構造形成とプロトン化

〔文献 9〕Matthias CL. Local anesthetics. In：William DA, Lemke TL, editors. Foye's principles of medicinal chemistry 5th eds. Philadelphia：Lippincott Williams & Wilkins；2002. p. 338-56 より引用〕

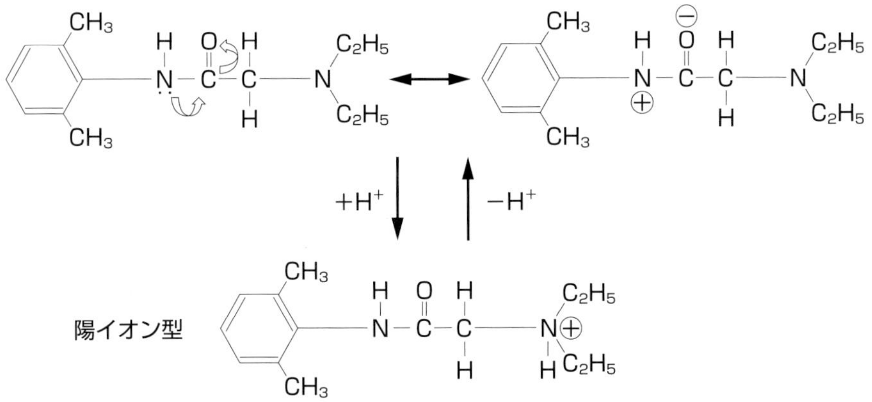

図9：リドカインの共鳴構造形成とプロトン化

〔文献 9〕Matthias CL. Local anesthetics. In：William DA, Lemke TL, editors. Foye's principles of medicinal chemistry 5th eds. Philadelphia：Lippincott Williams & Wilkins；2002. p. 338-56 より引用〕

理的な pH ではほとんど陽イオン化していないが，同様の共鳴効果・誘起効果が麻酔作用を生じるのに重要な役割を果たしているとすれば理解しやすい．

プロカイン分子中の芳香族部分とカルボニル基の間にメチレン基を入れると，上記のような共鳴ができなくなり，局所麻酔薬活性は低下する．またオルソ位，パラ位がニトロ基（-NO$_2$），カルボニル基（-CO-），ニトリル基（-CN）などの電子授与基で置換されている場合，局所麻酔薬の活性は下がる．これらは共鳴構造の形成が，エステルタイプの局所麻酔薬の活性に影響していることを示すものである．メタ位（m-）に関してはアミノ基やアルコキシ基が置換されていても電子の共鳴や非局在化はできない．

共鳴構造の形成はアミド型局所麻酔薬でも生じる．リドカインでは芳香環のオルソ位がメチル基で置換されている．o,o'-ジメチル基は脂溶性を高めるだけでなく，共鳴効果も生じ（図

2．局所麻酔薬の構造 ● 13

[9)10)]，局所麻酔活性に影響を与えている。

アミド型局所麻酔薬のo,o'-ジメチル基は代謝にも影響を与える。o,o'-ジメチル基は局所麻酔薬分子が加水分解を受けるスピードを遅め，適切な作用持続時間を保つことにもひと役かっている。同様のことはエステル型でも認められており，オルソ位がプロポキシ基（$-OC_3H_7$）で置換されているプロポキシカインでは作用時間は延びる。

クロロプロカインのオルソ位の塩素も代謝，局所麻酔活性に影響する。この塩素は誘起効果を生じ，カルボニル基から電子密度を引っ張る。これによりエステル結合の炭素はエステラーゼによる求核反応を受けやすくなる。クロロプロカインがプロカインの4-5倍のスピードで加水分解される理由である。またオルソ位の塩素は脂溶性を増し，プロカインより麻酔力価を高める。このような性質から，クロロプロカインは作用時間が短いが，麻酔力価に比べ全身毒性が少ない（表1）。またpKaが9と高いにもかかわらず作用発現が迅速という特徴もある。これは全身毒性が低いことにより，高濃度（3%）で投与可能なためである。

2) 中間鎖

中間鎖は局所麻酔薬の化学的安定性と関係する。一般的には，エステル結合のほうがアミド結合よりも代謝により不活性化されやすいので，エステル型局所麻酔薬が作用時間は短い。アミド結合，エステル結合を除くと活性が減少することから，これらの結合も麻酔力価に関係している[10)]。

臨床に使用されている局所麻酔薬において，中間鎖に含まれるアルキル鎖の炭素数は1または2である。このアルキル鎖は局所麻酔薬分子の極性（水溶性）をもつ2つの部分にはさまれている。そのためアルキル鎖の炭素鎖を長くしていくと，2つの極性が強く現れ，実際には逆に脂溶性が低下してしまう。特にアミド型の局所麻酔薬では炭素鎖の長さは局所麻酔薬のプロトン化に影響する。リドカインでは中間鎖のアルキル鎖に含まれる炭素数が1から2または3に増えると，pKaは7.7から9.0，9.5と大きくなる。つまり中間鎖のアルキル鎖が長くなるにつれ，H^+への親和性が高まる。炭素鎖を3よりも長くすると，さらにpKaはゆるやかに上昇する。以上のように脂溶性の低下とpKaの上昇のため，中間鎖の炭素鎖を長くすると局所麻酔薬の力価が下がる[9)]。

局所麻酔薬のなかには中間鎖に含まれるアルキル鎖の側鎖にアルキル基が置換されているものがある。メプリルカイン，エチドカイン，プリロカインがそうである（図3，4）。このようなアルキル側鎖はエステラーゼやアミダーゼによる加水分解の速度を遅くし，作用時間が延長する[10)]。しかしながら局所麻酔薬の作用持続時間延長は全身的な毒性も高めることになるので，アルキル側鎖の炭素鎖を長くすることには限界がある。

3) アミン

臨床で使用される多くの局所麻酔薬は水溶性の第3級アミンをもつ。第3級アミンはH^+に親和性をもち，局所麻酔薬の陽イオン型を形成する。さらに無機酸と速やかに水溶性の塩を形成する。したがって第3級アミンは注射薬としての製剤化を可能にしている。

脂肪族アミンをもたないベンゾカイン（図3）が強力な局所麻酔作用をもつことから，第3級アミンの構造が局所麻酔作用に必要なのかについては議論が分かれている[9)]。しかし局所麻酔薬の第3級アミンにプロトンが結合して陽イオン型となることで，作用部位への親和性が高くなることは事実である。

第3級アミンの周囲の構造が変わると，その局所麻酔薬分子のH$^+$への親和性（pKa）が変化する。つまり電子供与，電子授与にかかわる基が隣接する場合，アミノ基の窒素のH$^+$への親和性は修飾される。この影響はリドカインにおいてみられる。アミドカルボニル基には電子吸引力があり，陽性電荷をもつ窒素を生じる（図9）。この陽性電荷はアミノ基の窒素のプロトン化を妨げる。中間鎖のアルキル鎖を長くするとpKaが上昇するのは，この相互作用が減るためである[10]。

　第3級アミンの窒素がピペリジン環の類似である場合，優れた局所麻酔性を発揮する（メピバカイン，ブピバカイン，ロピバカイン）。ピペリジン環の窒素の側鎖がメチル基，ブチル基，プロピル基に置換されたものが，それぞれメピバカイン，ブピバカイン，ロピバカインである（図4）。この側鎖の炭素数が多いほど脂溶性は高まる。

【文献】

1) 兵頭正義，芥川知明，斉藤八郎．局所麻酔薬．稲田　豊，藤田昌雄，山本　亨編．最新麻酔科学第2版．東京：克誠堂出版；1995. p. 437-61.
2) Collins VJ editor. Local anesthetics, regional anesthesia, principles of anesthesiology 3rd ed. Pennsylvania：Lee & Febiger；1993. p. 1232-81.
3) 藤井喜一郎．第2章，末梢神経系作用薬，Ⅶ局所麻酔薬，医薬品の化学と作用．東京：薬業時報社；1993. p. 155-8.
4) Berde CB, Strichartz GR. Local anesthetics, In：Miller RD, editor. Anesthesia 5th ed. New York：Churchill Livingstone；2000. p. 1126-60.
5) Hille B. Mechanisms of block. In：Hille B. Ion channels of excitable membrane, 2nd ed. Sunderland, Massachusetts：Sinauer Associates Inc；1992. p. 390-402.
6) Catterall WA. From ionic currents to molecular mechanisms：the structure and function of voltage-gated sodium channels. Neuron 26；2000：13-25.
7) Ragsdale DS, McPhee JC, Scheuer T, et al. Molecular determinants of state dependent block of Na$^+$ channels by local anesthetics. Science 265；1994：1724-8.
8) 浅田　章．8章，局所麻酔薬．吉村　望監，熊澤光生，弓削孟文，古家　仁編．標準麻酔科学第4版．東京：医学書院；2002. p. 61-70.
9) Matthias CL. Local anesthetics. In：William DA, Lemke TL, editors. Foye's principles of medicinal chemistry 5th eds. Philadelphia：Lippincott Williams & Wilkins；2002. p. 338-56.
10) Courtney KR, Strichartz GR. Structural elements which determine local anesthetic activity. In：Strichartz GR, editor. Local anesthetics. Handbook of experimental pharmacology, vol 81. Berlin：Springer-Verlag；1987. p. 53-94.

作用機序

I 基礎編

　局所麻酔薬はいろいろな治療薬のなかでその作用機序が最もよく調べられ，また理解できるものの一つである。その治療目的は局所麻酔を起こさせて必要な手術を痛みなく行うもので，通常の薬量では副作用がほとんどなく安全な薬剤と考えられている。作用機序については，過去1世紀にわたって調べられてきたが，神経興奮の機構に基づいて理解できるようになったのは1959年以降のことである。

　局所麻酔薬の作用機序を完全に理解するためには，その化学構造についての最低限の知識が必要であろう。大部分の局所麻酔薬は3つの部分よりなっている。すなわち hyrophobic な性質を与える aromatic residue, intermediate chain, および hyrophilic な性質を与える amino group である。末端の amino group のために，pKa は通常 7.5-9 の値をとり，これが局所麻酔薬の神経線維内外での分布に重要な働きをしている。また intermediate chain は amide group か ester group から構成されており，これが化合物の代謝に重要な因子となっている。図1にエステル型の代表であるプロカインとアミド型の代表であるリドカインを示している。

　局所麻酔薬の ionization は次の式によって示される。

$$B + H_2O \rightleftarrows BH^+ + OH^-$$

B は ionize されていない molecular form, BH^+ は ionize された cationic form である。例えばプロカインは，

$$NH_2C_6H_4COOCH_2CH_2N\begin{matrix}C_2H_5\\C_2H_5\end{matrix} + H_2O$$

$$\rightleftarrows NH_2C_6H_4COOCH_2CH_2N^+H\begin{matrix}C_2H_5\\C_2H_5\end{matrix} + OH^-$$

のように解離され，cationic form/molecular form の割合は次の Henderson Hasselbach 式で示される。

$$\log \frac{[BH^+]}{[B]} = pKa - pH$$

ゆえに [BH^+] と [B] の双方が共存し，局所麻酔薬の pKa と液の pH によってその割合が異なる。

1 神経興奮の機構

　局所麻酔薬の作用機序を理解するためには，神経の興奮機構を知る必要がある[1]。図2[2]にその模式図を示した。興奮していない静止の状態では，神経膜の K^+ チャネルの一部は開いているが，他のチャネル，例えば Na^+ チャネルは閉じているので，静止膜電位は次に示した K^+ の平衡電位（E_K）に近い値をとる。

$$E_K = \frac{RT}{F} \ln \frac{[K^+]_o}{[K^+]_i}$$

[K^+]$_o$ と [K^+]$_i$ は細胞の外と内の K 濃度（正確には K の activity），また R, T, および F はそれぞれガス定数，絶対温度およびファラデー

プロカイン

リドカイン

図1：プロカイン（エステル型）とリドカイン
　　　（アミド型）の化学構造

定数を示している。

　膜が脱分極刺激を受けると，閉じていたNa^+チャネルが開くため，膜電位はE_Kに近い値からNa^+イオンの平衡電位（E_{Na}）に近い値に変わり，これが活動電位の上昇期となって現れる。

$$E_{Na} = \frac{RT}{F} \ln \frac{[Na^+]_o}{[Na^+]_i}$$

ここで$[Na^+]_o$と$[Na^+]_i$はそれぞれ細胞の外と内のNa^+濃度（正確にはactivity）を表している。

　K^+イオンは細胞内で濃度が高く，またNa^+イオンは細胞外で濃度が高いため，E_Kは通常$-70mV \sim -100mV$の値を，またE_{Na}は通常$+40mV \sim +60mV$の値をとる。いったん開いたNa^+チャネルはそのinactivation機構のために閉じ始め，同じ頃大部分は閉じていたK^+チャネルがゆっくりと開き始める。そのため膜電位はE_{Na}に近い値からE_Kに近い値に向かって変化し，活動電位の下降期となって現れる。多くのNa^+チャネルが開いている活動電位の上昇期には，Na^+イオンがその電気化学的勾配に従って膜を通って細胞内に入り，また多くのK^+チャネルが開いている活動電位の下降期には，K^+イオンがその電気化学的勾配に従って膜を

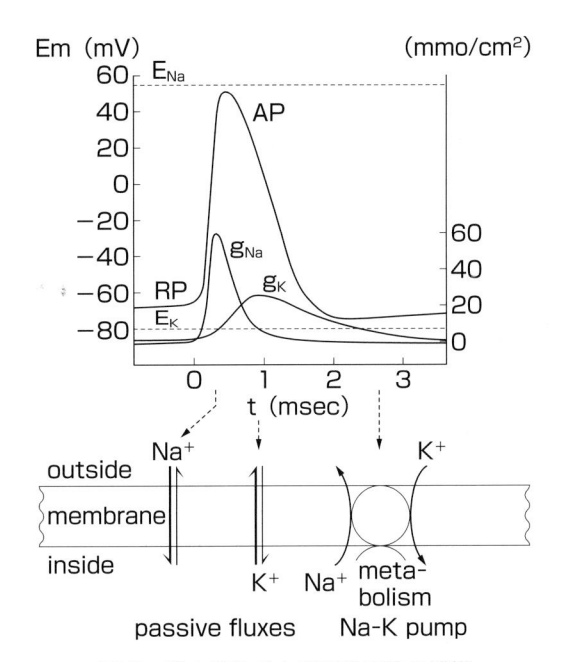

図2：静止電位および活動電位の機構

静止時には膜のK^+チャネルの一部が開いているので，膜電位はK^+の平衡電位（E_K）に近い値をとる（RP）。脱分極刺激によってNa^+チャネルが開き，膜のNa^+ conductanceが増大するので，膜電位はNa^+の平衡電位（E_{Na}）に近付き，活動電位の上昇期を形成する。しかしいったん開いたNa^+チャネルはそのinactivationの機構によって閉じ始め，またK^+チャネルが開いて活動電位の下降期を形成する。すなわち活動電位はNa^+チャネルとK^+チャネルの開閉による膜のNa^+ conductance（g_{Na}）とK^+ conductance（g_K）の増大および減少によって説明される。g_{Na}が増大したときにはNa^+イオンはその電気化学的勾配に従って細胞の外から内に入り，K^+イオンは細胞の内から外に向かって出る。この不均衡は細胞の代謝によって働いているNa^+-K^+ポンプによってもとの状態に戻される。
〔文献2）Narahashi T. Drug-ionic channel interactions：Single channel measurements. In：Basic Mechanisms of the Epilepsies. Ann Neurol 1984；16（Suppl）：S39-51 より引用〕

通って細胞外に出る。一つの活動電位に伴うNa^+とK^+の不均衡はわずかで，例えば直径1μmの神経線維では，1/1,000と測定されている。しかしこのような小さい変化でも，それを補正する機構がなければ，細胞内のNa^+濃度は

internal perfusion and voltage clamp of squid axon

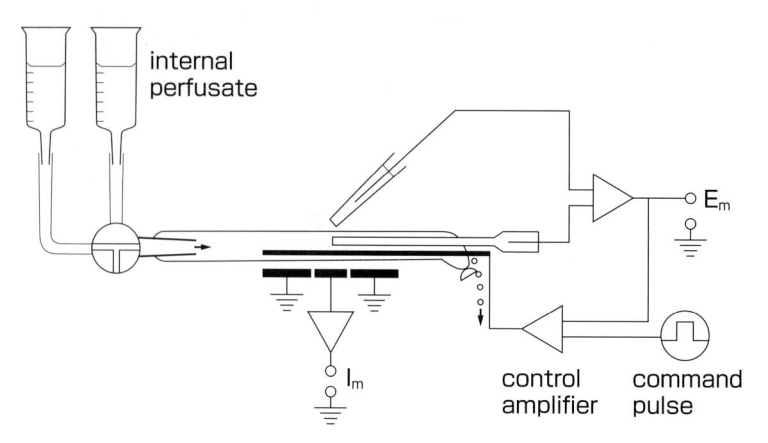

図3：voltage clamp 法
細胞内灌流したイカの巨大神経線維に axial wire（current electrode）と glass capillary（voltage electrode）を挿入したものを示す。E_m：膜電位，I_m：膜電流。細胞内外の voltage electrode によって測定された E_m と command pulse の値が違うと，その差は control amplifier によって増幅され，細胞内外の current electrode によって膜を通って電流が流れる。すなわち膜電位と command pulse を等しくするための膜電流 I_m を測定することができる。

〔文献 2）Narahashi T. Drug-ionic channel interactions：Single channel measurements. In：Basic Mechanisms of the Epilepsies. Ann Neurol 1984；16（Suppl）：S39–51 より引用〕

上がり，K^+ 濃度は減少してしまうので，Na-K ポンプによって細胞内の extra Na^+ を押し出し，失われた K^+ を取り入れる機構が代謝によって作動していて，もとの状態に戻すことができる。

2 イオンチャネルの働きの測定：voltage clamp および patch clamp

　Voltage clamp 法は興奮性膜のイオンチャネルの活動を直接測定する唯一の方法である。この方法は Cole（1949）によって開発され，1952 年に Hodgkin，Huxley および Katz によって改良されて，イカの巨大神経線維に広く適用された[3]。原理は，イカの巨大神経線維（直径 400–800 μm）の内外に電極を置いて，膜を通っての電流と膜電位の変化が測定の対象となる線維の部分に関して一定になるようにし（space clamp），feed-back circuit によって膜電位を任意の値に固定してそれに伴うイオン電流を測るものである（voltage clamp，図3）[2]。しかしこの voltage clamp 法が適用できる材料としては，イカやザリガニなどの巨大神経線維，有髄神経線維，*Aplysia* などの巨大神経細胞，それに筋肉の endplate に限られていた。しかし 1970 年の後半に Neher と Sakmann が古典的な voltage clamp 法を改良した patch clamp 法を発展させ[4]，それによってどのような細胞からもイオン電流を測定することができるばかりでなく，single channel current をも測定することができるようになった（図4）[1]。

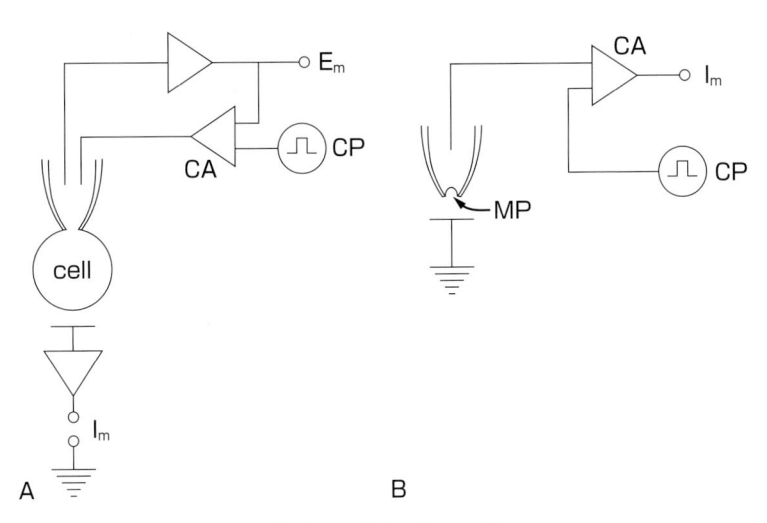

図4：patch clamp法

A：whole-cell patch clamp法を示す。細胞表面にガラス毛細管電極をあて，その部分の膜を壊すと，電極は細胞内電極として働き，細胞外電極とともに細胞膜全体を流れる電流（I_m）を測定することができる。E_m：膜電位，CA：control amplifier，CP：command pulse。B：single-channel patch clamp法を示す。膜からその一部であるmembrane patch（MP）をはずして電極の先に付け，そのなかに含まれるsingle-channelを通っている電流を測定することができる。

〔文献1）Narahashi T. Mechanisms of neurotoxicity. Electrophysiological studies. Cellular electrophysiology. In：MB Abou-Donia, editor. Neurotoxicology. Boca Raton FL：CRC Press；1992. p. 155-89 より引用〕

Votage clampおよびpatch clampの詳細はNarahashi[1)5)]を参照されたい。

所麻酔薬の作用機序を解明することができた（図3）[2)]。

3 細胞内灌流法

局所麻酔薬の作用機序の研究に画期的に貢献したのは細胞内灌流法の発展である。以前は細胞内に薬剤を注射したり，細胞内のpHをある程度変化させたりすることはできたが，細胞内外に溶液を灌流して，細胞内外の薬剤濃度とpHを完全にcontrolすることはできなかった。しかし1961年を境にしてそれが可能となった[1)5)]。筆者はこの細胞内灌流法とvoltage clamp法をイカの巨大神経線維に適用して，局

4 テトロドトキシンのNa$^+$チャネルに対する選択的阻害作用

局所麻酔薬の作用機序を説明する前に，テトロドトキシン（TTX）のNa$^+$チャネルに対する選択的阻害作用を理解する必要がある。TTXはある意味で典型的な神経伝導麻痺作用を示し，チャネル阻害薬のprototypeともいえるからである。特に日本では，フグ毒が神経や筋肉を麻痺させることは広く知られていたが，その作用機序は明らかでなかった。筆者は東京

表1：神経および筋肉のNa⁺チャネルのdensity

preparation	method	density /μm^2	reference
lobster walking leg nerve	TTX binding (bioassay)	<13	Moore et al. (1967b)
lobster walking leg nerve	[³H] STX binding	90	Ritchie et al. (1976)
garfish olfactory nerve	[³H] STX binding	35	Ritchie et al. (1976)
squid giant axon	[³H] STX binding	290	Keynes and Ritchie (1984)
rabbit vagus nerve	[³H] STX binding	110	Ritchie and Rogart (1977b)
mouse neuroblastoma cell	[³H] STX binding	78	Catterall and Morrow (1978)
frog sartorius muscle	[³H] STX binding	380	Almers and Levinson (1975)
rat diaphragm muscle	[³H] STX binding	209	Ritchie and Rogart (1977a)
rat soleus muscle	[³H] STX binding	371	Bay and Strichartz (1980)
rabbit sciatic node	[³H] STX binding	12,000	Ritchie and Rogart (1977b)

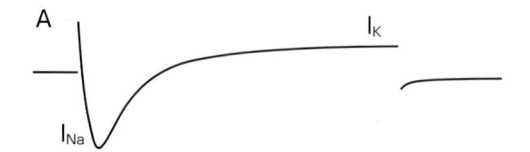

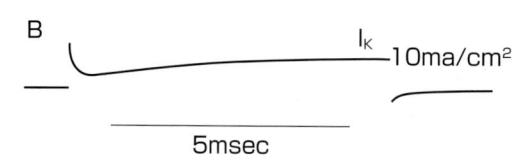

図5：テトロドトキシンによるNa⁺チャネルの選択的阻害

A：エビの巨大神経線維からsucrose-gap voltage clamp法によってNa⁺電流（I_{Na}）とK⁺電流（I_K）を記録。B：テトロドトキシン100 nMはNa⁺電流を完全に阻害するが、K⁺電流は全く影響されない。

〔文献7）Narahashi T, Moore JW, Scott WR. Tetrodotoxin blockage of sodium conductance increase in lobster giant axons. J Gen Physiol 1964；47：965-74より引用〕

でのchemical toolとして広く使われるようになり、現在に至るまでTTXは神経生理や神経薬理の研究には欠かせないものとなっている。後述するように、TTXは細胞の外から働いてNa⁺チャネルを塞ぎ、Na⁺電流を抑制するが、Na⁺チャネルのgating mechanismには影響がない。TTXが実験室でのchemical toolとして使われた例は数え切れないほどあるが、その一例はNa⁺チャネルの密度の測定である。TTXまたは同様なNa⁺チャネル阻害作用を示すsaxitoxin（STX）を使って、その膜への結合の測定から、興奮性膜のNa⁺チャネルのdensityが測定された（表1）。興奮性膜の種類によってかなりひらきはあるが、多くのものでは1 μm^2あたり100-300くらいである。Na⁺チャネルの直径が3×5Åと測定されていることからみて、この頻度は非常に少ないといえる。

大学在職中に、TTXのカエルの筋肉に対する麻痺作用が、ほとんど間違いなくNa⁺チャネルの選択的阻害によるものであることを、細胞内微小電極法でつきとめた[6]。その後Duke大学でエビの巨大神経線維を使ってvoltage clamp法によってこの仮説を完全に証明することができた（図5）[7]。この発表を機に、TTXが実験室

5
局所麻酔薬のチャネル阻害作用

局所麻酔薬の作用機序に関する最初のvoltage clamp法による研究は、Taylor（1959）

と Shanes ら（1959）によるものである。両グループともイカの巨大神経線維を使って，プロカインとコカインが Na^+ チャネルと K^+ チャネルを両方とも阻害して，神経麻痺を起こさせることを証明した。Na^+ チャネルの阻害が神経伝導麻痺に直接関与していることはいうまでもない。その後筆者らは voltage clamp 法をイカの巨大神経線維に適用して，局所麻酔薬が細胞内外のいずれに与えても Na^+ チャネルを阻害することを示した（図6）[8]。

6
局所麻酔薬作用点と active form

　局所麻酔薬はその pKa と溶液の pH によって，cationic form と molecular form の双方の形で存在するので，どちらの形が伝導麻痺に直接関与しているかということは，古くから研究されてきた。20世紀前半の研究は，主に外液の pH を変えたときに局所麻酔薬の伝導麻痺がどのように変化するかということが注目されその大部分の研究結果からみて，外液の pH を上げると伝導麻痺が高まると考えられてきた。この実験結果からは，molecular form が active であると考えられる。しかしこの仮説では説明できない現象も多く知られていた。Ritchie と Greengard（1966）は摘出されたウサギの神経標本を用いて，神経鞘を除いていない intact な神経標本では，外液 pH が高いほうが阻害程度が高いが，神経鞘を除いた標本では反対の結果が得られることから，神経鞘が局所麻酔薬の阻害に大きな障害となっており，局所麻酔薬が molecular form として神経鞘を透過し，cationic form として伝導阻害を起こすという説を発表した。しかしこの仮説でも説明できない

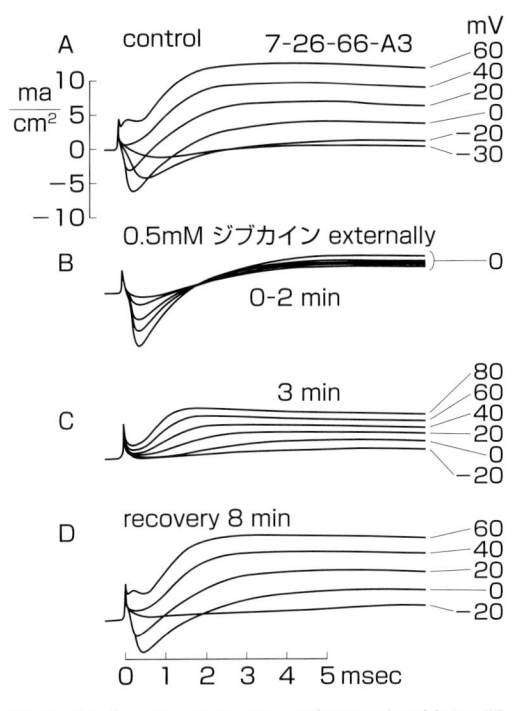

図6：ジブカインの Na^+ および K^+ 電流に対する阻害作用
イカの巨大神経線維を用いた voltage clamp 実験の一例を示す。A：コントロール。B：0.5 mM ジブカインの細胞外灌流を始めてから最初の2分間の電流。C：3分後に Na^+ 電流はほとんど完全に抑制されているが，K^+ 電流は少し残っている。D：洗浄8分後の回復
〔文献 8）Narahashi T, Moore JW, Poston RN. Anesthetic blocking of nerve membrane conductances by internal and external applications. J Neurobiol 1969；1：3–22 より引用〕

現象が多く知られていた。ここで見逃されたのは，神経鞘だけでなく神経膜そのものも大きな透過の障害となっているということである。

　筆者らはこの点に目をつけ，細胞内灌流をしたイカの巨大神経線維を用いて詳細な実験を行った[9]。要約すれば，局所麻酔薬を細胞の外あるいは内に種々の pH の溶液で灌流し，活動電位の阻害を比較したものである。局所麻酔薬としては，pKa が極端に低い 6211（pKa=6.3, 2-[N-(2-methoxyethyl)-methylamino]-2',6'-aceto-xylidide）と，pKa が極端に高い 6603（pKa=9.8, 4-diethylamino-2',6'-butyroxylidide）

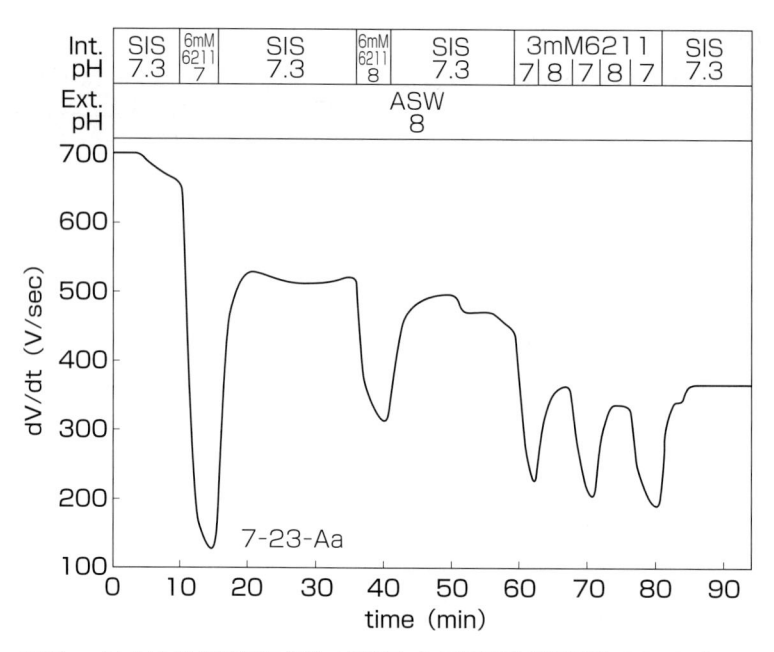

図7：イカ巨大神経線維に細胞内灌流した局所麻酔薬誘導体6211（pKa＝6.3）の活動電位阻害作用は，細胞内pHの低下によって増強することを示した実験

縦軸は活動電位のmaximum rate of rise（dv/dt）で，この値はNa$^+$電流の大きさに比例している．SIS：standard internal solution
〔文献9）Narahashi T, Frazier DT, Yamada M. The site of action and active form of local anesthetics I. Theory and pH experiments with tertiary compounds. J Pharmacol Exp Ther 1970；171：32-44より引用〕

が用いられた．結果の一例を図7[9)]に示した．この例では，細胞内のpHを7から8に上げると細胞内に灌流した6211の活動電位阻害作用が減少した．6211を外に与えて外のpHを変えた場合，あるいは6603を細胞の外あるいは内に与えてそれぞれのpHを変えた場合，いずれの結果も局所麻酔薬がmolecular formとして膜を透過し，細胞内でcationic formとしてチャネルを内側から阻害するという考えに一致していた．この説をさらに裏付ける実験を図8[10)]に示す．この実験では6211を細胞内に与え，その濃度と溶液のpHを変化させて，細胞内にあるcationic formの濃度が一定になるようにしたものである．もしわれわれの仮説が正しければ，一定の伝導阻害が得られるはずである．結果は期待されたとおり，用いられた3つの濃度/pHの組み合わせで，均一の阻害作用が得られた[10)]．この説をさらに実証するために，permanentにchargeされた4価の化合物を使って実験を行った[11)]．4価のQX-314とQX-572はいずれも細胞内に与えればpHに無関係に伝導阻害を起こすが，細胞外に与えたときはpHの関係なく伝導阻害を起こさなかった．

局所麻酔薬とTTXのチャネル阻害作用の機構を図9[5)]に示した．TTXは細胞外からNa$^+$チャネルだけを阻害して伝導麻痺を起こさせるが，局所麻酔薬は神経鞘，神経膜のいずれもmolecular formとして通過し，細胞内でcationic formに解離してNa$^+$チャネルとK$^+$チャネルを阻害する．またTTXと局所麻酔薬のNa$^+$チャネル阻害作用の機構を，チャネルのgateの動きと比較してみたものを図10[5)]に示した．図

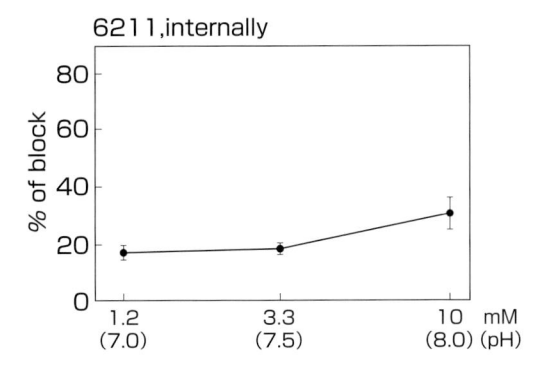

図8：イカ巨大神経線維に細胞内灌流した局所麻酔薬誘導体 6211 (pKa=6.3) の活動電位阻害作用は，6211 濃度と細胞内 pH を変えてその cationic form の濃度を一定に保つかぎり，一定に保たれることを示した実験

〔文献 10〕Frazier DT, Murayama K, Narahashi T. Comparison of the blocking potency of local anesthetics applied at different pH values. Experientia 1971；28：419-20 より引用〕

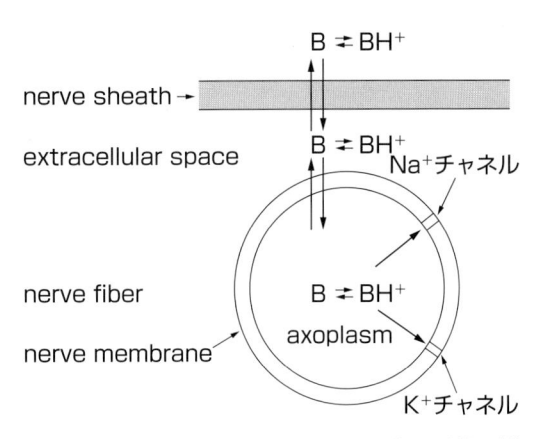

図9：TTX と局所麻酔薬のチャネル作用形態の模式図

TTX は細胞の外から Na^+ チャネルを塞いで阻害作用を起こすが，局所麻酔薬はその molecular form で膜を通り，細胞内で cationic form に解離して Na^+ チャネルと K^+ チャネルを阻害する。

〔文献 5〕Narahashi T. Basic pharmacology of local anesthetics. In：Bowdle TA, Horita A, Kharasch ED, editors. The Pharmacologic Basis of Anesthesiology. New York：Churchill Livingstone；1994. p. 179-94 より引用〕

10[5] A は正常なコントロールである。静止時には Na^+ チャネルの m gate (activation gate) は閉じており，h gate (inactivation gate) は開いていて Na^+ イオンはチャネルを通れない。脱分極刺激によって m gate が開き，膜の Na^+ 透過性が増大して，Na^+ イオンが電気化学的勾配に従って細胞の外から内に入る。このため膜電位は Na^+ の平衡電位に近付く（活動電位の上昇期，図10Ab）[5]。しかし h gate がまもなく閉じ始め (inactivation)，K^+ の透過性の増大（図には示されていない）とともに活動電位の下降期をもたらす（図10Ac）[5]。TTX の guanidinium moiety は Na^+ チャネルを通れる dimension をもっているが，分子全体としては大き過ぎて通れないので，Na^+ チャネルを外側から塞ぎ，チャネル阻害を起こす（図10Ba）[5]。この間 TTX の存在下でも，Na^+ チャネルの m gate と h gate は正常に働き開閉する（図10Bb, Bc）[5]。局所麻酔薬の場合は事情が全く異なり，molecular form で膜を通って細胞内に達し，そこで解離してできた cationic form が m gate が開いたときに Na^+ チャネル内に達して阻害作用を起こさせる（図10C）[5]。

以上述べた局所麻酔薬の膜透過の主なルートのほかに，膜内のリピド層から直接 Na^+ チャネルの内側に達する minor のルートも知られている[12]。またベンゾカインは分子の末端にアミノ基がなく，molecular form として Na^+ チャネルを阻害することも知られている。

7

use-dependent block

局所麻酔薬による神経伝導阻害は，神経の反復興奮によって増強され，この現象は use-dependent block あるいは frequency-dependent block と呼ばれている。この現象は局所麻酔の機構を考えるうえにも，また臨床的にも重

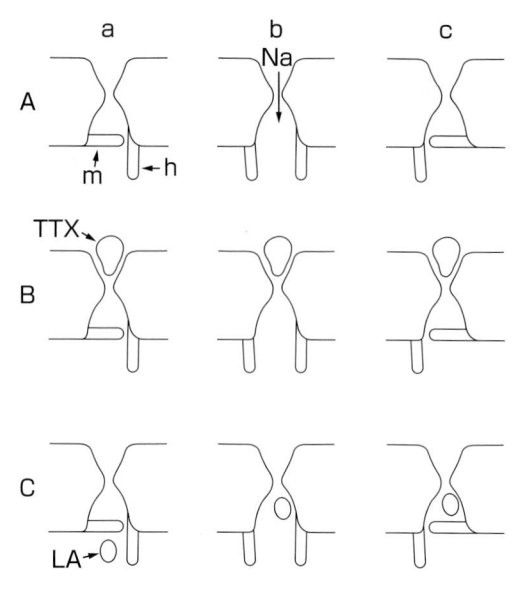

図10：Na$^+$チャネルのm gate（activation gate）とh gate（inactivation gate）の興奮に伴う開閉機構の模式図

A：正常な状態では，m gate は静止時には閉じているが，脱分極刺激によって開き，Na$^+$イオンが流入する。しかしまもなく h gate が閉じ始め，Na$^+$チャネルは inactivate される。B：TTX は Na$^+$チャネルの外側から塞いで阻害するが，m gate と h gate は正常に働いている。C：局所麻酔薬は m gate が開いたときに細胞内から Na$^+$チャネルに入って阻害する。

〔文献 5）Narahashi T. Basic pharmacology of local anesthetics. In：Bowdle TA, Horita A, Kharasch ED, editors. The Pharmacologic Basis of Anesthesiology. New York：Churchill Livingstone；1994. p. 179-94 より引用〕

要なものである。前に述べたように，局所麻酔薬はその cationic form が Na$^+$チャネルの m gate が開いたときにチャネル内に入って伝導阻害を起こさせるので（図10C）[5]，反復刺激によって m gate が繰り返し開閉すれば，局所麻酔薬による阻害が増大するわけである。つまり局所麻酔薬のように，いわゆる open channel block を起こさせるものでは，use-dependent block が起こりやすい。同様に，局所麻酔薬によっては Na$^+$チャネルの m gate が開いたときに初めてその cationic form がチャネルから出て回復が起こることもある（open channel

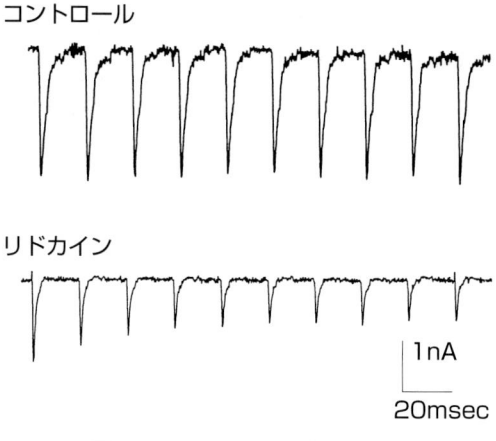

図11：use-dependent block

B50 cell line の TTX-resistant Na$^+$チャネルを 4 Hz の頻度で反復脱分極刺激によって開かせたもの。コントロールでは Na$^+$電流は反復刺激中に一定に保たれるが，100 μM のリドカインで処理すると反復刺激中に Na$^+$電流が減少し，use-dependent block が起こっていることを示す。

recovery）。図 11 に use-dependent block の一例を示した。

臨床的には，痛みを感じているとき，すなわち活動電位が繰り返し感覚神経線維に起こっているときには，use-dependent block によって局所麻酔が起こりやすい。同様なことが，てんかんや心臓の不整脈でもみられる。antiepileptic drug（例えばフェニトイン）や抗不整脈薬（例えばリドカイン，プロカインアミド）は Na$^+$チャネルを阻害するので，てんかんや不整脈が起こっているときには静止時よりも阻害が起こりやすい。

8

differential block

局所麻酔薬は痛みを中枢に伝える細い神経線維，例えば C fiber を最初に阻害することは広

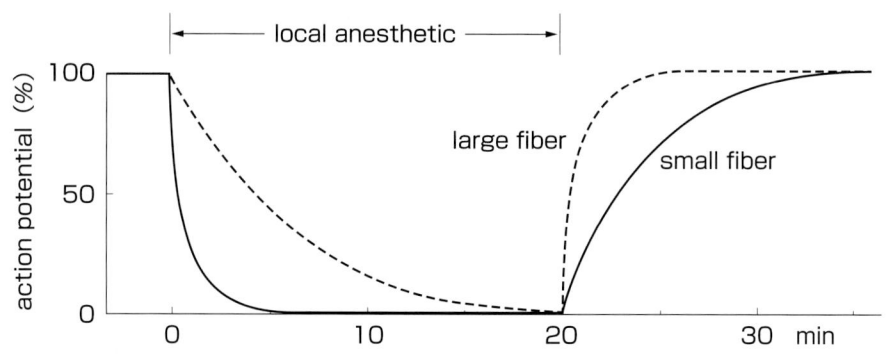

図12：局所麻酔薬による differential block を示す模式図
太い神経線維と細い神経線維を含む神経標本から細胞外電極によって活動電位を記録し，局所麻酔薬の影響を調べた模式図。細い線維が太い線維よりも早く阻害されるが，両方の線維が完全に阻害されたときに洗浄すると，太い線維のほうが細い線維よりも早く回復する。

く知られている。痛みの神経線維に続いて，冷感，温感，proprioception の神経線維が阻害され，運動神経線維は最後に阻害される。無髄神経線維を比較すると，細い線維ほど早く阻害される。しかし摘出された神経標本の実験で，局所麻酔薬で処理したあとで全部の神経線維が阻害されてから麻酔薬が含まれていない正常な液で洗浄すると，太い線維が最初に回復し，細い線維はゆっくりと回復してくる。このような実験の模式図を図12に示した。

このような differential block と differential recovery の機構は，前述した局所麻酔薬の作用機序からよく説明される。細い線維のほうが太い線維よりも surface to volume ratio が大きいので，細胞内に局所麻酔薬がより速やかに蓄積し，先に阻害を起こす。しかし全部の神経線維が阻害されてから標本を洗浄すると，細い線維は太い線維より多くの麻酔薬が蓄積されているので，洗浄後は太い線維のほうが先に回復するわけである。

9 Na$^+$チャネルと局所麻酔薬の molecular mechanism

以前はNa$^+$チャネルはすべて低濃度のTTXによって阻害されると考えられていたが，現在では低濃度のTTXによって阻害されるTTX-sensitiveなものと，高濃度のTTXでしか阻害されないTTX-resistantなものが存在することが知られており，全部で少なくとも9種類のNa$^+$チャネルの存在が明らかにされている(Na$_v$ 1.1–Na$_v$ 1.9)[13]。そのうちNa$_v$ 1.1, 1.2, 1.3, 1.6 および 1.7 は中枢および末梢神経組織に，Na$_v$ 1.4 は骨格筋に分布していていずれも TTX-sensitive で，IC$_{50}$ は 1–25nM である。Na$_v$ 1.5 は心臓と denervate された骨格筋にあり，IC$_{50}$ は 2–6μM と測定されている。Na$_v$ 1.8 と 1.9 は dorsal root ganglion などの末梢神経に分布していて TTX-resistant で，IC$_{50}$ は 1μM から 100μM 以上である。特に dorsal root ganglion にある TTX-resistant な Na$_v$ 1.8 は痛みを伝達する C 線維にあり，新しい鎮痛薬に関連付けて現在広く

研究されている。TTX-resistant な Na⁺チャネルだけを選択的に阻害する化合物が発見されれば，副作用の少ない鎮痛薬として使える可能性があるからである。

　Na⁺チャネルの分子構造も広く研究され，現在ではそれが α subunit，β1 subunit，および β2 subunit からなることが明らかにされている。そのうち α subunit がチャネルの働きに重要な役割を果たしており，4つの domain（I－IV）からなって，各domainは6つのtransmembrane segment（S1-6）によって構成されている。Domain IVのtransmembrane segment 5 と transmembrane segment 6 をつないでいる short segment に TTX がチャネルの外側から結合し，また局所麻酔薬は domain IV の transmembrane segment 6 の内部にチャネルの内側から結合して阻害を起こさせると考えられている[14]。

【文献】

1) Narahashi T. Mechanisms of neurotoxicity. Electrophysiological studies. Cellular electrophysiology. In：MB Abou-Donia, editor. Neurotoxicology. Boca Raton FL：CRC Press；1992. p. 155-89.
2) Narahashi T. Drug-ionic channel interactions：Single channel measurements. In：Basic Mechanisms of the Epilepsies. Ann Neurol 1984；16（Suppl）：S39-51.
3) Hille B. Ion channels of excitable membranes. Sunderland, MA：Sinauer Associates；2001. 814pp.
4) Hamill OP, Marty A, Neher E, et al. Improved patch-clamp techniques for high-resolution current recording from cells and cell-free membrane patches. Pflügers Arch 1981；391：85-100.
5) Narahashi T. Basic pharmacology of local anesthetics. In：Bowdle TA, Horita A, Kharasch ED, editors. The Pharmacologic Basis of Anesthesiology. New York：Churchill Livingstone；1994. p. 179-94.
6) Narahashi T, Deguchi T, Urakawa, N, et al. Stabilization and rectification of muscle fiber membrane by tetrodotoxin. Am J Physiol 1960；198：934-8.
7) Narahashi T, Moore JW, Scott WR. Tetrodotoxin blockage of sodium conductance increase in lobster giant axons. J Gen Physiol 1964；47：965-74.
8) Narahashi T, Moore JW, Poston RN. Anesthetic blocking of nerve membrane conductances by internal and external applications. J Neurobiol 1969；1：3-22.
9) Narahashi T, Frazier DT, Yamada M. The site of action and active form of local anesthetics I. Theory and pH experiments with tertiary compounds. J Pharmacol Exp Ther 1970；171：32-44.
10) Frazier DT, Murayama K, Narahashi T. Comparison of the blocking potency of local anesthetics applied at different pH values. Experientia 1971；28：419-20.
11) Frazier DT, Narahashi T, Yamada M. The site of action and active form of local anesthetics II. Experiments with quaternary compounds. J Pharmacol Exp Ther 1970；171：45-51.
12) Hille B. Local anesthetics：hydrophilic and hydrophobic pathways for the drug-receptor reaction. J Gen Physiol 1977；69：497-515.
13) Goldin, AL. Resurgence of sodium channel research. Annu Rev Physiol 2001；63：871-94.
14) Catterall WA. From ionic currents to molecular mechanisms：The structure and function of voltage-gated sodium channels. Neuron 2000；26：13-25.

4 薬理作用
1) 中枢神経系

I 基礎編

局所麻酔薬を大量投与すると実験動物においてもヒトにおいても痙攣を引き起こすことはよく知られている。いわゆる局所麻酔薬中毒である。この痙攣は強直性や間代性の形をとる。この局所麻酔薬による痙攣は，明らかに局所麻酔薬の中枢神経作用であり，しかも中枢神経刺激作用によると信じられている。

末梢神経に対しては刺激伝達を抑制する局所麻酔薬が中枢神経に対しては刺激作用を有することは相反する事象のように思われる。また，痙攣閾値以下の用量での中枢神経症状は中枢神経の興奮と抑制の症状が混在している[1〜5]。例えば，眠気や一過性の意識混濁は中枢神経の抑制であり，振戦や筋肉の小刻みの震えは中枢神経の刺激であると考えられる。

上述した種々の局所麻酔薬の中枢神経作用について電気生理学的アプローチから解説する。

1 中枢神経作用

ヒトにおいては通常，中枢神経の電気活動は脳表面の皮質脳波でしか捉えられない。動物を用いることにより，皮質以外の電気活動を測定することができる。それらを用いた実験では，局所麻酔薬の痙攣閾値以下の用量での脳の電気活動には相反する報告がある。Wagmanらのネコを用いたボーラス投与での研究では，痙攣前状態で皮質脳波には変化がないが扁桃核に痙攣様電気活動が出現すると報告され，一方，Munsonらのアカゲザルを用いた持続投与での研究では，痙攣前状態で皮質脳波が徐波化すると報告されている[6〜9]。Wagmanらの結果は痙攣前は興奮状態であることを示唆し，Munsonらの結果は痙攣前は抑制状態であることを示唆している。若干の研究者たちが，これらの局所麻酔薬の痙攣前の中枢神経活動の違いを，局所麻酔薬の違いや実験動物の種による違いにその理由を求めようとしたが，コンセンサスを得ることができなかった[1〜10]。

Seoらは，脳内の各部位に電極を慢性的に埋め込んだネコを用いて，リドカインを持続投与し，投与スピードを変えて，ネコの行動と中枢神経活動を観察した。その結果，局所麻酔薬の中枢神経作用は用量依存性に4相性変化（初期抑制期，興奮期，後期抑制期，痙攣期）を示すことを明らかにした（図1, 2）[11]。また投与スピードが速くなると，抑制期が行動および電気活動でもはっきりしなくなることを示した。その後，Shibataらは，同様の方法を用いて，他の局所麻酔薬の中枢神経作用を調べた。その結果，その他の局所麻酔薬においても低用量投与では用量依存性に4相性変化を示すこと，大量投与では局所麻酔薬で若干異なることを明らかにした[12]。

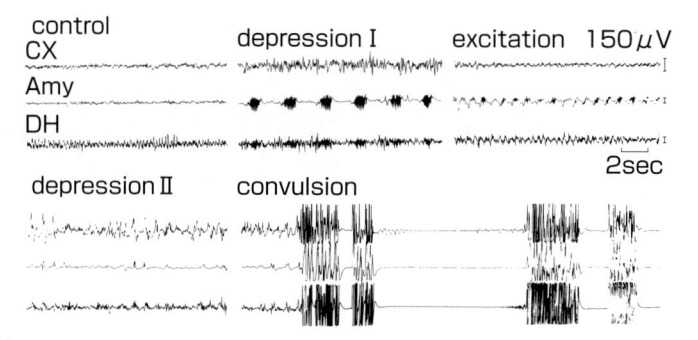

図1：リドカイン（1mg/kg/min）静脈内持続投与時の脳波の変化

リドカイン（1mg/kg/min）静脈内持続投与により，脳波は4相性変化を示す。
CX：前上シルビウス帯回，Amy：扁桃体中心核，DH：海馬背側体，depressionⅠ：初期抑制期，excitation：興奮期，depressionⅡ：後期抑制期，convulsion：痙攣期
〔文献11）Seo N, Oshima E, Stevens J, et al. The tetraphasic action of lidocaine on CNS electrical activity and behavior in cats. Anesthesiology 1982；57：451-7 より引用〕

1） 初期抑制期

　リドカイン1mg/kg/minの静脈内投与により，歩き回っていたネコは徐々におとなしくなり，前肢を伸ばし後肢を曲げて腹ばいとなり，あごを床につけるようになる。ヒトでは眠気，ふわふわ感，眩暈を感じる時期である。ヒトの脳波では覚醒脳波から浅眠脳波への移行でしか捉えられないが，ネコでは，皮質脳波は低振幅速波から不規則な高振幅徐波へ移行し，海馬ではθ波から不規則な高振幅徐波へ移行する。扁桃核では呼吸活動と一致した紡錘状の波が出現する。Wagmanらが報告した痙攣様電気活動はこの扁桃核の紡錘状波を示したものと考えられる。延髄網様体多ニューロン活動は延髄網様体神経の発火頻度の総和を示し，覚醒状態と相関し，中枢神経系全体の興奮性を示す指標の一つである[13]。初期抑制期では，延髄網様体多ニューロン活動はネコの行動と一致して，漸次低下する。

2） 興奮期

　ネコでは，頭を上げ前肢を伸ばし，激しく鳴き声を発する。呼吸は速くなりあえぎ様の呼吸となる。瞳孔は散大し，失禁や脱糞をするネコもある。外からの刺激には反応せず，脳波も変化しない。ヒトでは興奮状態やカタトニア状態に類似していると考えられる。

　中枢神経の電気活動をみると，皮質脳波は低振幅速波化し，扁桃核の紡錘波は呼吸数の増加に呼応して頻度が増加する。また，延髄網様体多ニューロン活動は安静時のレベルを超えて急激に上昇する。中枢神経系全体が興奮状態であることを示唆する。

　興奮期にいたるリドカインの総投与量は約10mg/kg程度である。

3） 後期抑制期

　さらに投与量が増えると，ネコは鳴き声を発しなくなり，時折頭を振るが初期抑制期のよう

な姿勢に戻り，しだいにおとなしくなる。開眼しているが外からの刺激には反応しない。

皮質脳波は再び不規則な高振幅徐波となり，扁桃核では，紡錘波は消失し不規則な徐波と棘波に置き換わる。棘波は初めは単発で発生しているが，繰り返すようになり，他の電極と同期した棘波となる。延髄網様体多ニューロン活動は再び徐々に低下する。活動レベルは安静時よりさらに低下する。

4) 痙攣期

痙攣期は後期抑制期から突然引き起こされる。四肢やヒゲの小刻みの震えなどの前駆症状はみられない。急に四肢を突っ張らせ，横向きになる。大きく開眼し，瞳孔は散大する。痙攣は強直性のことが多い。持続時間は4-8秒程度でそれに引き続きぐったりとした状態となる。投与を続けている間，痙攣とぐったりとした状態が繰り返し出現する。

強直性痙攣に一致して，高振幅高頻度棘波がすべての脳波誘導でみられる。高振幅高頻度棘波のあとには，ぐったりとした状態とともに電

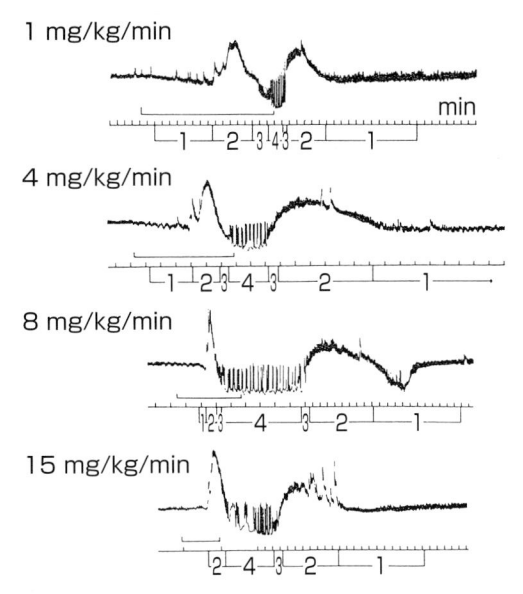

図2：中脳網様体多ニューロン活動に対する投与速度の違い

投与速度が速くなると抑制期がはっきりしなくなる。
横軸：時間経過（分），縦軸：中脳網様体多ニューロン活動。上方への変位は多ニューロン活動の増加を，下方への変位は多ニューロン活動の低下を示す。⊢はリドカイン投与を示す。1：初期抑制期，2：興奮期，3：後期抑制期，4：痙攣期
〔文献11）Seo N, Oshima E, Stevens J, et al. The tetraphasic action of lidocaine on CNS electrical activity and behavior in cats. Anesthesiology 1982 ; 57 : 451-7 より引用〕

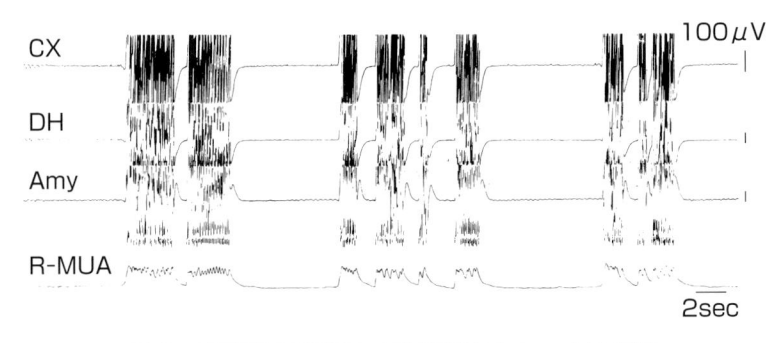

図3：痙攣期での脳波と中脳網様体多ニューロン活動
脳波での痙攣波の出現に一致して中脳網様体多ニューロン活動は著明に上昇し，痙攣波と痙攣波の間の平坦脳波出現時は中脳網様体多ニューロン活動は低下する。
R-MUA：中脳網様体多ニューロン活動
〔文献11）Seo N, Oshima E, Stevens J, et al. The tetraphasic action of lidocaine on CNS electrical activity and behavior in cats. Anesthesiology 1982 ; 57 : 451-7 より引用〕

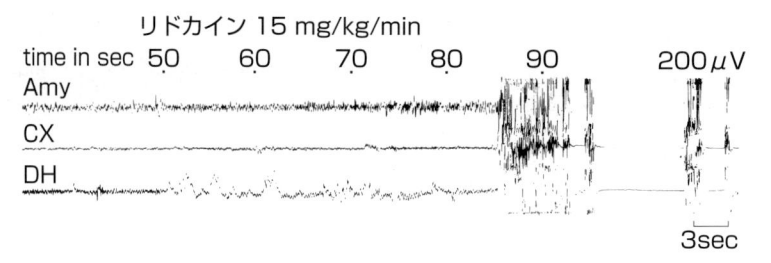

図4：リドカイン（15mg/kg/min）静脈内持続投与時の脳波変化

皮質脳波は痙攣波の突然の出現まで変化しない。一方，扁桃核では投与開始70秒から紡錘様活動が認められる。海馬での大きな変動はアーチファクトである。上段の数字は投与開始からの時間経過（秒）

〔文献11）Seo N, Oshima E, Stevens J, et al. The tetraphasic action of lidocaine on CNS electrical activity and behavior in cats. Anesthesiology 1982；57：451-7 より引用〕

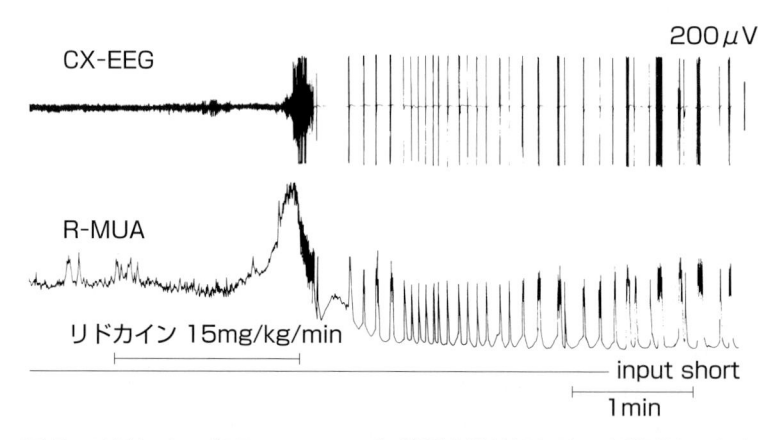

図5：リドカイン（15mg/kg/min）静脈内持続投与時の皮質脳波と中脳網様体多ニューロン活動の変化

全身性痙攣波は中脳網様体多ニューロン活動が最大になった時点で突然出現している。

〔文献11）Seo N, Oshima E, Stevens J, et al. The tetraphasic action of lidocaine on CNS electrical activity and behavior in cats. Anesthesiology 1982；57：451-7 より引用〕

気的静止状態が現れる。脳波の全誘導で，この高振幅高頻度棘波と電気的静止を繰り返す。延髄網様体多ニューロン活動は，高振幅高頻度棘波に一致して上昇し，電気的静止状態に一致して低下するという大きな変動を繰り返す。延髄網様体多ニューロン活動は，高振幅高頻度棘波に一致して上昇するが安静時のレベル以上とはならない．また，電気的静止状態でのレベルは安静時のレベル以下である。

痙攣発現にいたるまでのリドカイン総投与量は約25mg/kgである。

2 投与速度と中枢神経作用

リドカインの脳内濃度上昇のスピードを変えると，上述の4相性反応が変化する（図3，4，5）[11]。

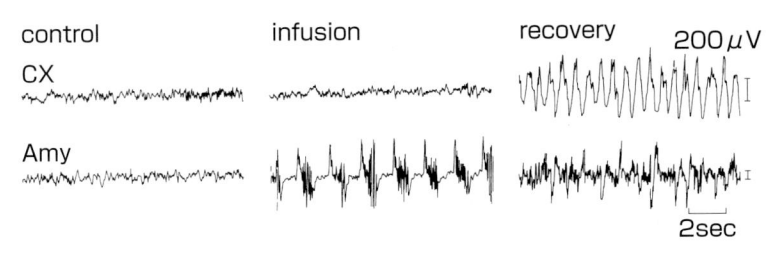

図6：リドカインの投与時と投与中止からの回復時の興奮期の脳波
リドカイン投与時は皮質脳波はコントロールと同じ低振幅速波と扁桃核の紡錘様活動が出現する。一方、回復期では皮質も扁桃核も高振幅徐波が出現する。扁桃核には紡錘様活動はみられない。
〔文献11〕Seo N, Oshima E, Stevens J, et al. The tetraphasic action of lidocaine on CNS electrical activity and behavior in cats. Anesthesiology 1982；57：451-7 より引用〕

投与速度が速くなると、初期および後期の抑制期の発現が短縮し、興奮期は変化しないかさらに増強する。リドカイン4mg/kg/minや8mg/kg/minの投与では、ネコの抑制行動は明らかでなくなる。したがって抑制期は、中枢神経の電気活動での皮質脳波の高振幅徐波と延髄網様体多ニューロン活動の低下のみで確認できるだけとなる。さらに延髄網様体多ニューロン活動の抑制期での低下は、投与スピードが速くなるほど、小さくなる。最速投与では、延髄網様体多ニューロン活動はほとんど低下せず、そのまま興奮期に移行し増大する。興奮期での延髄網様体多ニューロン活動の増加は、投与スピードが速くなるほど増加度も大きい。皮質脳波が覚醒状態と同じ低振幅速波を示している状態で、扁桃核では紡錘波が出現し、痙攣期へと移行する。

投与スピードが速くなると抑制期がはっきりしなくなるというこれらの結果は、局所麻酔薬中毒にみられる症状の多様性を説明できる。浸潤麻酔や伝達麻酔など局所麻酔薬が徐々に吸収される場合、眠気、眩暈、多弁、筋肉の小刻みの震えから意識消失、痙攣発現という一連の臨床症状が現れる。一方、誤って大量の局所麻酔薬が静脈内に投与された場合、興奮状態から突然痙攣が発現する。これらの臨床症状は局所麻酔薬の脳内濃度上昇スピードの違いによって、初期抑制→興奮→後期抑制→痙攣のパターンや興奮→痙攣のパターンとなることで説明ができる。

ただし、投与中止後の回復期においては脳内濃度上昇スピードの違いは関与しない。痙攣発現時の痙攣の強さ、持続時間も脳内濃度上昇スピードの違いには影響を受けない。また、延髄網様体多ニューロン活動の痙攣時の上昇度や非痙攣時の低下度も同じである。

回復時は行動と中枢神経の電気活動は一致しない。局所麻酔薬の投与を中止するとやがて痙攣は消失する。その後、ネコはおとなしくなる。延髄網様体多ニューロン活動は3相性の変化を示す。初めは低下し、その後増加し、再び低下する。延髄網様体多ニューロン活動の増加時にもネコは鳴き声を上げたりする興奮状態ではなく静かに横たわっている。皮質脳波は回復時には高振幅徐波のままである。また、扁桃核には紡錘波は出現しない（図6）[11]。

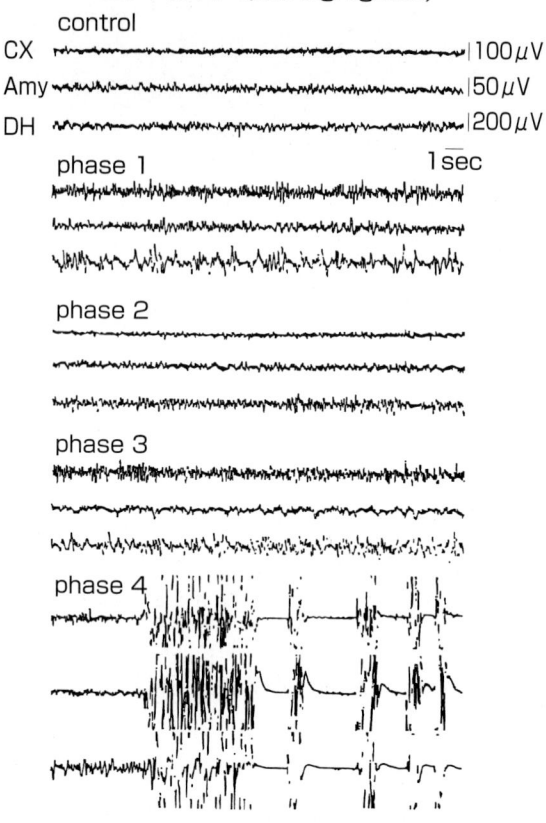

図7：エチドカイン（0.5mg/kg/min）静脈内持続投与時の脳波変化

エチドカイン（0.5mg/kg/min）静脈内持続投与時，リドカイン投与時と同じく脳波は4相性変化を示す。

phase I：初期抑制期，phase 2：興奮期，phase 3：後期抑制期，phase 4：痙攣期

〔文献12）Shibata M, Shingu K, Murakawa M, et al. Tetraphasic actions of local anesthetics on central nervous system electrical activities in cats. Reg Anesth 1994；19：255-63 より引用〕

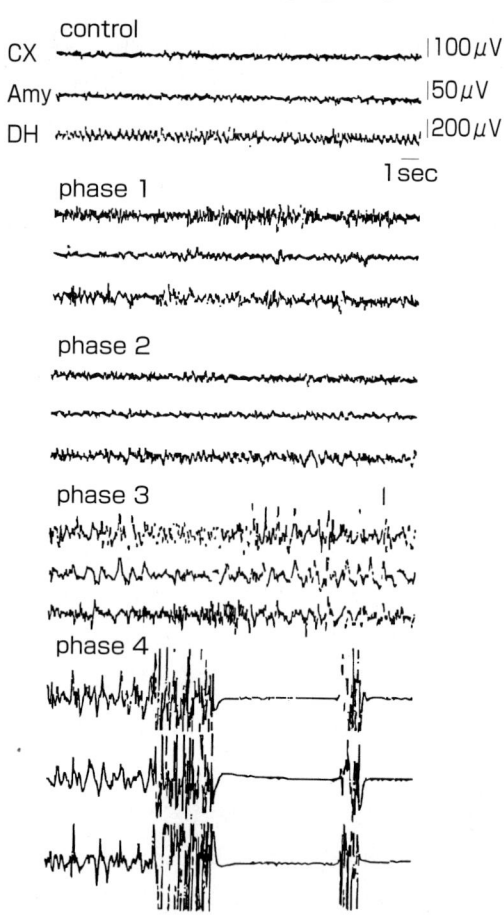

図8：プロカイン（4mg/kg/min）静脈内持続投与時の脳波変化

リドカイン投与時と同じく脳波は4相性変化を示す。

〔文献12）Shibata M, Shingu K, Murakawa M, et al. Tetraphasic actions of local anesthetics on central nervous system electrical activities in cats. Reg Anesth 1994；19：255-63 より引用〕

エチドカイン（0.5 mg/kg/min）

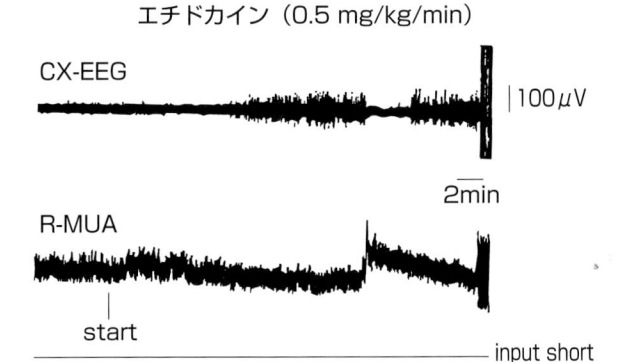

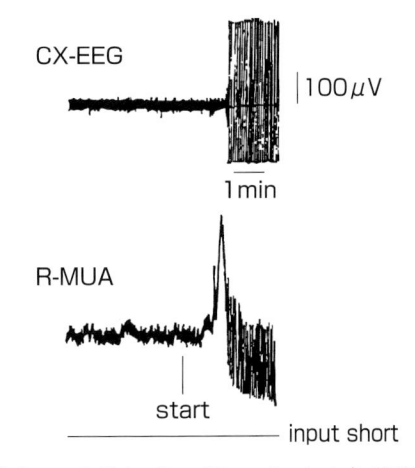

図9：エチドカイン（0.5mg/kg/min）静脈内持続投与時の皮質脳波と中脳網様体多ニューロン活動の変化

リドカイン（1mg/kg/min）静脈内持続投与時と同様の4相性変化を示す。
〔文献12）Shibata M, Shingu K, Murakawa M, et al. Tetraphasic actions of local anesthetics on central nervous system electrical activities in cats. Reg Anesth 1994；19：255-63 より引用〕

プロカイン（4 mg/kg/min）

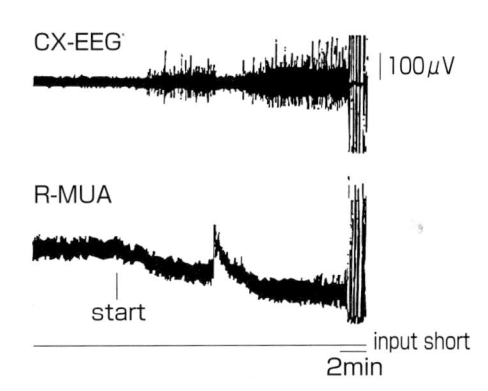

図10：プロカイン（4mg/kg/min）静脈内持続投与時の皮質脳波と中脳網様体多ニューロン活動の変化

リドカイン（1mg/kg/min）静脈内持続投与時と同様の4相性変化を示す。
〔文献12）Shibata M, Shingu K, Murakawa M, et al. Tetraphasic actions of local anesthetics on central nervous system electrical activities in cats. Reg Anesth 1994；19：255-63 より引用〕

3 各種局所麻酔薬の中枢神経作用

1） 低用量持続投与

各種局所麻酔薬（メピバカイン，ブピバカイン，ジブカイン，プリロカイン，エチドカイン，プロカイン，テトラカイン）を低用量で持続投与すると，中枢神経作用はリドカイン投与時と同じく4相性を示す（図7-10）[12]。

心拍数はプロカインで痙攣期に増加するが，その他の局所麻酔薬では有意な変化はない。ブピバカイン，プリロカイン，ジブカインでは心室性期外性収縮がみられる。

エチドカイン（5 mg/kg/min）

図11：エチドカイン（5mg/kg/min）静脈内持続投与時の皮質脳波と中脳網様体多ニューロン活動の変化

中脳網様体多ニューロン活動では，初期および後期抑制期がなくなり，皮質脳波は痙攣直前に振幅が大きくなる。
〔文献12）Shibata M, Shingu K, Murakawa M, et al. Tetraphasic actions of local anesthetics on central nervous system electrical activities in cats. Reg Anesth 1994；19：255-63 より引用〕

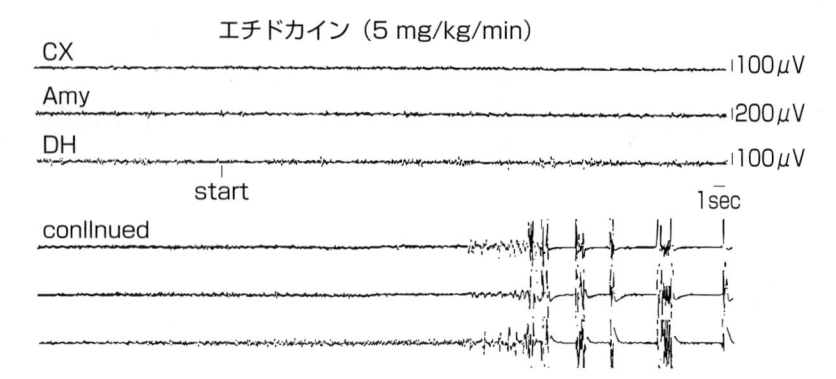

図12：エチドカイン（5mg/kg/min）静脈内持続投与時の脳波の変化
痙攣直前に徐波がみられるのみである。
〔文献12) Shibata M, Shingu K, Murakawa M, et al. Tetraphasic actions of local anesthetics on central nervous system electrical activities in cats. Reg Anesth 1994；19：255-63 より引用〕

2) 急速持続投与

　各種局所麻酔薬の中枢神経作用の基本的なルールは，急速持続投与でもリドカインの急速持続投与時と同様の変化を示す。つまり，抑制期ははっきりせず，興奮期が増強し，痙攣期になる。ただし，ジブカイン，プリロカイン，ブピバカインでは，心室細動を併発し，皮質徐波から平坦波に移行する。この三種類の局所麻酔薬の中枢神経の変化は心室細動による循環不全の影響が否定できない。

　各局所麻酔薬の作用をより詳しく説明すると，エチドカインでは，リドカインと同じく抑制期がはっきりしなくなり，興奮期は増強する（図11)[12]。メピバカインでは，皮質脳波で徐波が出現せず，突然に痙攣波に移行する。テトラカイン，プロカイン，エチドカイン，ブピバカインでは，痙攣波出現前に短期間であるが皮質に徐波が現れる（図12)[12]。

4　おわりに

　局所麻酔薬の中枢神経作用は，用量依存性に，4相性を示す。痙攣閾値以下の濃度での局所麻酔薬の中枢神経作用が抑制であるのか興奮であるのかは，その局所麻酔薬の脳内濃度と濃度上昇の速さに影響されると考えられる。

【文献】

1) Ritchie JM, Greene NM. Local anesthetics. In：Gilman AG, Goodman LS, Rall TW, et al. editors. The pharmacological basis of therapeutics, 7th ed. New York：Macmillan Publishing；1985. p. 302-21.
2) Covino BG, Vassallo HG. Local Anesthetics. New York：Grune & Stratton；1976. p. 123-30.
3) de Jong RH. Local Anesthetics, Second edition. Springfield：Charles C Thomas；1977. p. 84-114.
4) Steen PA, Michenfelder JD. Neurotoxicity of anesthetics. Anesthesiology 1979；50：437-

53.
5) Strichartz GR, Covino BG. Loca anesthetics. In : Miller RD, editor. Anesthesia, 3rd ed. New York : Churchill Livingstone ; 1990. p. 437-70.
6) Wagman IH, de Jong RH, Prince DA. Effects of lidocaine on the central nervous system. Anesthesiology 1967 ; 28 : 155-72.
7) Wagman IH, de Jong RH, Prince DA. Effects of lidocaine on spontaneous cortical and subcortical electrical activity : Production of seizure discharge. Arch Neurol 1968 ; 18 : 277-90.
8) Munson ES, Gutnick MJ, Wagman IH. Local anesthetics drug-induced seizures in rhesus monkeys. Anesth Analg 1970 ; 49 : 986-97.
9) Munson ES, Martucci RW, Wagman IH. Bupivacaine and lidocaine induced seizure in rhesus monkey. Br J Anaesth 1972 ; 44 : 1025-9.
10) Englesson S, Matousek M. Central nervous system effects of local anaesthetic agents. Br J Anaesth 1975 ; 47 : 241-6.
11) Seo N, Oshima E, Stevens J, et al. The tetraphasic action of lidocaine on CNS electrical activity and behavior in cats. Anesthesiology 1982 ; 57 : 451-7.
12) Shibata M, Shingu K, Murakawa M, et al. Tetraphasic actions of local anesthetics on central nervous system electrical activities in cats. Reg Anesth 1994 ; 19 : 255-63.
13) Mori K, Winters WD. Neural background of sleep and anesthesia. Int Anesthesiol Clin 1975 ; 13 : 67-108.

薬理作用
2）末梢神経系

1 末梢神経系の構成要素

　神経系は通信回路網であり，絶えず変動する生体内外の環境を受容し，これに適切に応答する機構である。神経系は環境を受容する感覚系と，感覚およびその他のデータを処理し保存する統合系，その結果を出力するための運動系から構成されている。神経系は末梢神経系と中枢神経系に分けられる。中枢神経系は解剖学的には脳と脊髄で構成され，主に情報処理をつかさどっている。末梢神経系は，この中枢神経系と外部環境をつなぐ回路として機能している。末梢神経系は感覚受容体細胞および感覚神経細胞という求心性の成分と，運動神経細胞および自律神経系の遠心性の成分から構成されている。また，これら神経細胞の支持組織である神経膠細胞も構成成分の一つである。

　感覚神経細胞の細胞体は後根神経節内に存在し，1本の軸索が接続している。軸索は細胞体の近くで分枝し，末梢の感覚受容体に接続する長い末梢突起と脊髄後根から脊髄内にいたる短い中枢突起となる。運動神経細胞の細胞体は脊髄前角に存在し，多数の樹状突起と末梢の効果器に接続する軸索をもつ。自律神経系のうち交感神経系は，細胞体を脊髄側角にもつ節前自律神経細胞と細胞体を交感神経節にもつ節後自律神経細胞が直列に結合し，その軸索を末梢に伸ばしている。これら神経細胞の軸索は，すべて末梢神経系の神経膠細胞であるSchwann細胞によって覆われ，支持されている。1つのSchwann細胞がいくつもの軸索を支持する場合と，1つのSchwann細胞が1本の軸索に何重にも巻きつき，髄鞘（ミエリン鞘）と呼ばれる構造を作る場合がある。髄鞘をもつ神経線維を有髄線維，もたないものを無髄線維という。さらに，軸索とSchwann細胞は疎な結合組織（神経内膜）によって覆われ，まとめて扁平上皮細胞による鞘（神経周膜）に収められている。神経周膜によって作られるいくつかの軸索の束は，さらに結合組織（神経外膜）によってひとまとめになっている。こうして形作られる神経線維（軸索），神経膠細胞（Schwann細胞），扁平上皮細胞，結合組織による索状の組織が肉眼的に末梢神経と呼ばれる組織である（図1）[1]。

2 神経線維の太さと機能

　神経線維は，その太さや髄鞘の有無，伝導する情報によって，表1[1]のように分類される。A線維は比較的太い有髄線維である。同じく髄鞘を有するB線維は自律神経節前線維で，C線維は細い無髄線維である。A線維は刺激伝導速度や太さによってさらに4群に分類される。最

も太い線維はAα線維であり，運動機能や反射に関与している。Aβ線維は触覚や圧覚を伝導している。Aγ線維は筋紡錘の張力を調節する遠心性の線維である。最も細い線維であるAδ線維は痛覚や温度覚の伝導に関与している。C線維も痛覚や温度覚の伝導に関与しているが，細く髄鞘をもたないためその刺激伝導速度はAδ線維に比べると遅く，ほとんど1m/sec以下である。すなわち，ヒトは2種類の痛覚伝導線維をもっており，Aδ線維は"速い痛み"を，C線維は"遅い痛み"を伝導すると考えられる。

このように，神経線維の解剖学的な差異は，その機能と相関しているようであるが，例えば，Aβ線維の刺激伝導のみを阻害できたからといって，単純に触圧覚のみが脱失するとは限らない。感覚はいくつかの異なる一次求心性線維の活動電位が統合され，作り出されたパターンが知覚された結果であり，また，遠心性交感神経線維の活動によっても修飾されうる。同様に，運動もAα線維による遠心性の活動電位のみによって生み出されるものではなく，固有受容や筋紡錘からの情報によって調節された結果が出力されている。局所麻酔薬によって末梢神経活動を阻害した際に認められる臨床症状を解析するには，複雑な神経活動が統合された結果を観察しているということを認識していなくてはならない。

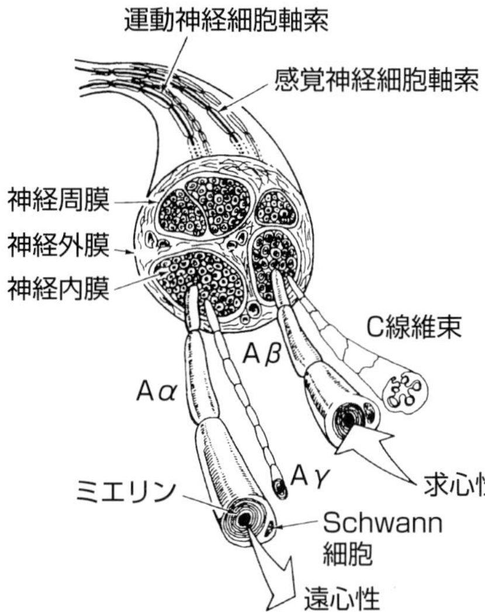

図1：末梢神経の断面図

A線維では，Schwann細胞が軸索に何層にも巻き付いて髄鞘を形成している。一方，C線維では一つのSchwann細胞が数本の軸索を被覆し，支持している。

〔文献1〕Strichartz GR. Neural physiology and local anesthetic action. In：Cousins MJ, Bridenbaugh PO, editors. Neural Blockade in Clinical Anesthesia and Management of Pain, Third Edition. Philadelphia：Lippincott-Raven Publishers；1998 より引用〕

表1：神経線維の分類と生理学的特徴

	Aα	Aβ	Aγ	Aδ	B	C
機能	運動 固有受容	触圧覚	筋紡錘	温痛覚	交感神経 節前線維	温痛覚
髄鞘	+++	+++	++	++	+	−
直径（μm）	12-20	5-12	5-12	1-4	1-3	0.5-1
伝導速度（m/sec）	70-120	30-70	30-70	12-30	14.8	1.2

〔文献1〕Strichartz GR. Neural physiology and local anesthetic action. In：Cousins MJ, Bridenbaugh PO, editors. Neural Blockade in Clinical Anesthesia and Management of Pain, Third Edition. Philadelphia：Lippincott-Raven Publishers；1998 より引用〕

3 活動電位の生理

　通常，活動していない細胞（静止時の細胞）の細胞質は細胞外液に対して電気的に負の状態にある。この静止時にすでに存在する電位差を"静止"膜電位という。これは，細胞膜を介するイオン濃度勾配と，細胞膜にイオンに対する選択的透過性が存在することによって生じている。細胞膜に存在するNa^+/K^+輸送体はアデノシン三リン酸（ATP）をエネルギーとして利用し，K^+を細胞内へ，Na^+を細胞外へと能動的に輸送している。こうして細胞内外のイオン濃度勾配が生ずる。静止時の細胞膜は，K^+に選択的な透過性をもつ。そのために細胞質内は電気的に負の状態，すなわち，分極した状態となっており，その電位はおよそ$-70～-80mV$である。Na^+は，細胞膜に存在するNa^+チャネルが開口することによって細胞内へ流入する。陽イオンが細胞内に流入するので膜電位は上昇する（脱分極）。Na^+チャネルは電位依存性に開口するので，脱分極が進めば進むほど電位変化が加速されることになり，最終的に膜電位は$+30～+40mV$まで上昇する。この静止膜電位から脱分極時の電位までの電位変化（約100mV）を活動電位という。こののち，ⓐNa^+を細胞内へ流入させる電気的勾配が消失する，ⓑNa^+チャネルが不活性化しNa^+を透過させなくなる，ⓒ電位依存性のK^+チャネルが開口してK^+の細胞外への移動が起きるという3つの要因によって膜電位が再び静止膜電位の状態に戻る（再分極）。この膜電位の変化が軸索を伝わっていくことが刺激伝導にほかならない。

4 刺激伝導の生理

　神経線維のある部分に脱分極が起きると，これが，隣接する細胞膜領域に電位変化を引き起こし，その領域の電位依存性Na^+チャネルを開口させる。その領域の脱分極が，さらに遠位の領域を脱分極させる。こうして膜電位の変化が伝導されていく。神経線維の径が大きいほど電気的な抵抗は減少するので伝導速度は大きくなる。また，Schwann細胞によって形成される髄鞘を有する神経線維は，絶縁体である髄鞘の間隙（Ranvier絞輪）で活動電位が中継されるので跳躍伝導が起き，刺激伝導速度は著しく増加する。

5 局所麻酔薬の力価の測定

　局所麻酔薬を末梢神経に作用させると，活動電位の振幅の減少，伝導速度の低下，活動電位発火頻度の減少が観察される。局所麻酔薬の末梢神経作用を論じるにあたって，これらのどの現象を評価するのかを区別する必要がある。
　最小有効遮断濃度（minimum blocking concentration：Cm）とは *in vitro* で与えられた神経の電気的活動を10〜15分間，完全に停止させる最小の局所麻酔薬濃度のことであり，Cm値が低いほど力価が強いことを示している。局所麻酔薬はそれぞれ固有のCm値をもっているが，薬液のpHや温度にかなり影響を受ける。Cm値はこれを測定する神経線維が同一であれば，その解剖学的位置には影響を受けない。より末梢から採取した神経線維で測定した結果

と，神経根から採取した神経線維で測定した結果は一致する。しかし，生体内ではより末梢の神経と，神経根付近では周囲の環境が大きく異なる。そのため，投与された局所麻酔薬濃度が同じでも，投与部位が異なれば最終的に神経線維に到達する局所麻酔薬の濃度には大きな差が出てしまう。細胞外液による希釈，線維組織による薬液拡散の阻害，脂肪組織による吸収や血管内への取り込みなどさまざまな要因に影響される。例えば，ラット坐骨神経に対するリドカインのCm値は0.8-1.0mMであるが，臨床的に末梢神経ブロックに使用されている1%濃度のリドカインのモル濃度は40mMであり，Cm値の実に50倍近い濃度であることになる。神経線維周囲の結合組織や扁平上皮が局所麻酔薬の浸透に対する大きな障壁となっており，投与された薬剤量のうちおよそ数%しか軸索に到達しないため，40mMのリドカインを投与して初めて神経線維に到達するリドカインの濃度が0.8mMに達すると考えられる。

6
conduction safety

刺激伝導の阻害が起きるかどうかは投与された薬剤の力価という外的要因と，刺激伝導を維持しようとする神経線維自体がもつ内的要因の競合によって決まる。この内的要因のことをconduction safetyという。神経線維における刺激伝導が維持されるためには，軸索のある部位におけるNa^+の内向き電流によって起きた膜電位の変化が，下流の細胞膜に対して脱分極が起きるのに十分な電位変化をもたらす必要がある。通常では刺激伝導を維持するのに最低限必要な量以上の内向き電流が起きているため，Na^+の流れの一部が局所麻酔薬によって阻害さ

れても，それが下流の細胞膜に十分な電位変化を起こしているかぎり活動電位はより下流に伝導されていくことになる。つまり，余分なNa^+の流れが安全弁として働いていることになる。Na^+の流れはNa^+チャネルの開口に依存しているため，言い換えればNa^+チャネルがある程度その活動性を維持していれば，活動電位の伝導もまた維持されるということである。刺激伝導を完全にブロックするためには，およそ80%のNa^+チャネルを阻害する必要があるといわれている。また，完全にNa^+チャネルの活動を阻害できたとしても，局所麻酔薬が作用している神経線維の長さが十分でないと，より下流の細胞膜に電位変化が起きて刺激は伝導されていく。これもconduction safty機構の一つである。

7
tonic blockとphasic block

局所麻酔薬はNa^+チャネルの機能を阻害することによって，刺激伝導をブロックする。局所麻酔薬の存在下ではNa^+チャネルは膜電位の変化に反応して開口することができなくなる。また，開口したNa^+チャネルも，局所麻酔薬が結合するとNa^+を透過させることができなくなる。結果として，局所麻酔薬が作用した部位では膜電位の変化（脱分極）の程度が弱まり，これが隣接する細胞膜において活動電位を起こすのに十分なNa^+チャネルの開口を起こせないと，活動電位はそこから先に伝わっていかない。

局所麻酔薬を神経線維に作用させた状態で，その神経線維に電気刺激を加えると，活動電位の振幅が減衰する。作用させた局所麻酔薬濃度が大きければ大きいほど振幅減少の程度も大き

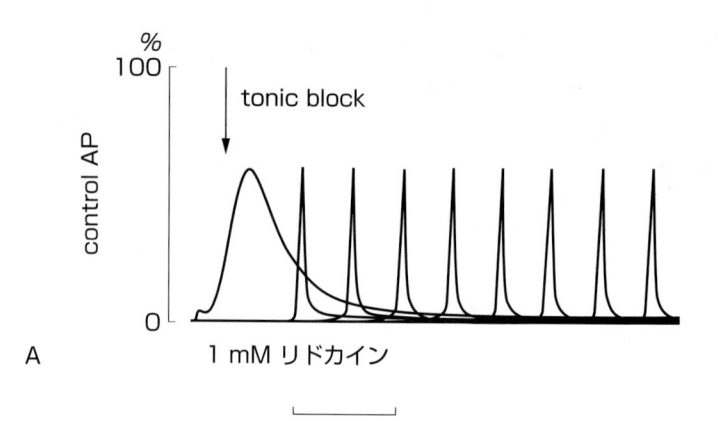

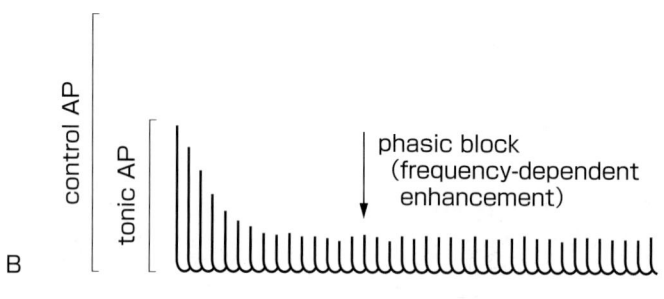

図2：tonic block と phasic block

AP：action potential
A：tonic block は低頻度刺激における活動電位の振幅の減少として観察される。B：高頻度刺激を加えると，活動電位の振幅は頻度依存性にさらに減少する。これを phasic block（frequency-dependent enhancement）という。
〔文献2）Bokesch PM, Post C, Strichartz GR. Structure activity relationship of lidocaine homologs producing tonic and frequency-dependent impulse blockade in nerve. J Pharmacol Exp Ther 1986；237 より引用〕

くなる。刺激頻度が1Hz以下であればそれぞれの電気刺激に対する活動電位の振幅の減少は一定である。これを tonic block という。一方，高頻度刺激（およそ5Hz以上）を加えると，活動電位の振幅は刺激頻度依存性にさらに減少していくのが観察できる。これを phasic block（frequency-dependent enhancement）という（図2）[2]。刺激頻度を遅くすると速やかに振幅は tonic block の状態にまで戻る。先にも述べたとおり Na^+ チャネルへの局所麻酔薬の作用には2種類ある。一つは静止状態の Na^+ チャネルへの結合で，これにより Na^+ チャネルは開口できなくなる。もう一つは，活性化した（開口した）Na^+ チャネルへの作用で，静止状態のチャネルへの作用に比べ，より迅速かつ強固に結合し，Na^+ の透過を阻害する。Tonic block は前者の機序を反映しており，phasic block は後者の機序を反映している。各種局所麻酔薬で，同程度の tonic block や phasic block を起こす濃度を計測することで，その力価や性質を比較することができる。

8 分離麻酔
(differential nerve block)

「分離麻酔」とは，「ある特定の神経線維を選択的にブロックすること」と定義され，「選択的神経ブロック」ともいわれる。運動や感覚はそれぞれ特定の神経線維群の活動に依存しているため，ある特定の神経線維を選択的にブロックすることは，ある特定の機能のみを阻害するということを意味している[3]。分離麻酔の代表的な例として，脊髄くも膜下麻酔や硬膜外麻酔では交感神経系，温痛覚，運動神経系の順番に効果が発現し，このうち交感神経遮断の範囲が最も広くなることが挙げられる。

1) differential rate of block と differential steady-state of block

分離麻酔にはいくつかの側面がある。仮に，ある神経線維群が局所麻酔薬の拡散を阻害するような組織によって覆われているとすると，末梢神経に局所麻酔薬を作用させた場合，各神経線維群における局所麻酔薬濃度が一定となるまでの時間に差が出るため，一時的に分離麻酔の状態となる。これを differential rate of block という。もちろん，局所麻酔薬濃度が各神経線維群において一定になった状態では分離麻酔となっていないこともありうる。一方，末梢神経に局所麻酔薬を作用させてから十分に時間が経過し，各神経線維群における局所麻酔薬濃度が等しくなった状態で分離麻酔の状態となることがある。これを differential steady-state of block といい，各神経線維そのものの局所麻酔薬に対する感受性の違いを反映している。

また，tonic block と phasic block の違いも忘れてはいけない。Differential rate of "tonic block" と differential rate of "phasic block" は異なる事象を反映している。分離麻酔を論じる際には，これらのどの側面からアプローチしているのかを認識している必要がある。

2) size principle

1929 年に Gasser と Erlanger により脊髄くも膜下麻酔や末梢神経ブロック時に認められる分離麻酔について報告された。これは痛覚が最も感受性が高く，触覚が最も感受性が低いというものであった。彼らは，このような感覚の種類によって局所麻酔薬に対する感受性が異なる現象が起きる原因として神経線維径が関与しているとの仮説をたて，コカインを用いた研究で細く伝導速度の遅い神経線維ほど伝導遮断が起きやすいことを報告した[4]。それ以降，神経線維径と感受性の相関について多くの報告がみられるようになった。

Size principle とは，細い神経線維は太い神経線維や髄鞘をもつ神経線維よりも局所麻酔薬に対する感受性が高いというものである。しかし，神経線維径と伝導遮断の相関はそれほど厳密なものではなく，実験系（対象とする神経，効果判定の方法，使用薬剤など）によって異なる結果が報告されている。動物の坐骨神経や迷走神経を対象に局所麻酔薬を投与して各神経線維の感受性を計測した実験では，従来の size principle と反対の結果が報告された[5)~7)]。すなわち，複合活動電位で評価した場合，最も細い神経線維である C 線維が局所麻酔薬に対して最も感受性が低いことが示された（図 3）[7]。さらに，size principle は神経線維の径（または伝導速度）が伝導する機能と完全に相関しているとの仮説に立脚しているが，各神経線維群の径や伝導速度の間にはかなりオーバーラップがあ

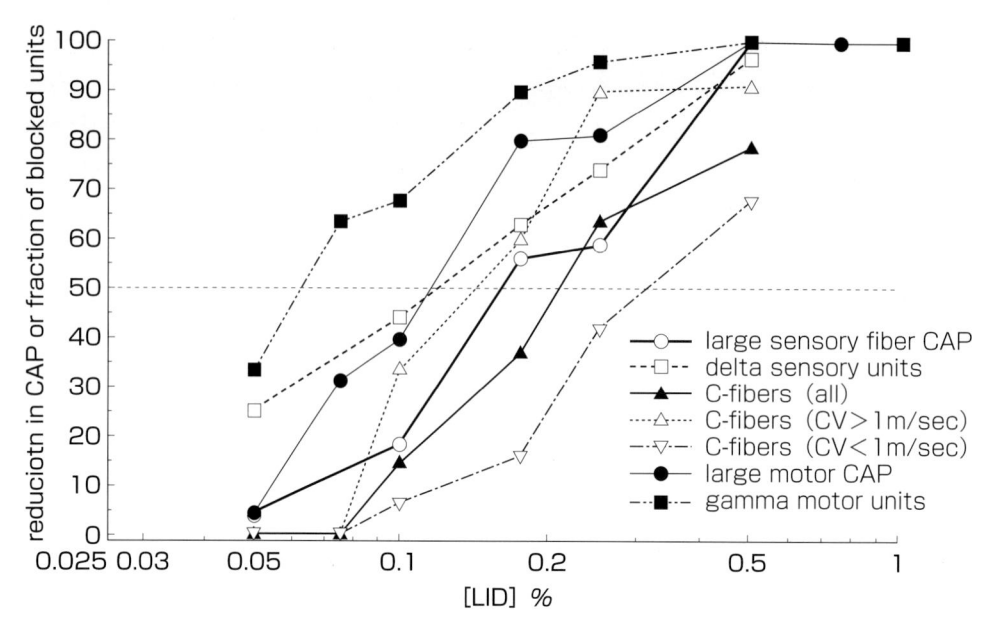

図3：ラット坐骨神経の各種神経線維におけるリドカインの濃度―効果関係
CAP：compound action potential, CV：conduction velocity, LID：lidocaine
〔文献7〕Gokin AP, Philip B, Strichartz GR, et al. Preferential block of small myelinated sensory and motor fibers by lidocaine. Anesthesiology 2001；95 より引用〕

り，単純にsize principleのみで分離麻酔を説明することはできないことがうかがえる。

3） 分離麻酔の機序に関与する因子

分離麻酔の発現機序はいまだ明確になっておらず，一つの要因のみで説明することは困難と思われる。以下に挙げるような複数の要因が同時に関与することによって，分離麻酔が発現するものと考えられる。

（1） 神経幹内分布
末梢神経幹周囲に投与された局所麻酔薬は，神経幹の表層から深層に向けて浸透していく。そのため，神経幹表層を走行する軸索のほうが，深層に位置する軸索より局所麻酔薬の影響を早く受ける。腋窩神経を例に挙げると，上肢の近位を支配する神経線維は神経幹の表層を，遠位を支配する神経線維は深層を走行するため，腋窩神経を局所麻酔薬でブロックすると近位から遠位に向けて遮断効果が広がっていくことになる。また，太い神経線維ほど深層に位置する傾向があるため，神経幹内での局所麻酔薬濃度の変化に伴い一時的に分離麻酔の状態となったり（differential rate of block），最終的に，ある皮膚分節によっては分離麻酔の状態（differential steady-state of block）となりうる。

（2） Ranvier絞輪間距離
髄鞘を有する神経線維は，太いものほどRanvier絞輪間距離が長く，速い伝導速度を実現している。Ranvier絞輪間距離は，B線維が最も短く，A線維では δ，γ，β，α の順に長くなっていく（Aα線維のRanvier絞輪間距離は0.8–1.4mm，Aδ線維では0.3–0.7mm）。有髄線維では最低3つの連続するRanvier絞輪に局所麻酔薬が作用しなければ刺激伝導を遮断でき

ないと考えられているため，Ranvier絞輪間距離の違いが各神経線維の局所麻酔薬感受性の違いを担っているという考えがある。ちなみに無髄線維では3-5mmの長さに局所麻酔薬が作用することが遮断の条件となる。

（3）神経線維の活動性

刺激頻度が大きいほど，局所麻酔薬による活動電位の振幅減少が大きくなるphasic blockが起きる。神経線維は生理的な状態でも常に活動電位を伝導し続けているが，この自然な活動性が大きい神経線維ほど局所麻酔薬の作用を強く受けることになる。交感神経節前線維（B線維）はこの生理的活動電位発火頻度が大きいため，局所麻酔薬に対する感受性が最も高くなるという見解がある[8]。また，活動電位の伝導を阻害するほど高濃度の局所麻酔薬を作用させていなくても，phasic blockによって伝導されていく活動電位のパターンが変化することにより，中枢神経系では電気的信号が到達していても痛覚や触覚として認識されないということもありうる。ヒトを対象にリドカインを用いて硬膜外麻酔を施行し，完全な感覚消失を得た状態でsomatosensory evoked potential（SSEP）を記録したとき，SSEPが完全に消失したものもいれば，ほとんど変化しなかったものもいたという結果が報告されている[9]。つまり，臨床的な感覚消失を得るためには活動電位の完全な伝導遮断は必要ではなく，中枢神経系において感覚として認識できなくなるようなパターン変化さえもたらすことができればよいということになる。この機序の詳細はまだ明らかにされていないが，興味深いところである。

（4）影響を受ける神経線維の長さ（作用部位長）

髄鞘を有する太い神経線維を用いて，局所麻酔薬を作用させる部位の長さとtonic block，phasic blockとの関係を調査した実験では，いずれも薬剤が作用する部分が長くなればなるほど活動電位の振幅が減少した[10]。すなわち刺激伝導頻度を50％まで抑制する局所麻酔薬作用部位の長さと作用させる局所麻酔薬濃度との関係を，さまざまな径の神経線維において調べたところ，それぞれの神経線維について反比例の関係が認められた。線維径と感受性に一定の傾向は認められないものの，線維間で感受性に大きな差があり，これが分離麻酔の一つの要因となっている可能性はあると思われる。

（5）Na^+チャネル，K^+チャネル

硬膜外腔に投与された局所麻酔薬は，神経線維のほかに後根神経節細胞自体にも作用する。後根神経節細胞には大きく2種類（大型，小型）あり，小型のものが痛覚伝導に関与しているといわれている。近年臨床使用されるようになったロピバカインを硬膜外麻酔に用いると良好な分離麻酔が得られることが知られているが，Odaらは大型後根神経節細胞に多く存在するテトロドトキシン感受性Na^+チャネルに比べて，痛覚の伝導に関与する小型後根神経節細胞に多いテトロドトキシン抵抗性Na^+チャネルをロピバカインが選択的にブロックすることを報告しており，これがロピバカインの選択的神経ブロック作用に関与している可能性を示唆している[11]。

また，Komaiらは各種局所麻酔薬のK^+チャネルへの作用について検討している[12]。K^+チャネル阻害薬を投与すると局所麻酔薬の作用が増強されることから，K^+チャネルも刺激伝導に関与していると考えられる。リドカイン，ブピバカイン，テトラカインを後根神経節細胞に作用させたところ，小型の後根神経節細胞におけるK^+電流がより強く抑制され，特にブピバカインにおいて大型，小型の分離が強く認められた。臨床的にもブピバカインのほうがテト

ラカインよりも分離麻酔の状態を得やすいが，これにK^+チャネルに対する親和性の差が関与している可能性が示唆される。

【文献】

1) Strichartz GR. Neural physiology and local anesthetic action. In：Cousins MJ, Bridenbaugh PO, editors. Neural Blockade in Clinical Anesthesia and Management of Pain, Third Edition. Philadelphia：Lippincott-Raven Publishers；1998.
2) Bokesch PM, Post C, Strichartz GR. Structure activity relationship of lidocaine homologs producing tonic and frequency-dependent impulse blockade in nerve. J Pharmacol Exp Ther 1986；237.
3) Raymond S, Gissen A. Mechanisms of differential nerve block. In：Strichartz G, editor. Handbook of Experimental Pharmacology：Local Anesthetics. Heidelberg：Springer；1987. p. 95-164.
4) Gasser HS, Erlanger J. Role of fiber size in establishment of nerve block by pressure or cocaine. Am J Physiol 1929；88：581-91.
5) Gissen AJ, Covino BG, Gregus J. Differential sensitivities of mammalian nerve fibers to local anesthetic agents. Anesthesiology 1980；53：467-74.
6) Huang JH, Thalhammer JG, Raymond SA, et al. Susceptibility to lidocaine of impulses in different somatosensory afferent fibers of rat sciatic nerve. J Pharmacol Exp Ther 1997；292：802-11.
7) Gokin AP, Philip B, Strichartz GR, et al. Preferential block of small myelinated sensory and motor fibers by lidocaine. Anesthesiology 2001；95：1441-54.
8) Fink BR, Cairns AM. Differential use-dependent（frequency-dependent）effects in single mammalian axons：Data and clinical considerations. Anesthesiology 1987；67：477-84.
9) Benzon HT, Toleikis JR, Dixit P, et al. Onset, intensity of blockade and somatosensory evoked potential changes of the lumbosacral dermatomes after epidural anesthesia with alkanized lidocaine. Anesth Analg 1993；76：328-32.
10) Raymond SA, Steffensen SC, Gugino LD, et al. The role of length of nerve exposed to local anesthetics in impulse blocking action. Anesth Analg 1989；68：563-70.
11) Oda A, Ohashi H, Komori S, et al. Characteristics of ropivacaine block of Na^+ channels in rat dorsal root ganglion neurons. Anesth Analg 2000；91：1213-20.
12) Komai H, McDowell TS. Local anesthetic inhibition of voltage-activated potassium currents in rat dorsal root ganglion neurons. Anesthesiology 2001；94：1089-95.

薬理作用
3）交感神経系

Ⅰ 基礎編 4

　局所麻酔薬の神経に対する主作用は，Na^+ チャネル遮断により神経膜の脱分極を阻害して，軸索伝導を遮断することである。局所麻酔薬を神経周囲に投与すると，知覚神経，運動神経とともに交感神経線維も遮断される。脊髄くも膜下麻酔や硬膜外麻酔では交感神経遠心路の遮断範囲が広くなるため，循環器系に及ぼす作用は顕著となるし，遮断部位の発汗停止や腸管運動の亢進が生じる。また，ニューロパシックペインのなかで交感神経の興奮が関係している痛み（sympathetically maintained pain）に局所麻酔薬を用いた交感神経節ブロックや，神経損傷部位での異所性興奮に基づく慢性疼痛にはリドカインの静脈内投与が奏効することがある。

　一方，局所麻酔薬の全身投与は自律神経系に対する作用を示すことが知られている。局所麻酔薬中毒時の高血圧，頻脈といった循環刺激症状は交感神経の興奮が生じているためである。局所麻酔薬の交感神経系への作用は，投与量，投与速度，併用薬剤の有無で大きく異なり，血流が多い部位に大量に使用されると血液中に吸収される局所麻酔薬量も増加するが，全身麻酔下では局所麻酔薬中毒時の中枢神経興奮もシナプス伝導も抑制されて交感神経系の興奮も生じにくくなる。ここでは，交感神経系の作用として最も重要な循環に対する作用に関して，信号伝達経路とその機構において，局所麻酔薬がどのように作用するのかを概説する。

1 交感神経系の信号伝達経路と機能

　交感神経系は，内臓の伸展受容器や動脈系，心房や門脈の圧受容器から絶えず送られてくる情報や，全身の polymodal 受容器から送られてくる侵害刺激の入力に対して，反射性の増加あるいは減少を示す。交感神経活動の統合の場は，脳幹，脊髄，そして神経節であるが，効果器では交感神経系の活動と副交感神経系の活動がバランスをとりながら，生体の心拍，血管運動，外分泌，平滑筋運動，代謝，体温などを巧妙に調節しているわけである。循環制御に関して，副交感神経系は迷走神経の心臓枝が抑制的に働いているが，交感神経系は広い範囲に分布し常に緊張性の活動がみられる。動物にβ遮断薬，神経節遮断薬，アトロピンを大量に投与して薬理的に完全な自律神経遮断を行っても，心拍数はやや減少した状態で安定するので，通常の状態では交感神経系が優位であることがわかる。

　交感神経系の経路のシェーマを示した（図1）。交感神経の上位の中枢としては脳幹部の室傍核（PVN：paraventricular nucleus），視床下部外側野（LH：lateral hypothalamic area），Kölliker-Fuse 核や中脳水道周囲の中脳灰白質核（PAG：periaqueductal gray matter）があり，

延髄吻側腹外側野（RVLM：rostral ventro lateral medulla）に興奮性および抑制性入力を与える。RVLMから起始するニューロンは脊髄を下降して、脊髄灰白質の第1胸髄から第2または第3腰髄まで分布する中間質外側細胞核（IML：intermediolateral cell column）に軸索を送る。IMLの細胞体から交感神経節にいたる軸索が交感神経節前線維である。交感神経節は左右の交感神経幹で対をなすもの、末梢の神経叢で対をなさないもの、効果器近傍での終末あるいは側副神経節（腹腔神経節）がある。交感神経節で再びニューロンをかえて、交感神経節の細胞体から心臓、血管、汗腺、立毛筋、腸管、膀胱などの効果器に分布する神経終末にいたる線維が交感神経節後線維である。節前線維は脊髄の前根内で脊髄を離れ、脊髄神経幹に合流するレベルで有髄の白交通枝を経て対をなす交感神経幹の神経節へ入り、節後線維は神経節を出て無髄の灰白交通枝を経て再び脊髄神経に合流し、効果器にまでいたる。特定の臓器あるいは効果器の機能に関連した神経活動を観察するには、節前線維よりも節後線維が適している。例えば、心臓交感神経活動は心刺激伝導系と心収縮力に関連し、腎交感神経活動は血管収縮神経として血圧との関連が大きい。麻酔下の動物から得た腎臓へ向かう節後線維から導出された神経活動を示した（図2）。

循環の変化に対応して交感神経系の活動をリアルタイムに制御する機構としては、圧受容体反射が重要な役割をもつ。つまり、血圧が上昇したり循環血液量が増加したときは、心拍数を減らし血管拡張に働いて心臓の仕事量を軽減するように、また血圧が低下したり循環血液量が減少したときは心拍数を増やし血管収縮に働き生体の恒常性を維持しようとするのである。頸動脈洞には伸展受容器である圧受容体とP_{CO_2}に反応する化学受容器が存在し、頸動脈洞神経が舌咽神経に沿って、また大動脈弓に存在する伸展受容器からは大動脈弓神経が迷走神経に沿って走り、これらの受容体からの入力を受けた求心性線維が延髄の孤束核（NTS：nucleus tractus solitalius）に収束し一次シナプスとし

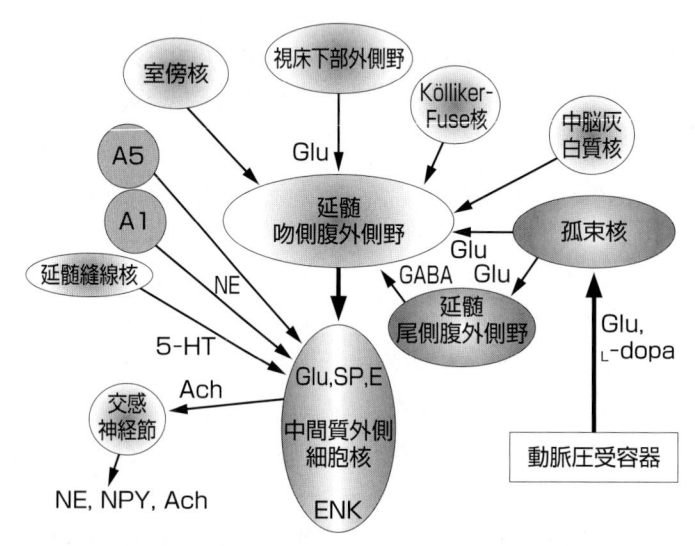

図1：交感神経系の経路図とシナプスにおける神経伝達物質
Glu：グルタミン酸、NE：ノルエピネフリン、E：エピネフリン、NPY：ニューロペプタイドY、5-HT：セロトニン、Ach：アセチルコリン、SP：サブスタンスP、ENK：エンケファリン

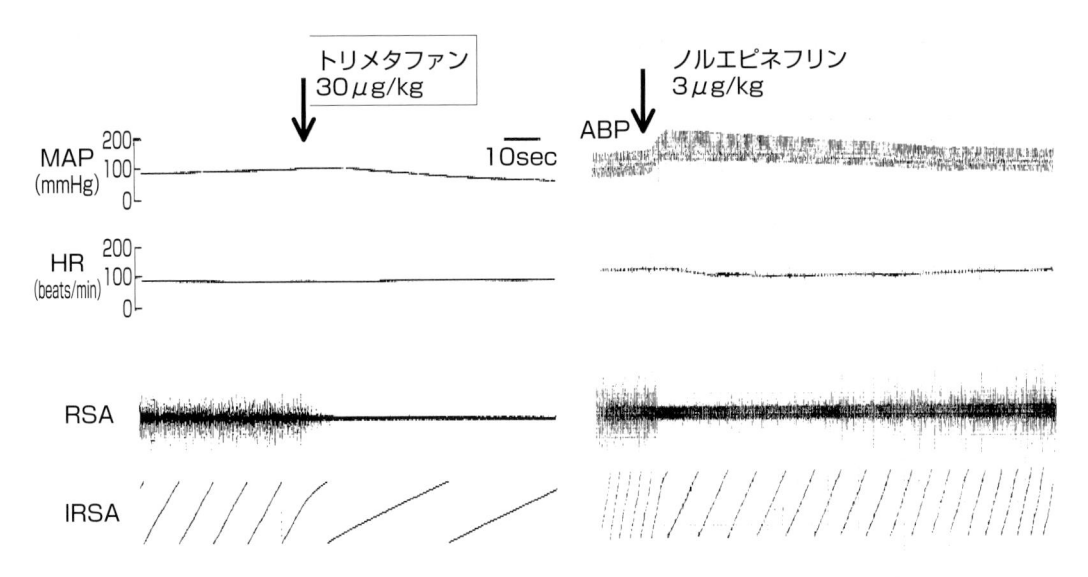

図2：亜酸化窒素-ハロタンで麻酔したネコから導出した腎交感神経活動
左：神経節遮断薬のトリメタファンを静脈内投与してニコチン性アセチルコリンを遮断すると腎交感神経活動は消失し、血圧も低下する。右：ノルエピネフリンを静脈内投与すると、血圧の上昇に伴う圧受容体反射により腎交感神経活動、心拍数は減少する。血圧の復帰に従い腎交感神経活動は回復する。
MAP：平均動脈圧、ABP：動脈圧、HR：心拍数、RSA：腎交感神経活動、IRSA：腎交感神経活動の面積積分

て終わっている。これらは動脈圧の変化を感知するので、いわゆる高圧系受容器である。一方、大静脈、心房壁、門脈等には低圧系受容器が存在し、求心路は迷走神経と第1-第5胸髄神経の求心性交感神経線維である。左心室後下壁には高圧系伸展受容器が存在し求心路は迷走神経である（この左心室後下壁の受容器は、特殊な状況下、すなわち心筋梗塞や、循環血液量の極端な減少で左心室内腔が空虚になって心室収縮時に受容器の歪みが生じると、本来の反応とは逆に受容器からの上行性副交感神経出力が増加した状態、つまりparadoxical Bezold-Jarish reflexが生じて極端な低血圧、徐脈をきたす原因といわれている）。NTSからは、延髄の交感神経中枢のRVLMへ直接の興奮刺激、あるいは動脈圧反射の中継核として重要な延髄尾側腹外側野（CVLM：caudal ventrolateral medulla）を介して抑制性の入力を送る。孤束核からは延髄の背側運動核（DMV：dorsomedial nucleus of vagus）および疑核といった迷走神経中枢にも投射しており、迷走神経の興奮は徐脈をもたらす。

　さて、動物実験にしろ、ヒトからの交感神経活動導出にしろ、1箇所の神経活動の変化をもって全体の変化と仮定することができるのであろうか。古くより交感神経系の活動は全身的に同一方向に消長すると考えられていた。ところが、ウサギの脊髄を加温すると耳の血管の交感神経活動は抑制されて耳の皮膚温が上昇するのに対して、内臓交感神経活動は逆に亢進する。一方、脊髄を冷却すると、耳の交感神経活動が亢進して末梢血管は収縮し、皮膚温は低下するのに対し、逆に内臓交感神経活動は抑制される。これらは温度分布、体温恒常性維持にとって合目的な反応であるが、交感神経の反応が支配領域で異なることから、交感神経系の「地域性反応」と呼ばれている。また、腎臓、内臓、心臓、皮膚の交感神経活動で血圧の変化

に対する反応が異なり，皮膚の交感神経活動にいたっては血圧とは無関係な放電を示し，交感神経系のなかでも不均一性を示す。このように，交感神経活動は全身で一様な増減を示すのではなく，地域性，不均一性がみられる[1]。圧受容体反射や侵害刺激など強い刺激に対する交感神経活動の変化は，大小の差はあるが，増加か減少かといった方向性は一致しており「一方向性」を示す。

2 交感神経系の伝達物質

　古典的には，神経は含有する伝達物質によって例えばアドレナリン作動性やコリン作動性といった命名がされ，また，伝達物質を受けて特定の作用を発揮する受容体の側では，α，βアドレナリン受容体やムスカリン受容体，ニコチン受容体といった命名がされる。血管，心筋の交感神経終末からはノルエピネフリンが放出され，効果器のα_1アドレナリン受容体（およびα_2アドレナリン受容体）に作用して血管収縮を引き起こし，β_1アドレナリン受容体に作用して心拍数増加，心筋収縮力の増大といった作用を発揮する。一方，汗腺に分布する交感神経節後線維はアセチルコリン作動性である。

　RVLMニューロンはグルタミン酸，アセチルコリン，アンギオテンシンⅡで興奮し血圧を上昇させ，カテコールアミンやエンケファリンで抑制され血圧を低下させる。RVLMニューロンはグルタミン酸，サブスタンスP，エピネフリンを含むが，RVLMニューロンからIMLの交感神経節前細胞への興奮性シナプスの伝達物質はグルタミン酸と考えられている。サブスタンスPおよびエピネフリンは緩徐な興奮性シナプス電位を与えて節前細胞の調節に寄与していると考えられている。IMLの節前神経細胞はアセチルコリン作動性である。動脈圧受容器からNTSへ向かう求心性線維の伝達物質はグルタミン酸であり，非NMDA（N-methyl D-aspartate）作動性と考えられている。L-ドパも関与すると考えられている。NTSからCVLMへの興奮性伝達物質もグルタミン酸であり，CVLMニューロンからRVLMにはGABA（gamma-amino butyric acid）作動性ニューロンが連絡してRVLMに対して抑制的に働く。血管系を支配する神経の伝達物質として古くはノルエピネフリンとアセチルコリンのみと思われていたが，交感神経系にはノルエピネフリン以外にadenosine 5'-triphosphate（ATP），ニューロペプチドY（NPY）が，副交感神経系にはアセチルコリン以外にVIP（vasoactive intestinal peptide）が伝達物質として挙げられ，2つ以上の伝達物質が同じ神経に作用することがわかっている。

　交感神経終末から放出されたノルエピネフリンとATPはそれぞれα_1受容体とP_2プリン受容体に結合して相乗的に血管収縮作用を発揮する。ATPはP_{2x}受容体で電位依存性Ca^{2+}チャネルを介して初期の速い血管収縮を引き起こし，ノルエピネフリンはα_1アドレナリン受容体にカップリングしたCa^{2+}チャネルを介してゆっくりした相の持続性の収縮を引き起こす。接合部前でノルエピネフリンはα_2アドレナリン受容体に作用し，またアデノシンはP_1プリン受容体に作用して伝達物質の放出を抑制し，一方，接合部後では神経伝達物質の効果の強さと時間経過を促進して，神経伝達物質としてのみならず神経伝達の修飾作用を発揮する。また，交感神経終末にはニューロペプチドYも共存し交感神経の興奮で放出されるが，ニューロペプチドYは血管に対する直接作用はわずかで，むしろ修飾物質というべきものであり，接合部前でノルエピネフリンの放出を抑制し，

接合部後ではノルエピネフリンの血管収縮作用を増強するように作用している。一方，冠血管と脳血管，脾血管ではNPYは伝達物質と考えられており，血管収縮を引き起こす[2]。現在考えられている各部位での伝達物質も示した（図1）。

3 局所麻酔薬による交感神経の遮断と興奮

局所麻酔薬に対する神経遮断の感受性は神経線維の太さに関係するが，解剖学的な要因も大きい。交感神経節前線維は細い有髄のB線維であるが，脊髄前根の表層に近い部分を走行している。交感神経節後線維は無髄のC線維でやはり末梢神経束の表層部分に位置する。これらの解剖学的な理由と，神経線維そのものの局所麻酔薬に対する感受性が高いことにより，交感神経は運動神経や知覚神経に先立って，またより低濃度で遮断される。交感神経は緊張性の興奮を持続しており，その遮断により血管の拡張が生じる。T1-4の心臓支配の領域が遮断されると心拍数および心収縮力の減少をきたす。

局所麻酔薬の全身作用としての循環器系に及ぼす作用は，中枢神経系を介する非直接的な要素と，心臓，血管の直接的要素が生体で組み合わさって表れる結果である。局所麻酔薬は in vitro では用量依存性の心抑制を示すものが多いが，重症の循環器疾患患者に抗不整脈薬リドカインの持続静脈内投与が行われても循環は安定しているし，不慮に大量の局所麻酔薬が全身投与されてむしろ循環刺激症状を示すことがある。これらは局所麻酔薬の交感神経刺激作用が直接の心血管抑制作用に拮抗しているからにほかならない[3]。直接的に広範な交感神経遮断を生じ，かつ局所麻酔薬の量も多い硬膜外麻酔では状況がやや複雑になる。さらに全身麻酔を併用していると交感神経刺激作用はマスクされてしまう。

局所麻酔薬の全身作用として交感神経系の関係した循環器系症状が現れることは，19世紀末のコカインの時代から知られていた。コカインの交感神経刺激作用は主に交感神経終末においてのノルエピネフリン再取り込み抑制によるものである。しかしながら，脳内カテコールアミン特にドパミンの再取り込みを抑制することにより中枢神経刺激作用も強いので，交感神経中枢の興奮も関係すると考えられる[4]。

これに対し，現在多く用いられている局所麻酔薬は血管内皮に依存した拡張作用を濃度依存性に抑制するが[5]，コカインのようにノルエピネフリン再取り込み抑制作用は強くない。大部分の局所麻酔薬は血液中に吸収された局所麻酔薬の中枢神経系における中毒作用の一環として起こる交感神経の刺激あるいは抑制が主要な作用機序である。

さて，このように局所麻酔薬の全身投与で交感神経刺激あるいは抑制が生じる機序は何か。先に述べたように，交感神経系の活動は複数のシナプスを介したニューロン群を経由した結果であり，圧受容体反射の制御も受けている。これらのニューロンのNa^+チャネル遮断を生じる感受性の差によって抑制，あるいは脱抑制（抑制ニューロンの抑制）を生じているのであろうか。リドカインを例にとると，軸索伝導遮断を起こす最小濃度Cmは2.5mM（カエル坐骨神経）であるのに対し，局所麻酔薬中毒の中枢神経刺激症状や自律神経刺激症状が発現する血中濃度は5-10 $\mu g/ml$，つまり20-43 μM前後であり，数十倍の差がある。この血中濃度の範囲でも，局所麻酔薬に対し感受性の高いNa^+チャネルでは電流抑制が生じるであろうし，感受性の低いNa^+チャネルでも活動電位の発火

頻度減少が生じて，神経のシグナル伝達の機能的な遮断は起こると考えられる[6]。

また，局所麻酔薬が神経性循環器系作用をもたらすのは，神経のシナプス伝導において作用を示している可能性も考えられる。近年，パッチクランプ法の普及に伴い，局所麻酔薬のこれらの伝達機構に対する作用も調べられるようになった。事実，脊髄後角神経節細胞では，局所麻酔薬はシナプス前領域に存在するCa^{2+}チャネルを抑制して，脱分極中の神経伝達物質の放出を抑制する。アフリカツメガエルの卵母細胞に異なった組み合わせで$GABA_A$のrecombinant receptorを発現させて，各種局所麻酔薬の作用を検討した結果では，αとγサブユニットが局所麻酔薬の$GABA_A$に対する抑制効果を修飾し，βサブユニットの活性化が局所麻酔薬によるCl^-チャネルポアのブロックに関与しているという[7]。ラット海馬のCA_1ニューロンではブピバカイン，ロピバカインはともにグリシン，グルタミン酸惹起性イオン電流を抑制する[8]。局所麻酔薬は治療域濃度でニコチン性アセチルコリン受容体を抑制し，例えばリドカインなら52-250 μMの範囲でα_1（筋），$\alpha_3\beta_4$，あるいは$\alpha_4\beta_2$または$\alpha_3\beta_4$（中枢神経）を50%抑制する[9]。また，脊髄くも膜下麻酔においても，ラットでブピバカインのくも膜下投与は内臓神経活動（交感神経節前線維）を抑制し血圧，脈拍を減少させるが，ネオスチグミンと同時に投与すると内臓神経活動の減少も血圧，脈拍の低下も消失する（図3）[10]ので，くも膜下腔に投与された局所麻酔薬の交感神経遮断作用の機序として，不完全な軸索遮断やM_2ムスカリン受容体抑制を介したシナプス伝導抑制が関与していることが推測されている。

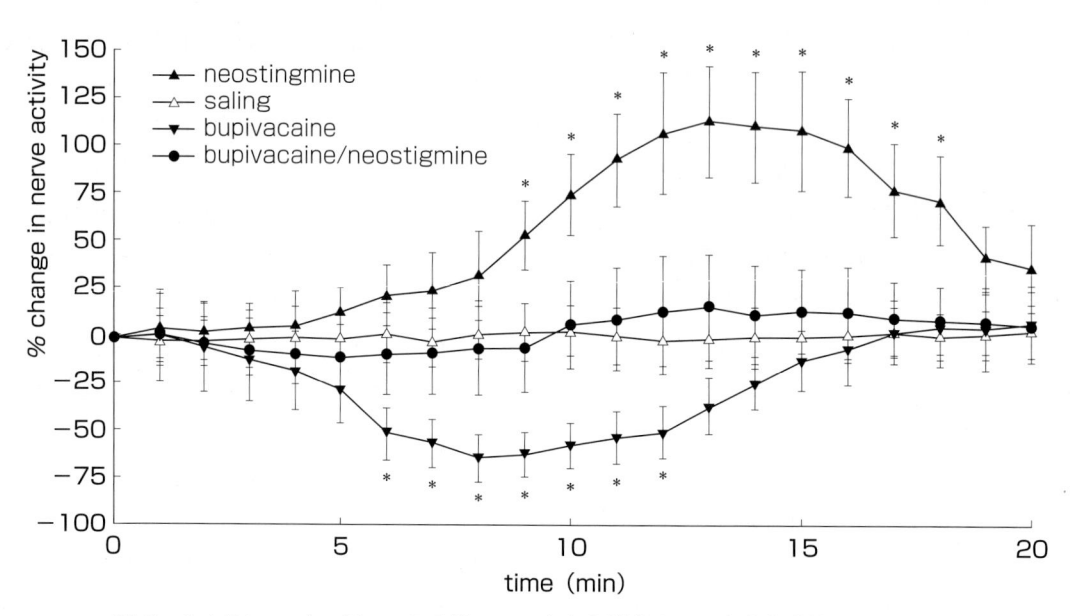

図3：ケタミン-αクロラロース麻酔のラットから導出された内臓交感神経活動の変化

430nMのブピバカインくも膜下投与で交感神経活動は有意に減少，25nMのネオスチグミンくも膜下投与では交感神経活動は有意に増加する。ブピバカインとネオスチグミンを同時投与すると，生理食塩水投与時と同様，交感神経活動は変化しない。mean ± S.E.

*$P<0.05$ vs. baseline。

〔文献10〕Pan HL, Song HK, Eisenach JC. Effects of intrathecal neostigmine, bupivacaine, and their combination on sympathetic nerve activity in rats. Anesthesiology 1998；88：481-6 より引用〕

交感神経系のシナプス伝達機構が局所麻酔薬でどう影響されるかを詳細に検討してゆくことが今後の課題である。

4 局所麻酔薬中毒と交感神経系のかかわり

局所麻酔薬の使用量が過量になると，中枢神経系の興奮症状と高血圧，頻脈といった循環刺激症状が出現する。さらに進展すると痙攣，意識消失，無呼吸，低血圧，徐脈，最後には心停止にいたる。数々の局所麻酔薬のなかでも特に，ブピバカイン中毒の心毒性，催不整脈性は1979年のAlbrightらの報告以来，臨床的に重大な検討事項としてクローズアップされ，抗不整脈作用をもつリドカインとの比較がされた。リドカインは，局所麻酔薬のなかで唯一，静注内投与の臨床使用が可能な薬剤である。その電気生理学的作用機序は心室筋のNa^+チャネル遮断によって，自動能を抑制し，不応期を変化させずに，伝導速度を延長することであるが，Na^+チャネルとの親和性がfast-in fast-outであり，つまり結合は速いが解離も速い。一方ブピバカインはfast-in slow-out，つまりNa^+チャネルとの結合は速いが，なかなか離れないため，脱分極刺激の頻度が速いと心毒性が蓄積することがリドカインと大きく異なるところである。ブピバカインよりも心毒性，中枢神経毒性の少ないS(−)異性体のロピバカインやレボブピバカインが最近注目されているのは周知のところである。

血液中に局所麻酔薬が吸収されて血漿濃度が上昇することによって，局所麻酔薬の中毒症状が発現するが，局所麻酔薬の静脈内投与によりこの現象を端的にシミュレートすることができ

る。皮質脳波，扁桃核，海馬の脳波，中脳網様体多ニューロン活動を同時に記録した研究で，局所麻酔薬の中枢毒性は典型的には痙攣発生までに抑制，興奮，抑制そして興奮と4相性の変化を示すが，この性質は局所麻酔薬の種類にあまり依存せず，投与速度の影響を強く受けることが報告されている[11]。投与速度が速くなると，興奮相のみしかみられない。交感神経活動の変化も中枢神経系の興奮，抑制に概ね追随すると思われる。

交感神経系の異常な興奮があると不整脈の原因となる。リドカインの抗不整脈作用には交感神経活動の抑制も関与している可能性が示唆されている。交感神経節前線維刺激による反応はリドカインの静脈内投与でも変化しないので，リドカインの作用部位はそれより高位の上行あるいは下行性経路の抑制であるとされる[12]。圧受容体の反応性低下も作用機序として考えられるが，血管内での麻酔作用はこの濃度では考えにくい。ブピバカインは痙攣発生前後に高血圧，頻脈となり交感神経刺激症状が出現している時期にリエントリー性の心室性頻拍を生じることが多いので，ブピバカインの催不整脈性には交感神経の興奮が非常に大きな役割を占めると考えられる。

5 局所麻酔薬の交感神経系に対する作用

局所麻酔薬の循環器系に対する作用は，血管平滑筋に分布する交感神経と心臓を支配する自律神経を介する作用による中枢神経要素と，心臓と血管壁の受容体に対する末梢性要素で働くと考えられる。局所麻酔薬の中枢神経要素を心血管系に対する末梢性要素から分離するために

は，交叉循環実験が必要である．1959年にKaoとJalar[13]はイヌの交叉循環実験で，局所麻酔薬の神経性循環刺激作用を証明した．つまり，局所麻酔薬をレシピエントの脳にだけ灌流させるため，もう1匹の動物をレシピエントの脳への血液ポンプとして使用した．1~2mg/kgのリドカインはレシピエントに投与して脳に到達しない場合は循環に影響せず心拍出量も変化させないので心血管系への直接作用はないが，ドナーに投与してレシピエントの脳を灌流すると心拍出量は増加し血圧も上昇した．リドカインによるこれらの自律神経中枢に対する作用は迷走神経切除でほぼ完全に消失し，心拍出量減少と血圧低下反応のみが残った．一方，プロカインをレシピエントの体循環に投与した場合は低血圧を生じたが，脳循環に投与しても生じず，プロカインはリドカインが有する中枢刺激作用はなく，血管拡張作用を主とした直接心血管抑制のみであるとした．

亜酸化窒素麻酔のイヌでは臨床使用量のリドカインの静脈内投与では有意な心血管抑制を生じないが，節遮断薬やペントバルビタール麻酔の併用では強い循環抑制を生じるので，中枢神経抑制薬はリドカインの中枢刺激作用を遮断し直接心血管抑制作用を顕性化させる[14)15]．α遮断薬，β遮断薬，節遮断薬を併用してリドカイン，ブピバカインの体循環や肺循環に対する影響を検討した研究では，β遮断薬，節遮断薬では平均動脈圧，心拍出量は著明に減少するが，α遮断薬では循環抑制は現れず，全血管抵抗，肺血管抵抗はβ遮断薬前処置によって増加した．したがって，局所麻酔薬の循環刺激作用にはβ刺激作用の関与が大きく，交感神経系の興奮が関与している[16]．アミド型局所麻酔薬は，その立体構造に依存して心筋のβ_1，あるいはβ_2受容体に結合してβアゴニストの作用を遮断，あるいはアデニルサイクラーゼを抑制してcAMPの産生を抑制して心毒性を生じるという報告がある．局所麻酔薬のβ受容体における結合は非特異的なものであるが，結合親和性は局所麻酔薬の分子量の大きさに比例し，心毒性の強さとも相関する[17]．

中枢神経系の特定の部位に局所麻酔薬を注入してその作用が検討された実験では，リドカインやブピバカインの静脈内投与は無麻酔のネコで不整脈を発生するが，非鎮静のネコの側脳室にこれらの局所麻酔薬を灌流させると著明な循環刺激症状および不整脈が現れた[18]．一方，抱水クロラール麻酔のラットの延髄C1領域，孤束核，中間質外側細胞核にブピバカインあるいはリドカインを微量注入すると，両者とも同様に同程度の徐脈と低血圧を生じた[19]．不整脈を生じる量のブピバカインを静脈内投与した場合も孤束核の神経発火が変化した[20]．これらの実験結果は，局所麻酔薬の中枢神経性の循環器系作用を明らかに示しており，ブピバカインの催不整脈性と神経性機序を関連付ける試みがなされた．すなわち，無麻酔のネコにおいては，ブピバカイン催起性不整脈に対し，GABA$_A$受容体の作用を増強するミダゾラムや，節遮断薬のヘキサメトニウムが有効であり[21]，中枢神経の興奮と自律神経の興奮が不整脈に関係することを裏付ける．少量の局所麻酔薬が脳循環に誤注入されたような状況では，心血管系に対する直接作用は無視できるであろうが，脳神経系を介する反応が顕著に出て，痙攣や高血圧，頻脈の発生に注意する必要がある．

一方，実際に交感神経系の活動を測定して局所麻酔薬の作用を調べた研究は少なく，ほとんどが麻酔下の動物実験である．静脈内投与された局所麻酔薬の作用部位としては，

1）侵害受容器や圧受容器もしくは求心性神経路
2）神経節での伝達を含めた遠心性神経路
3）中枢神経あるいは脊髄での神経性変調

の3つが考えられる．

Rosenbaumら[22]は，αクロラロース・ウレタン麻酔のネコにリドカイン1mg/kgを反復静脈内投与し，その間の腎交感神経活動の変化を観察したが，脳波上の痙攣発生まで有意な変化を認めなかった．血圧の低下に対する圧受容体反射もよく保たれたという．一方，αクロラロース麻酔のイヌで血漿リドカイン濃度がさまざまな濃度で一定になるように持続静脈内投与し，腎交感神経活動を指標にして圧受容体反射の感度を検討した研究では，血漿リドカイン濃度が10 μg/mlを超えると圧受容体反射が抑制されるという[23]．

　中毒量以下のリドカインでは交感神経活動を減少させるという報告が多い．視床下部刺激で誘発された節前線維の交感神経活動の増加はリドカインで影響されないが，節後線維の交感神経活動は抑制されるので，交感神経節より末梢の作用であるとされた[24]が，別の研究では圧受容体の神経を除いてもリドカインの静脈内投与で心臓交感神経活動の抑制がみられるので，圧受容体に対する血管内での麻酔作用や交感神経節に対する作用ではなく，むしろ中枢側での神経性機序が関与するのではないかと推測されている[12]．無麻酔のヒトで，微小電極を用いて腓骨神経の筋交感神経活動を測定した研究では，治療域の血漿リドカイン濃度に相当する3 μg/kg近辺では，血圧は上昇するものの筋交感神経活動は反射性に減少し，寒冷刺激テスト

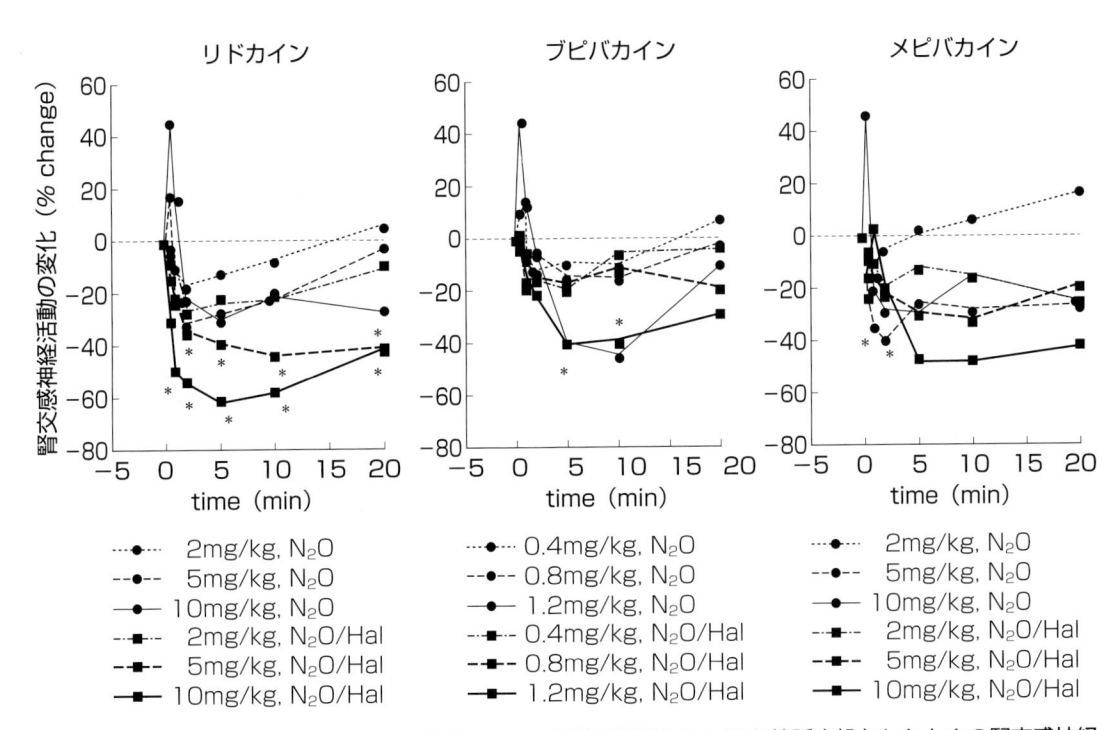

図4：リドカイン，ブピバカイン，メピバカインの痙攣を誘発しない量を静脈内投与したときの腎交感神経活動の時間変化

いずれの局所麻酔薬も，亜酸化窒素麻酔時は一過性の交感神経活動の増加を認めたあとに減少するが，1%ハロタン-亜酸化窒素麻酔時には腎交感神経活動の減少のみがみられる．$^*P<0.05$ vs. baseline

〔文献26) Nishikawa K, Fukuda T, Yukioka H, et al. Effects of intravenous administration of local anesthetics on renal sympathetic nerve activity during nitrous oxide and nitrous oxide-halotahane anesthesia in the cat. Acta Anaesthesiol Scand 1990；34：231-6，文献27) Morimoto O, Nishikawa K, Yukioka H, et al. Effects of intravenous mepivacaine on renal sympathetic nerve activity in the cat during nitrous oxide and nitrous oxide-halothane anesthesia. Reg Anesth 1996；21：41-8を改変〕

あるいはニトロプルシッドによる圧受容体の減圧といったストレスに対する筋交感神経活動の増加反応は抑制された。リドカインによるストレス反応抑制は血漿中濃度に依存性であるという[25]。

われわれも全身麻酔下の動物で痙攣量以下の局所麻酔薬の全身投与が交感神経活動に及ぼす影響を観測した[26,27]。リドカイン，メピバカイン，ブピバカインともに，亜酸化窒素麻酔では投与量が多くなると，腎交感神経は一過性に興奮したのち，抑制された。一方，亜酸化窒素－ハロタン麻酔では腎交感神経活動は局所麻酔薬の投与量にほぼ依存して抑制された（図4）[26,27]。また，心臓交感神経活動が亢進しているときのほうが2mg/kgリドカインはより顕著に交感神経活動を抑制したが，0.5mg/kgブピバカインは有意に抑制しなかった[28,29]。亜酸化窒素はNMDA受容体の抑制が主で，GABAAの増強作用は弱いが，ハロタンはGABAAの増強作用，神経ニコチン性アセチルコリン受容体やグルタミン酸受容体の抑制作用を有することがわかっており，神経伝達物質の放出（presynaptic）や受容体の感受性（postsynaptic）に及ぼす全身麻酔薬の作用の違いが局所麻酔薬の交感神経系に対する作用にも影響するのかもしれない。しかしながら，比較的高用量の局所麻酔薬の全身投与で生じる交感神経活動の減少に比べても，硬膜外麻酔で得られる交感神経遮断は，たとえ低濃度の局所麻酔薬であってもはるかに強力であり，完全な遮断が得られる[30]。

6 おわりに

局所麻酔薬と交感神経系のかかわりは密接であり，交感神経ブロックを治療目的に局所麻酔薬が用いられる場合がある。脊髄くも膜下麻酔や硬膜外麻酔の副産物として発生してくる交感神経遮断や，局所麻酔薬中毒時の交感神経の興奮は必ずしも望ましくはない。脊髄くも膜下麻酔や硬膜外麻酔の作用機序が完全には解明されておらず，交感神経遮断がなぜ起こるかもいまだに議論のあるところである。理想的な局所麻酔薬が存在しない以上，各局所麻酔薬の交感神経系に対する薬理を理解しておくことが重要である。

【文献】

1) 入來正躬. 自律神経系の地域性反応. 神経進歩 1989；33：196-205.
2) 松川寛二. 循環機能と神経伝達物質. 中村重信編. 神経伝達物質update—基礎から臨床まで—改訂3版. 東京：中外医学社；1998. p. 83-92.
3) Blair MR. Cardiovascular pharmacology of local anesthetics. Br J Anaesth 1975；47：247-52.
4) Szabo B, Obergfell A, Starke K. Involvement of monoamine uptake inhibition and local anesthesia in the cardiovascular response to cocaine in conscious rabbits. J Pharmacol Exp Ther 1995；273：128-37.
5) Johns RA. Local anesthetics inhibit endothelium-dependent vasodilation. Anesthesiology 1989；70：805-11.
6) Scholz A, Kuboyama N, Hempelmann G, et al. Complex blockade of TTX-resistant Na^+ currents by lidocaine and bupivacaine reduce firing frequency in DRG neurons. J Neurophysiol 1998；79：1746-54.
7) Sugimoto M, Uchida I, Fukami S, et al. The alpha and gamma subunit-dependent effects of local anesthetics on recombinant GABAA receptors. Eur J Pharmacol 2000；401：329-37.
8) Yang HJ, Shin MC, Chang HK, et al. Bupivacaine and ropivacaine suppress glycine-and

glutamate-induced ion currents in acutely dissociated rat hippocampal neurons. Neurosci Lett 2003 ; 344 : 33-6.

9) Gentry CL, Lukas RJ. Local anesthetics non-competitively inhibit function of four distinct nicotinic acetylcholine receptor subtypes. J Pharmacol Exp Ther 2001 ; 299 : 1038-48.

10) Pan HL, Song HK, Eisenach JC. Effects of intrathecal neostigmine, bupivacaine, and their combination on sympathetic nerve activity in rats. Anesthesiology 1998 ; 88 : 481-6.

11) Shibata M, Shingu K, Murakawa M, et al. Tetraphasic actions of local anesthetics on central nervous system electrical activities in cats. Reg Anesth 1994 ; 19 : 255-63.

12) Miller BD, Thames MD, Mark AL. Inhibition of cardiac sympathetic nerve activity during intravenous administration of lidocaine. J Clin Invest 1983 ; 71 : 1247-53.

13) Kao FF, Jalar UH. The central action of lignocaine and its effect on cardiac output. Br J Pharmacol 1959 ; 14 : 522-6.

14) McWhirter WR, Schmidt FH, Frederickson EL, et al. Cardiovascular effects of controlled lidocaine overdosage in dogs anesthetized with nitrous oxide. Anesthesiology 1973 ; 39 : 398-404.

15) McWhirter WR, Frederickson EL, Steinhaus JE. Interactions of lidocaine with general anesthetics. South Med J 1972 ; 65 : 796-800.

16) Yukioka H, Tatekawa S, Nishimura K, et al. Influence of alpha-and beta-adrenergic blockade on systemic and pulmonary hemodynamics during intravenous administration of local anesthetics. Acta Anaesthesiol Scand 1984 ; 28 : 339-47.

17) Butterworth J, James RL, Grimes J. Structure-affinity relationships and stereospecificity of several homologous series of local anesthetics for the beta2-adrenergic receptor. Anesth Analg 1997 ; 85 : 336-42.

18) Heavner JE. Cardiac dysarrhythmias induced by infusion of local anesthetics into the lateral cerebral ventricle of cats. Anesth Analg 1986 ; 65 : 133-8.

19) Thomas RD, Behbehani MM, Coyle DE, et al. Cardiovascular toxicity of local anesthetics : An alternative hypothesis. Anesth Analg 1986 ; 65 : 444-50.

20) Denson DD, Behbehani MM, Gregg RV. Effects of an intravenously administered arrhythmogenic dose of bupivacaine at the nucleus tractus solitarius in the conscious rat. Reg Anesth 1990 ; 15 : 76-80.

21) Bernerds CM, Artru AA. Hexamethonium and midazolam terminate dysrhythmias and hypertension caused by intracerebroventricular bupivacaine in rabbits. Anesthesiology 1991 ; 74 : 89-96.

22) Rosenbaum KJ, Sapthavichaikul S, Skovsted P. Sympathetic nervous system response to lidocaine induced seizures in cats. Acta Anaesthesiol Scand 1978 ; 22 : 548-55.

23) Yoneda I, Nishizawa M, Benson T, et al. Attenuation of arterial baroreflex control of renal sympathetic nerve activity during lidocaine infusion in alpha-chloralose-anesthetized dogs. Acta Anaesthesiol Scand 1994 ; 38 : 70-4.

24) Evans DE, Gillis RA. Effect of diphenylhydantoin and lidocaine on cardiac arrhythmias induced by hypothalamic stimulation. J Pharmacol Exp Ther 1974 ; 191 : 506-17.

25) Evert TJ, Mohanty PK, Kampine JP. Lidocaine attenuates efferent sympathetic responses to stress in humans. J Cardiothorac Vasc Anesth 1991 ; 5 : 437-43.

26) Nishikawa K, Fukuda T, Yukioka H, et al. Effects of intravenous administration of local anesthetics on renal sympathetic nerve activity during nitrous oxide and nitrous oxide-halotahane anesthesia in the cat. Acta Anaesthesiol Scand 1990 ; 34 : 231-6.

27) Morimoto O, Nishikawa K, Yukioka H, et al. Effects of intravenous mepivacaine on renal sympathetic nerve activity in the cat during nitrous oxide and nitrous oxide-halothane anesthesia. Reg Anesth 1996 ; 21 : 41-8.

28) Nishikawa K, Terai T, Morimoto O, et al. Effects of intravenous lidocaine on cardiac sym-

pathetic nerve activity and A-V conduction in halothane-anesthetized cats. Acta Anaesthesiol Scand 1994 ; 38 : 115-20.
29) Nishikawa K, Terai T, Yukioka H, et al. Bupivacaine does not suppress cardiac sympathetic nerve activity during halothane anesthesia in the cat. Acta Anaesthesiol Scand 1997 ; 41 : 595-601.
30) Hogan QH, Stadnicka A, Stekiel TA, et al. Effects of epidural and systemic lidocaine on sympathetic activity and mesenteric circulation in rabbits. Anesthesiology 1993 ; 79 : 1250-60.

薬理作用
4) 循環器系

I 基礎編

　局所麻酔薬は分子量 200-288Da の小分子で，弱塩基であり pKa は細胞外液の pH に近い。したがって生体内で体液に容易に拡散するだけでなく，生体膜を速やかに通過する。分子構造は疎水性の芳香環の部分と残りの親水性の部分が，エステル結合またはアミド結合で結合している。エステル結合は血中の非特異的コリンエステラーゼで速やかに分解される。一方，アミド結合はもっぱら肝で代謝される。疎水性の部分は3級アミンの部分を有し，この部分が分子のイオン化の特性を有している。局所麻酔薬が Na^+ チャネルの細胞質の部分で作用するために，細胞内への局所麻酔薬の取り込みは効果の強さや持続時間にある程度影響を及ぼす。メピバカイン，プリロカイン，ブピバカインは立体異性を有する。すなわち，不斉炭素原子を有し，2つの形の分子間に立体選択性を有する[1]。ロピバカインは純粋な S（-）左旋性の異性体として市販されている。ブピバカインはラセミ体（50％ずつの混合体）と S（-）異性体の両方が臨床使用可能である〔注：ただし日本では S（-）異性体はまだ市販されていない〕。

　アミド型局所麻酔薬は主に血漿タンパクの急性反応性タンパクである $α_1$ 酸性糖タンパク質に結合する。毒性に関係するのは非結合型によるので，タンパク結合は毒性を予防するために重要である。成人よりも非結合型が多い新生児や乳児などの場合にはこのことは特に重要である[2]。心筋への局所麻酔薬の取り込みはこれまであまり知られていなかった。リドカインとブピバカインの心筋への取り込みはウサギの固有灌流心の実験から，予想されるよりも低いことがわかった[3,4]。さらに冠動脈血流が一定に維持されている状態では，これらの薬物が心臓から速やかに洗い流されることも明らかになった。このような条件下では心筋からのリドカインとブピバカインの排泄半減期は8-12分であった。したがって，心マッサージによって冠動脈血流が直ちに回復すれば，誤って血管内に投与された大量のブピバカインの心筋からの排泄は比較的速やかである。

1 局所麻酔薬の膜チャネルでの作用

　局所麻酔薬は強力なチャネル遮断薬である。Na^+ チャネル遮断が主要な作用であり，これは神経でも心筋でも生じる。Na^+ チャネル遮断よりも高い濃度では K^+ チャネルと Ca^{2+} チャネルも遮断する。Na^+ チャネルは大きな孔を有する糖タンパクであり，4つの相同性のサブユニットと6つの細胞膜貫通性の部分からなる（図1）[5-7]。初期の活動電位は Na^+ チャネルの開放に関係がある。細胞内電位の増加を生じる刺激によって，チャネルが開放し，Na^+ が細胞外から細胞内へ流入する[8,9]。1-2msec 後にチャネルは閉鎖する。チャネルが速やかに不活性化さ

れるのはチャネル内側のゲートの閉鎖によるものである。この遮断状態（活動電位の絶対不応期に相当する）ののち，チャネルは不活性化状態になる。これが相対不応期であり，普段より強い刺激があるとチャネルは開く。過分極状態が短時間経過したのち，チャネルは静止状態に戻る。フグ毒のテトロドトキシン（TTX）のような毒物がチャネルの外側に結合するのに対

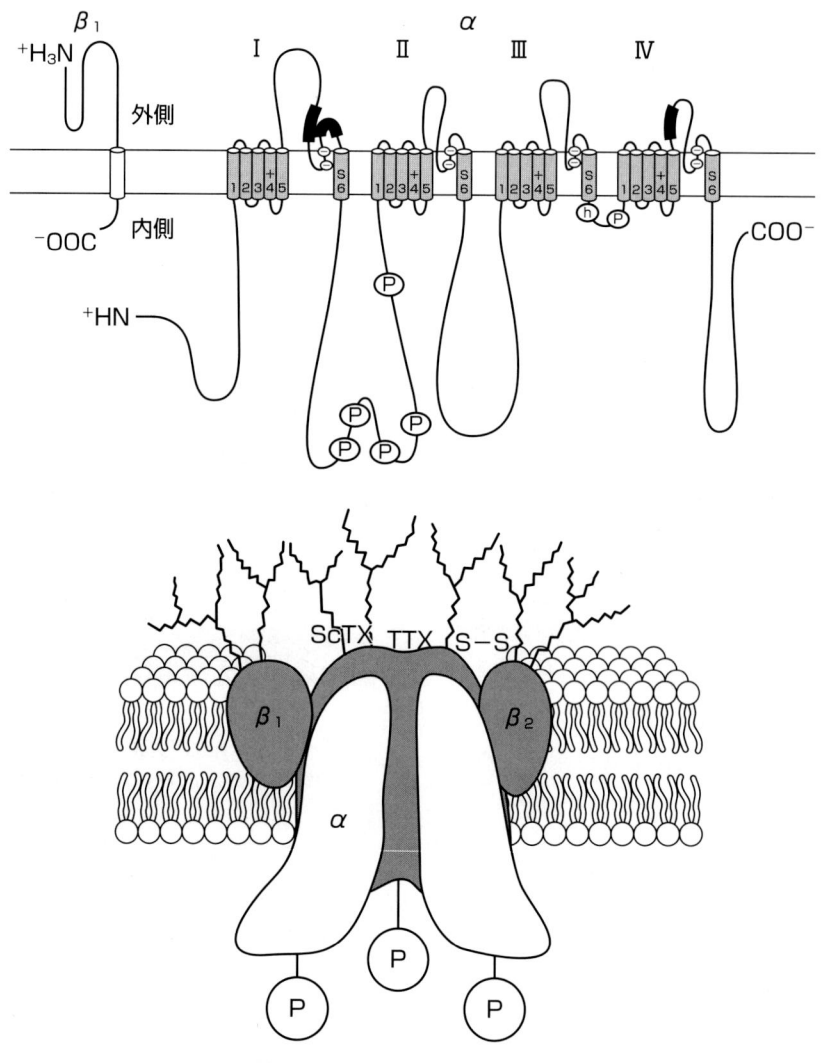

図1：Na⁺チャネルの分子構造

αサブユニットに囲まれていて中心部分に糖タンパクを有している。αサブユニットは孔を形成する4分割されるタンパクで，6つの細胞膜を貫通するドメインを有する。Pは内側のリン酸化される部分であり，TTXはテトロドトキシンの結合部位，ScTXはサキシトキシンの結合部位である。局所麻酔薬は細胞膜の細胞質部分からチャネルに結合し，孔の内側に結合する。

〔文献5）Catterall WA. A 3D view of sodium channels. Nature 2001；409：988–9, 991. 文献6）Catterall WA. Cellular and molecular biology of voltage-gated sodium channels. Physiol Rev 1992；72：S15–S48. 文献7）Ragsdale DS, McPhee JC, Scheuer T, et al. Molecular determinants of state-dependent block of Na⁺ channels by local anesthetics. Science 1994；265：1724-8 を改変〕

し，局所麻酔薬はリン脂質膜を通過し，チャネルの孔の内側から作用する。すなわち，特定のアミノ酸に結合する[10]。チャネルが静止状態よりも開放あるいは不活性化している状態で局所麻酔薬はより強固に結合する。したがって刺激頻度が増加すると神経遮断が強固になる。この現象は神経軸索と心筋組織で相次いで発見され，use- または rate-，または frequency-dependence と呼ばれている。チャネルに強固に結合する長時間作用性の局所麻酔薬は短時間作用性の局所麻酔薬よりも use-dependent block を生じやすい。

これまで知られている 10–11 種類の Na^+ チャネルのなかでただ 1 種類の Na^+ チャネルが心房と心室筋内に豊富に存在する（Nav 1.5）。この TTX 抵抗性のチャネルは細胞間接着装置に存在し，細胞間の活動電位の伝播に関与していると考えられる[11]。近年，TTX 感受性の brain type の Na^+ チャネル（Nav 1.1，Nav 1.3，Nav 1.6）が心室の transverse tubules に存在することが明らかになった。心室内で心筋細胞の興奮と収縮のカップリングに重要な役割を果たしていると考えられている[11]。Nav 1.5 は洞結節にも洞房結節にも存在しない。これらの部位では伝導は概ね L-type Ca^{2+} チャネルに依存すると考えられている[12]。最近，brain type の TTX 感受性 Na^+ チャネルが洞房結節で機能しており，マウスで TTX により洞結節を遮断すると洞不全症候群に似た不整脈を生じるということが明らかになった[13]。

局所麻酔薬はまた強力な K^+ チャネル遮断薬と Ca 拮抗薬でもあるが，Na^+ チャネル遮断よりも高濃度が必要である[14)15]。しかし，hKv 1.5 と HERG チャネルは Na^+ チャネルを遮断するよりもやや高い濃度で局所麻酔薬に遮断されてしまう[16]。

心臓では，局所麻酔薬は心室伝導速度を遅らせ，不応期を延長させる。局所麻酔薬は Ib の

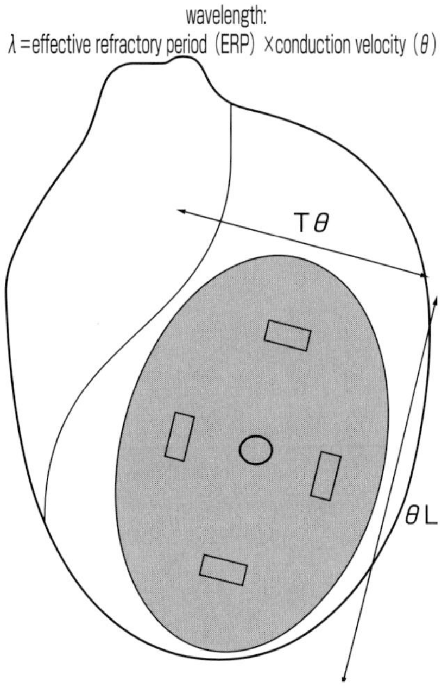

図2：ウサギ固有灌流心（ランゲンドルフ装置）の表面における垂直および水平方向の伝導速度の測定

不応期（effective refractory period）は従来の extrastimulus 法を用いても求められる。局所麻酔薬は wavelength を短絡し，リエントリー型の不整脈を発生した。

〔文献 15）de La Coussaye J, Brugada J, Allessie MA. Electrophysiologic and arrhythmogenic effects of bupivacaine. A study with high-resolution ventricular epicardial mapping in rabbit hearts. Anesthesiology 1992 ; 77 : 32–41 より引用〕

抗不整脈薬でもある。しかし不応期の延長よりも伝導速度の低下が高度になる。結果的に wavelength が減少し，リエントリー型の不整脈を生じやすくなる。だから伝導速度のばらつきが顕著になる（図2）[17]。この心室内伝導の遮断は心拍数が増加すると著明に増強される。これが use-dependent blcok である。この use-dependent block は R 体やラセミ体よりも S 体で軽度である。ウサギ固有灌流心ではロピバカインとレボブピバカインはラセミ体ブピバカインよりも軽度の use-dependent block を生じた

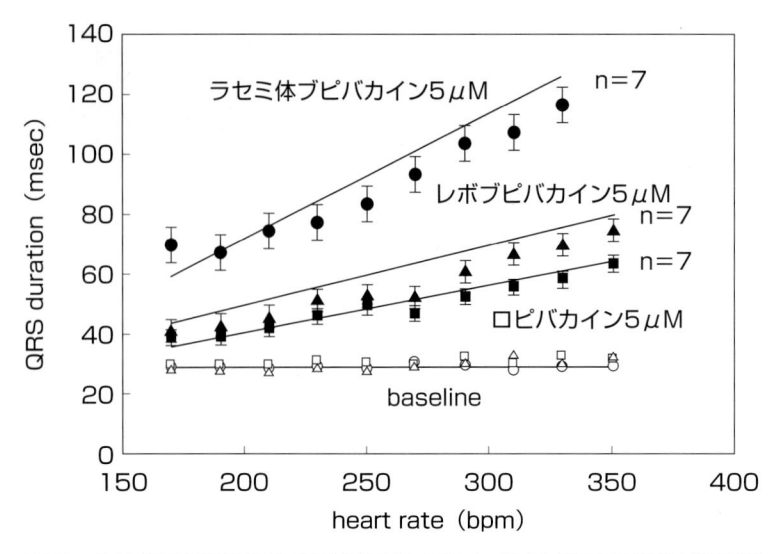

図3：ウサギ固有灌流心の表面心電図を用いた QRS 間隔に及ぼす刺激頻度を増加したときの影響

ラセミ体ブピバカイン，レボブピバカイン，ロピバカインを投与した。投与濃度を増加させると tonic block は増強された。心拍数が増加すると，use-dependent (phase) block は増強した。phase block はラセミ体ブピバカインで S 異性体（レボブピバカイン，ロピバカイン）よりも強度であった。

（図3）[18]。新生児時期と成熟したウサギの心臓を同程度の頻度で刺激したときにブピバカインによる遮断の強さに差を見つけることができなかった[19]。しかし乳児や小児では成人と比較して相対的に心拍数は高いので，長時間作用型の局所麻酔薬は乳児や小児では成人よりも伝導に悪い影響を及ぼす。心拍数の増加が神経遮断を増強する可能性があるため，ブピバカインによる急性心毒性の治療にエピネフリンを使用することは疑問視されている。局所麻酔薬は伝導障害を生じる量の 1.5-2 倍の濃度になると心筋収縮力を抑制する[20)21]。しかし臨床使用量では不整脈が心筋収縮抑制よりも重要な問題となる。

2 血管床への影響

局所麻酔薬は長い間，強力な血管拡張薬と考えられてきた。硬膜外麻酔や脊髄くも膜下麻酔では交感神経ブロックを生じる。血管内注入した場合も血管に分布する交感神経を遮断する。しかし局所麻酔薬の血管への直接作用は明らかなわけではない。ロピバカインとレボブピバカインはすべての血管（大小の動静脈）を収縮させるが，R (+) ブピバカイン，リドカイン，プリロカインはこれらの血管を拡張する[22)23]。局所麻酔薬の血管への作用機序についても報告されている。nitric oxide に依存したものと非依存のものがあり，いずれも特異的ではない[24)25]。レボブピバカインとロピバカインにつ

いては中程度の血管収縮作用があり，臨床使用でエピネフリンを添加する必要はない。

3 長時間作用型の局所麻酔薬の心毒性

長時間作用型の局所麻酔薬の血中濃度が急激に上昇し，中毒域に達した場合，重篤な中毒作用を生じうる（ラセミ体ブピバカインで 3-5mg/l 以上，ロピバカインとおそらくはレボブピバカインで 5-8mg/l）[26)～30)]。誤って血管内に注入した場合には徐脈，QRS 延長，さらに心停止，torsades de pointes，心室性頻拍，心室細動にいたる。女性が男性より中毒になりやすいというわけではない[26)31)]。心毒性の症状は神経症状よりも先に生じることがある。このことは乳児の長期間投与後で特に明らかである[32)]（成人では持続投与中の心毒性の報告はない）。治療は困難である。20-30 種類以上の治療薬がブピバカインによる心停止の治療として提唱されたが，証明されたのはエピネフリンだけであり，他の薬物を使用するのは毒性を増悪させるために危険であろう[33)]。人工呼吸や心マッサージによる蘇生にも時間がかかる。比較的少量のエピネフリン（0.5-1mg，単回投与）を不整脈とショックが改善するまで繰り返し投与するべきである。心室細動が生じた場合は除細動が必要となる。アシドーシスでは非結合型薬物の血中濃度が上昇するので，アシドーシスの補正も必要になる。

長時間作用型の局所麻酔薬は use-dependent に心室伝導を抑制する。同じ程度の神経遮断に必要な量では，S 異性体（ロピバカインとレボブピバカイン）は R 体やラセミ体よりは危険性が少ない。リスクの高い患者や高用量が必要な場合では S 異性体を使用するほうが安全であろう。しかし特に全身状態の悪い乳児ではロピバカインは生後 6-12 か月では相対的に代謝能が低いため，長期間投与では注意が必要である。

【文献】

1) Weiskopf RB, Nau C, Strichartz GR. Drug chirality in anesthesia. Anesthesiology 2002 ; 97 : 497-502.
2) Meunier JF, Goujard E, Dubousset AM, et al. Pharmacokinetics of Bupivacaine after Continuous Epidural Infusion in Infants with and without Biliary Atresia. Anesthesiology 2001 ; 95 : 87-95.
3) Mazoit JX, Kantelip JP, Orhant EE, et al. Myocardial uptake of lignocaine : pharmacokinetics and pharmacodynamics in the isolated perfused heart of the rabbit. Br J Pharmacol 1990 ; 101 : 843-6.
4) Mazoit JX, Orhant EE, Boïco O, et al. Myocardial uptake of bupivacaine : I. Pharmacokinetics and pharmacodynamics of lidocaine and bupivacaine in the isolated perfused rabbit heart. Anesth Analg 1993 ; 77 : 469-76.
5) Catterall WA. A 3D view of sodium channels. Nature 2001 ; 409 : 988-9, 991.
6) Catterall WA. Cellular and molecular biology of voltage-gated sodium channels. Physiol Rev 1992 ; 72 : S15-S48.
7) Ragsdale DS, McPhee JC, Scheuer T, et al. Molecular determinants of state-dependent block of Na^+ channels by local anesthetics. Science 1994 ; 265 : 1724-8.
8) Ogata N, Ohishi Y. Molecular diversity of structure and function of the voltage-gated Na^+ channels. Jpn J Pharmacol 2002 ; 88 : 365-77.
9) Catterall WA. Molecular mechanisms of gating and drug block of sodium channels. Novartis Found Symp 2002 ; 241 : 206-18.
10) Ragsdale DS, McPhee JC, Scheuer T, et al. Common molecular determinants of local an-

esthetic, antiarrhythmic, and anticonvulsant block of voltage-gated Na⁺ channels. Proc Natl Acad Sci U S A 1996 ; 93 : 9270–5.

11) Maier SK, Westenbroek RE, Schenkman KA, et al. An unexpected role for brain-type sodium channels in coupling of cell surface depolarization to contraction in the heart. Proc Natl Acad Sci U S A 2002 19 ; 99 : 4073–8.

12) Katz AM. Cardiac ion channels. N Engl J Med 1993 ; 328 : 1244–51.

13) Maier SK, Westenbroek RE, Yamanushi TT, et al. An unexpected requirement for brain-type sodium channels for control of heart rate in the mouse sinoatrial node. Proc Natl Acad Sci U S A. 2003 ; 100 : 3507–12.

14) Courtney KR, Kendig JJ. Bupivacaine is an effective potassium channel blocker in heart. Biochim Biophys Acta 1988 ; 939 : 163–6.

15) Coyle DE, Speralakis N. Bupivacaine and lidocaine blockade of calcium-mediated slow action potentials in guinea-pig ventricular muscle. J Exp Pharmacol Ther 1987 ; 242 : 1001–5.

16) Gonzalez T, Longobardo M, Caballero R, et al. Effects of bupivacaine and a novel local anesthetic, IQB-9302, on human cardiac K⁺ channels. J Pharmacol Exp Ther 2001 ; 296 : 573–83.

17) de La Coussaye J, Brugada J, Allessie MA. Electrophysiologic and arrhythmogenic effects of bupivacaine. A study with high-resolution ventricular epicardial mapping in rabbit hearts. Anesthesiology 1992 ; 77 : 32–41.

18) Mazoit JX, Decaux A, Bouaziz H, et al. Comparative ventricular electrophysiologic effect of racemic bupivacaine, levobupivacaine, and ropivacaine on the isolated rabbit heart. Anesthesiology 2000 ; 93 : 784–92.

19) Simon L, Kariya N, Charpentier J, et al. Influence of age on the rate dependent intraventricular block induced by bupivacaine. Anesthesiology 2000 ; 93 : A127 (abstract).

20) Pu Q, Mazoit JX, Cao LS, et al. Effect of Lignocaine in Myocardial Contusion : an Experiment on Rabbit isolated Heart. Br J Pharmacol 1996 ; 118 : 1072–8.

21) Kariya N, Simon L, Edouard A, et al. Comparative effect of R （＋）- and S （－） bupivacaine on ventricular conduction and contractility in the isolated rabbit heart. Abstract presented to the European Society of Anesthesiology, Glasgow, June 2003.

22) Iida H, Watanabe Y, Dohi S, et al. Direct effects of ropivacaine and bupivacaine on spinal pial vessels in canine. Assessment with closed spinal window technique. Anesthesiology 1997 ; 87 : 75–81.

23) Iida H, Ohata H, Iida M, et al. The differential effects of stereoisomers of ropivacaine and bupivacaine on cerebral pial arterioles in dogs. Anesth Analg 2001 ; 93 : 1552–6.

24) Minamoto Y, Nakamura K, Toda H, et al. Suppression of acetylcholine-induced relaxation by local anesthetics and vascular NO-cyclic GMP system. Acta Anaesthesiol Scand 1997 ; 41 : 1054–60.

25) Newton DJ, Sur EL, Khan F, et al. Mechanisms contributing to the vaso-active effects of prilocaine in human skin. Anaesthesia. 2003 ; 58 : 6–10.

26) Albright GA. Cardiac arrest following regional anesthesia with etidocaine and bupivacaine. Anesthesiology 1979 ; 51 : 285–7.

27) Scott DB, Lee A, Fagan D, et al. Acute toxicity of ropivacaine compared with that of bupivacaine. Anesth Analg 1989 ; 69 : 563–9.

28) Knudsen K, Beckman M, Blomberg S, et al. Central nervous and cardiovascular effects of i.v. infusions of ropivacaine, bupivacaine and placebo in volunteers. Br J Anaesth 1997 ; 78 : 507–14.

29) Ruetsch YA, Fattinger KE, Borgeat A. Ropivacaine-induced convulsions and severe cardiac dysrhythmia after sciatic block. Anesthesiology 1999 ; 90 : 1784–6.

30) Huet O, Eyrolles L, Mazoit JX, et al. Cardiac arrest and plasma concentration after intravascular injection of Ropivacaine for poste-

rior lumbar plexus blockade. Anesthesiology 2003 ; 99 : 1451-3.
31) Santos AC, DeArmas PI. Systemic toxicity of levobupivacaine, bupivacaine, and ropivacaine during continuous intravenous infusion to nonpregnant and pregnant ewes. Anesthesiology 2001 ; 95 : 1256-64.
32) Maxwell LG, Martin LD, Yaster M. Bupivacaine-induced cardiac toxicity in neonates : successful treatment with intravenous phenytoin. Anesthesiology 1994 ; 80 : 682-6.
33) Simon L, Kariya N, Pelle-Lancien E, et al. Bupivacaine-Induced QRS Prolongation Is Enhanced by Lidocaine and by Phenytoin in Rabbit Hearts. Anesth Analg 2002 ; 94 : 203-7.

I 基礎編 4 　薬理作用
5）立体構造と薬理作用の相違（stereochemistry）

　光学異性体とは，分子を構成する原子の組成および結合状態は同一で，立体構造のみが異なる異性体である。分子内に対称面をもたず，異性体同士が互いを鏡に映した対称型をしているため，「鏡像異性体」と呼ばれることもある（図1）。光学異性体を有する化合物のほとんどは，結合する4つの分子がすべて異なる炭素（不斉炭素）原子を構造中に有するのが特徴で，不斉炭素原子の数（n）に対して2^n個の光学異性体が存在する[*1]。光学異性体同士は「単一偏向面の光を左右のいずれの向きに回転させるか」が異なるのみで，他の物理化学的性質は全く等しい。

　一方，生体に対する働きは光学異性体同士で大きく異なる。この理由は生体内に存在するさまざまの酵素やタンパク質が光学異性を有し，分子の光学異性体を認識するからである。ある分子の光学異性体は手袋の右手と左手に例えることができる。両者は大きさや重さ，指の位置関係はすべて等しいが，互いに対称型で重なり

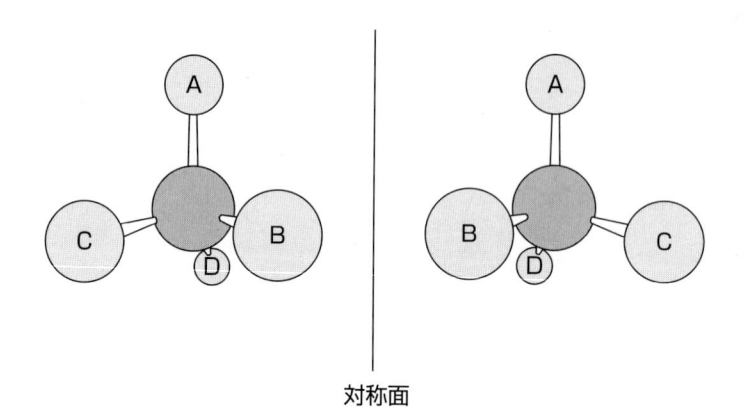

対称面

図1：光学異性体の模式図
中心に存在するのが不斉炭素原子で，結合している分子は，Aが炭素原子と同じ平面上に，その他は手前からB→C→Dの順に並んでいる。

[*1] 不斉炭素原子が存在すれば必ず光学異性体が存在するが，光学異性体が存在するからといって必ず不斉炭素原子があるわけではない。リン原子に4つの異なる分子が結合したアセチルコリンエステラーゼ阻害薬の場合は，リン原子が不斉中心として光学異性体を生ずる。また，2つのベンゼン環が一重結合で連結された構造を有するビフェニルは，ベンゼン環が一重結合を中心に自由に回転するため光学異性体は存在しないが，両方のベンゼン環のオルト位に置換基が入った6,6'-ジニトロジフェン酸は置換基のためにベンゼン環の回転が妨げられた結果，2つのベンゼン環のねじれの位置関係から光学異性体を有する。

合わない。そして右手用の手袋には右手しか入らず、逆もまたしかりである。これは手の構造が左右で異なるため手袋の左右を認識できるからで、生体の構造がいわば「光学異性」性を有する（キラルである）ことを示している。もしも左右の手が同じ形であれば（生体に「光学異性」性がなければ），手袋の左右（分子の光学異性体）を見分けることは不可能である。

光学異性体の命名法にはいくつかの種類があり，右旋性，左旋性を示すのが $d(+)$, $l(-)$ である。不斉炭素原子に結合する分子に順位を設定し，それが時計回りか反対かで示したのが R, S である[*2]。また，糖やアミノ酸の場合は特定の炭素原子に結合している水酸基の位置によって D, L の分類がなされることもある。これらは命名法が異なるので，3つの分類の間で一定の法則はない（後述のメピバカインを参照）。

1 光学異性体にかかわる話

光学異性体を発見したのはパスツールである。パスツールは酒石酸アンモニウムナトリウムに，互いに反対の偏光性をもつ結晶が存在することを見つけた。しかし当時は，偏光性の違いは分子構造ではなく，結晶構造の違いによると考えられていた。彼はこの結晶を溶解しても固有の偏光性が失われないことを発見し，分子そのものが異なる偏光性を有することを示して光学異性体の存在を立証した。しかしその一方でパスツールは，片方の光学異性体のみを選択的に合成することすなわち「不斉合成（asymmetric synthesis）[*3]」は不可能であると結論した。

不可能とされた不斉合成がもしも可能になれば，通常の合成方法で生じたラセミ体の分離（光学分割）が不要になるばかりか，生理活性が高く毒性が低い光学異性体のみを選択的に生成することができ，有機合成に大きな進歩がもたらされる。この遠大なテーマには多くの科学者が挑んだが，パスツールの予言どおり不斉合成は困難を極めた。その理由は，不斉合成には光学異性体，すなわち立体構造を認識する触媒（不斉触媒）が不可欠だからである。例えば一般的な化学反応でピルビン酸を還元して生ずる乳酸は例外なしに $R(-)$ 体と $S(+)$ 体を等量有するラセミ体である。一方体内に存在する lactate dehydrogenase（LDH）によって生ずる乳酸が必ず $S(+)$ 体で，逆の反応でも LDH が $S(+)$ 体の乳酸しか認識しないのは，LDH そのものが光学異性を有するからである（図2）。不斉触媒が実用化され，不斉合成が日の目を見たのは20世紀も後半になってからのことである。不斉合成で目覚ましい功績を上げ人類の進歩に貢献した野依良治博士ら3名に対し2001年にノーベル化学賞が贈呈された[*4]。

[*2] d：dextro rotatory, l：levo rotatory。R：rectus, S：sinister（いずれもラテン語）の略である。旋光性を示す d と l は，糖やアミノ酸の構造式上の D, L と区別するため必ずイタリックの小文字を用いる。

[*3] 不斉合成には，① 単一の光学異性体のみを選択的に合成すること，② 不斉触媒が何度も繰り返し使えること，が必要である。

[*4] 野依博士はまず BINAP（バイナップ，2,2'-bis(diphenylphosphino)-1,1'-binaphthyl）という光学活性を有する化合物を合成し，これに金属を配位させた錯体を不斉触媒として用いて不斉合成に成功した。パーキンソン病の治療薬である L ドパもまた，不斉合成の技術なくしては存在しない。L ドパは，今回野依博士と同時にノーベル化学賞を受賞した，アメリカのノールズ博士が開発した不斉合成法を用いて合成された。現在，薬物の特定の光学異性体を選択的に合成する際には，すべてこれらの方法が用いられている。

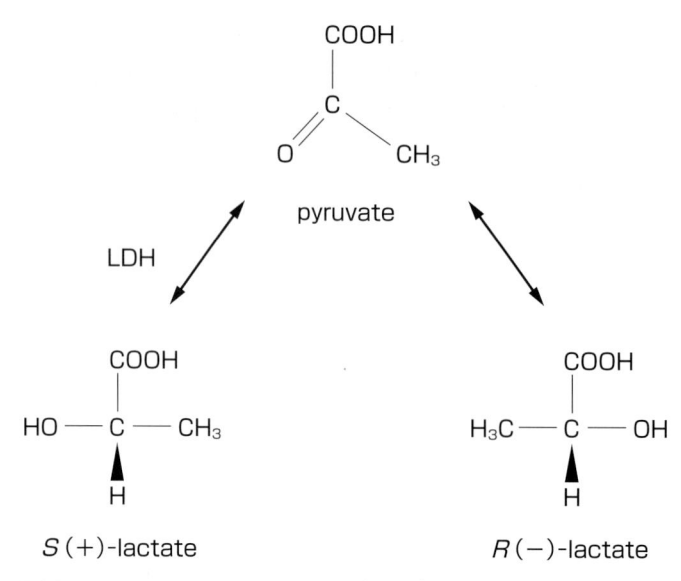

図2：lactate dehydrogenase（LDH）はピルビン酸とS（+）乳酸の間の反応に関与する

▲ Hは最も手前にある水素原子である。

2 汎用される薬物と光学異性体

　前述のごとく，生体は光学異性を有する分子から成り立っており，体内のグルコースやアミノ酸はほとんどが各々D体，L体のみである（分析技術の発達に伴い，最近になってごくわずかにD体アミノ酸が体内に存在することが明らかになった。しかしその役割はいまだ不明である）。タンパク質は多数のアミノ酸で構成されているため，もしも個々のアミノ酸の光学活性がまちまちであれば，単一のタンパク質に対して天文学的な種類の光学異性体が生じ，各々は生物学的に別個のタンパク質として作用する。また，もしもL体からなる糖が存在すれば，解糖系の酵素は（光学異性体を認識するため）作用しなくなり，エネルギーの産生に支障をきたす。したがって体内の糖やアミノ酸が特定の光学異性体から成り立っているのは，タンパク質や酵素が一定の働きをするために重要な役割を果たしていると考えられる。光学異性体が問題になる場合として，一方が薬物として用いられ，別の一方は毒性を有する場合が考えられる。睡眠薬として1960年代に市販されたサリドマイドは光学異性体を有し，R体は催眠作用があったが，S体は催奇形性があった。薬物として市販された際にS体が混合していたため，サリドマイド禍を引き起こしたとされる[*5]。

[*5] サリドマイド禍は1960年代の事件であったが，その原因が光学異性体にあることが明らかになったのは1980年代である。アメリカのFDA（Food and Drug Administration）は1992年以降，光学異性体を有する薬物については，薬物として有効な異性体のみを用いるか，もしくは別の光学異性体に全く害がないことを証明することを義務付けている。近年新たに市販された薬物の多くが一方の光学異性体のみからなるのは，これに端を発している。

3
光学異性体を有する局所麻酔薬

麻酔科の領域で用いられる薬物で光学異性体を有するものとしてケタミンやデクスメデトミジン，局所麻酔薬などが挙げられる。ケタミンは，光学異性体である$S(+)$と$R(-)$を等量含んだラセミ体が臨床使用されているが，前者は鎮痛，催眠作用が強く，後者は幻覚，興奮などを誘発する。デクスメデトミジンはその名のとおりdextroisomer，すなわち$S(+)$体のみが用いられている（もう一方の光学異性体は，levomedetomidineである）。光学異性体を有する局所麻酔薬としてはメピバカイン，ロピバカイン，ブピバカインがあるが，このなかでロピバカインは発売当初から$S(-)$体のみが用いられ，メピバカインとブピバカインはラセミ体が用いられてきた（図3）。したがってロピバカインといえば$S(-)$体を，メピバカインやブピバカインといえばラセミ体を示す場合が多い。

局所麻酔薬のR体とS体の間で効果や毒性，薬物動態に違いがあることは比較的以前から知られていた[1)2)]。特にブピバカインは強い心毒性を有するため，その光学異性体に関しては多くの研究がなされてきた。しかしラセミ体を投与した際の各々の光学異性体の薬物動態について研究がなされるようになったのは，比較的最近のことである。光学異性体は物理化学的性質が全く等しいため，通常の高速液体クロマトグラフ（high performance liquid chromatography：HPLC）や質量分析装置（mass spectrometory：MS）等では分離できず，$α_1$-acid glycoprotein（AGP）カラム等の光学異性体分離用カラムが実用化されて初めて別々に定量す

リドカイン

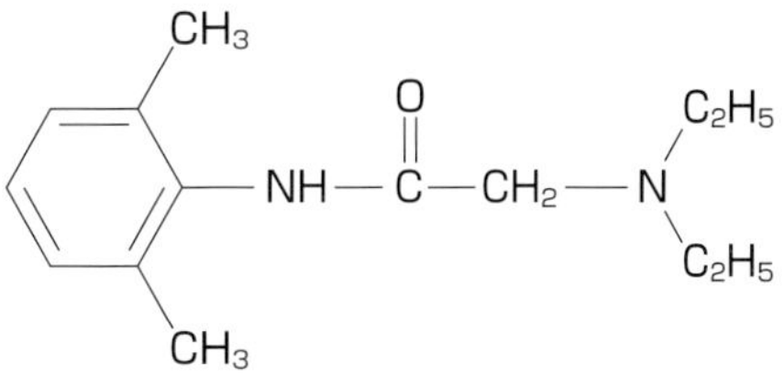

$S(+)$メピバカイン

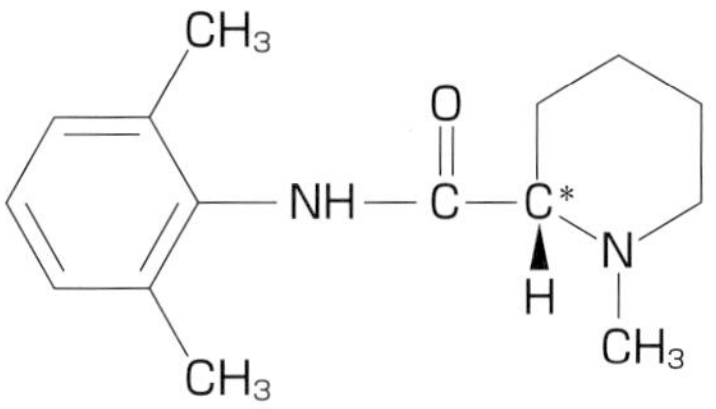

$S(-)$ロピバカイン

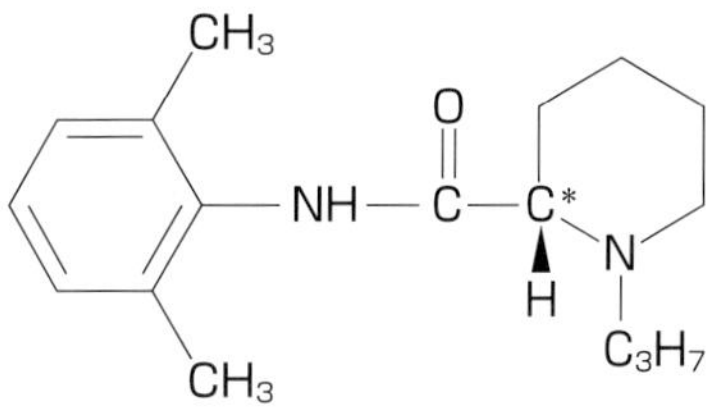

$S(-)$ブピバカイン

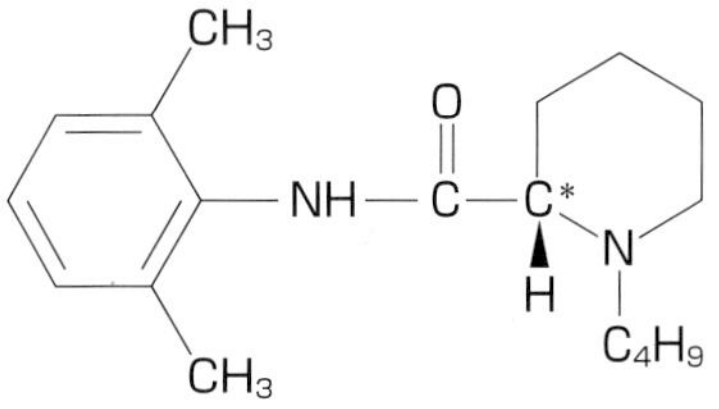

図3：リドカイン，メピバカイン，ロピバカイン，ブピバカインの構造式
リドカインには，付着している原子（団）がすべて異なる炭素原子（不斉炭素原子）がないため，光学異性体は存在しない。メピバカイン，ロピバカイン，ブピバカインの構造式のなかのC*は不斉炭素原子で，水素原子が手前にあるS型を示す。メピバカインの旋光性はロピバカイン，ブピバカインと異なり，右旋性〔$d(+)$〕である。

ることが可能になった[3)]。また近年$S(-)$ブピバカインを選択的に用いるべく臨床試験が進められ，ブピバカインの光学異性体に関する研究が再度注目されている。$S(-)$ブピバカインや

ロピバカインも，不斉合成の技術によって生成されている。

1) メピバカイン

メピバカインはラセミ体で，等量の $R(-)$ 体と $S(+)$ 体を含む。光学活性はロピバカインやブピバカインと異なり，R 体が左旋性〔levorotatory：$l(-)$〕で，S 体が右旋性〔dextrorotatory：$d(+)$〕である[4]。メピバカインの光学異性体に関する研究は数少ないが，摘出乳頭筋の Na^+ チャネルの阻害の度合いは両異性体間でほぼ等しく，いずれもブピバカインに比べて遥かに小さい[5]。ラセミ体メピバカインを静脈内投与した場合，$R(-)$ 体は $S(+)$ 体よりも血中濃度が低く，この原因として $R(-)$ 体は $S(+)$ 体よりもタンパク結合率が低いことが示されている[6]。ラセミ体メピバカインを用いて硬膜外ブロックや腸腰筋・坐骨神経ブロックを行ったあとの血中濃度は $R(-)$ 体が $S(+)$ 体よりも低く，クリアランスは $R(-)$ 体が $S(+)$ 体の約2倍であった[4,7]。これらの結果から考えて，$R(-)$ 体は $S(+)$ 体よりもタンパク結合率は低く分布容量は大きいため，ラセミ体として同量を投与した際には $R(-)$ 体の血中濃度は $S(+)$ 体に比べて低く保たれると考えられる。

2) ブピバカイン

ブピバカインには $R(+)$ 体と $S(-)$ 体が存在し[*6]，$R(+)$ 体に比べて $S(-)$ 体のほうが鎮痛作用が強く作用時間が長い[1]。また，$R(+)$ 体のほうが心筋収縮力の抑制作用や房室伝導の抑制作用が強い[2]。ラセミ体ブピバカインを静脈内投与した場合は $R(+)$ 体は $S(-)$ 体に比べてクリアランスが高く血中濃度が低い。この原因はメピバカインと同様，$R(+)$ 体が $S(-)$ 体に比べてタンパク結合率が低いからであると考えられる[8]。

最近の研究は $R(+)$ 体と $S(-)$ 体よりもむしろラセミ体と $S(-)$ 体とを比較したものが多い。ヒツジに持続静脈内投与を行った実験では，ラセミ体ブピバカインを投与した場合と $S(-)$ 体を単独で投与した場合で薬物動態の差はなく，臓器への分布も等しい[9]。中枢神経系および心血管系に対する毒性実験では，ラセミ体に比べて $S(-)$ 体は痙攣誘発量，不整脈誘発量とも高く，毒性が低い[10]。また，ラセミ体と $S(-)$ 体ブピバカインの間で，脳内の濃度と血中濃度の比に差はなく，痙攣誘発時には血中濃度，脳内濃度ともラセミ体が $S(-)$ 体に比べて低いことが明らかになっている（表1）。

3) ロピバカイン

ロピバカインはブピバカインに代わる長時間作用型の局所麻酔薬として開発された。したがってさまざまな試験や研究はブピバカインとの比較において行われたものが多い。また，発売当初より $S(-)$ 体のみが用いられているため，$R(+)$ 体についての open data はほとんどない。ザリガニの giant axon を用いた in vitro の実験では，細胞内の麻酔薬の濃度が一定の条件で，ロピバカインは $S(-)$ ブピバカインに比べて活動電位の抑制作用が小さい[11]。イソフルレンによる全身麻酔・人工呼吸下でラセミ体および $S(-)$ 体ブピバカイン，ロピバカインを持続静脈内投与したところ，痙攣脳波誘発量は，$S(-)$ 体ブピバカインとロピバカインはほぼ等しく，ラセミ体ブピバカインに比べて有意に多かった。また不整脈や心停止を誘発する量

[*6] $R(+)$ および $S(-)$ は，各々 $D(+)$，$L(-)$ と記載されている文献もある[6]。

表1：ラセミ体ブピバカインとS(−)ブピバカインの痙攣誘発量および痙攣発生時の血中濃度，脳内濃度

	ラセミ体ブピバカイン	S(−)ブピバカイン
痙攣誘発量（mg/kg）	5.0±1.2	6.3±1.4*
総血中濃度（μg/ml）	5.3±1.0	6.7±1.4*
タンパク非結合分画血中濃度（μg/ml）	0.8±0.3	1.3±0.4*
脳内濃度（μg/g）	10.9±3.1	14.6±3.6*

田中克明，他，unpublished data
ラットにカテーテルを挿入後に覚醒させ，ラセミ体ブピバカインおよびS(−)ブピバカインを持続静脈内投与した。痙攣発生時に採血とともに脳を取り出し，血中濃度および脳内濃度を高速液体クロマトグラフで定量した。
n＝10，*P＜0.05 compared with racemic bupivacaine

は，ロピバカイン，S(−)体ブピバカイン，ラセミ体ブピバカインの順に多かった[12]。ヒツジを用いた慢性実験でも，痙攣，低血圧，無呼吸，循環虚脱を生ずる量はロピバカイン，S(−)体ブピバカイン，ラセミ体ブピバカインの順であった[13]。

【文献】

1) Aps C, Reynolds F. An intradermal study of the local anaesthetic and vascular effects of the isomers of bupivacaine. Br J Clin Pharmacol 1978 ; 6 : 63-8.
2) Vanhoutte F, Vereecke J, Verbeke N, et al. Stereoselective effects of the enantiomers of bupivacaine on the electrophysiological properties of the guinea-pig papillary muscle. Br J Pharmacol 1991 ; 103 : 1275-81.
3) Hermansson J, Eriksson M, Nyquist O. Determination of (R)- and (S)-disopyramide in human plasma using a chiral alpha 1-acid glycoprotein column. J Chromatogr 1984 ; 336 : 321-8.
4) Groen K, Mantel M, Zeijlmans PW, et al. Pharmacokinetics of the enantiomers of bupivacaine and mepivacaine after epidural administration of the racemates. Anesth Analg 1998 ; 86 : 361-6.
5) Longobardo M, Delpon E, Caballero R, et al. Structural determinants of potency and stereoselective block of hKv1.5 channels induced by local anesthetics. Mol Pharmacol 1998 ; 54 : 162-9.
6) Burm AG, Cohen IM, van Kleef JW, et al. Pharmacokinetics of the enantiomers of mepivacaine after intravenous administration of the racemate in volunteers. Anesth Analg 1997 ; 84 : 85-9.
7) Vree TB, Beumer EM, Lagerwerf AJ, et al. Clinical pharmacokinetics of R(+)- and S(−)-mepivacaine after high doses of racemic mepivacaine with epinephrine in the combined psoas compartment/sciatic nerve block. Anesth Analg 1992 ; 75 : 75-80.
8) Burm AG, van der Meer AD, van Kleef JW, et al. Pharmacokinetics of the enantiomers of bupivacaine following intravenous administration of the racemate. Br J Clin Pharmacol 1994 ; 38 : 125-9.
9) Mather LE, Huang YF, Veering B, et al. Systemic and regional pharmacokinetics of levobupivacaine and bupivacaine enantiomers in sheep. Anesth Analg 1998 ; 86 : 805-11.
10) Huang YF, Pryor ME, Mather LE, et al. Cardiovascular and central nervous system effects of intravenous levobupivacaine and bupivacaine in sheep. Anesth Analg 1998 ; 86 : 797-804.
11) Kanai Y, Katsuki H, Takasaki M. Compari-

sons of the anesthetic potency and intracellular concentrations of S(−) and R(+) bupivacaine and ropivacaine in crayfish giant axon in vitro. Anesth Analg 2000 ; 90 : 415-20.
12) Ohmura S, Kawada M, Ohta T, et al. Systemic toxicity and resuscitation in bupivacaine-, levobupivacaine-, or ropivacaine-infused rats. Anesth Analg 2001 ; 93 : 743-8.
13) Santos AC, Arthur GR, Wlody D, et al. Comparative systemic toxicity of ropivacaine and bupivacaine in nonpregnant and pregnant ewes. Anesthesiology 1995 ; 82 : 734-40.

薬理作用
6) 代謝

局所麻酔薬は薬物代謝を受けて体外に排泄される。薬物代謝とは化合物が生体内において酵素による変化を受け，化学構造の変化を受ける化学反応である[1]。

局所麻酔薬を使用する場合，適量を使用すれば問題は少ないが，過剰投与は多くの毒性・副作用を生じる可能性がある。またヒトに使用する場合は，個体の局所麻酔薬代謝の能力が異なり，健常者における適量であっても毒性・副作用を生じる可能性がある。投与された薬物は局所に分布したのちに全身に分布する（図1）[2]。

基本的に局所麻酔薬分子の体内での動きには3つの要素すなわち，bulk flow, diffusion, vascular transportである。このなかでも diffusion は最も物理化学的特性に依存する。

局所麻酔薬の薬物動態は分子量，イオン化率，水溶性，脂溶性，結合タンパク率などの物理化学的性質により異なる（図1，表1）。そしてその後，代謝を受けることになる[2)3)]。

1 代謝について

1) 投与された局所での代謝

局所における局所麻酔薬の代謝はわずかである。脳脊髄液中の偽コリンエステラーゼの活性は血漿の活性の 1/20 - 1/100 であるといわれているし，実際に脳脊髄液にコリンエステラーゼの阻害薬を添加してもプロカインの効果には変化が起こらないこともこれを支持するものである。アミド型の局所麻酔薬についても局所での代謝はわずかであるといわれている[2]。

2) 全身性の代謝

(1) エステル型局所麻酔薬の代謝

エステル型の局所麻酔薬は血液中と肝臓内で代謝される。*in vitro* の実験において，エステル型局所麻酔薬のヒト血漿中での半減期は10秒−数分といわれているが，これは偽コリンエステラーゼによるものと考えられている。また *in vivo* の実験において半減期は *in vitro* のものに

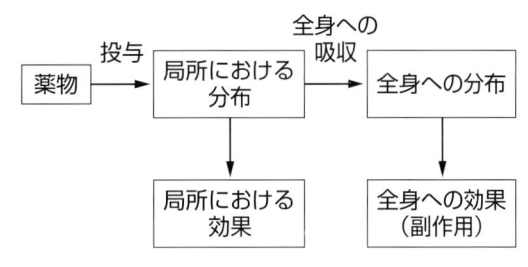

図1：局所麻酔薬の生体内での運命
生体に投与された局所麻酔薬は局所に作用し効果を発現する。その後全身に運ばれ作用を発揮しこれは副作用として現れることになる。
〔文献2）Tucker GT, Mather LE. Properties, Absorption, and Disposition of Local Anesthetic Agents. In：Cousins MJ, Bridenbaugh PO, editors. Neural Blockade third edition. New York：Lippincott-Raven；1998. p. 55–95 を一部改変〕

表1：局所麻酔薬の物理化学的特性

		物理化学的特性				臨床的特徴		
		分子量	pKa (25℃)	分配係数 (脂質/緩衝液)	タンパク結合率(%)	作用発現	相対力価	持続時間
エステル型局所麻酔薬	プロカイン	236	8.9	0.02	6	遅	1	短
	クロロプロカイン	271	8.7	0.14	—	速	1.5	短
	テトラカイン	294	8.5	4.1	76	遅	10	長
アミド型局所麻酔薬	リドカイン	234	7.9	2.9	64	速	2	中間
	メピバカイン	246	7.6	0.8	78	速	2	中間
	ロピバカイン	274	8.2	9	94	中間	6	長
	ブピバカイン	288	8.1	27.5	96	中間	8	長
	ジブカイン	343	8.5	大	大	遅	15	長

局所麻酔薬の薬物動態は分子量，イオン化率，水溶性，脂溶性，結合タンパク率などの物理化学的性質により異なる．

〔文献3〕林田真和，花岡一雄．局所麻酔薬の薬理．花岡一雄編．局所麻酔マニュアル，第一版．東京：真興交易医書出版部；1998. p. 11-27 を一部改変〕

比べて長いが，生体内の再分布などが原因と考えられている[2]．

エステル型の局所麻酔薬のうちプロカイン，クロロプロカイン，テトラカインは，血漿の偽コリンエステラーゼにより代謝される．加水分解された代謝産物が血漿中で検出される．しかし，それぞれの物質の薬理活性は低いため，臨床上問題になることは非常に少ないといわれている[2]．

(2) アミド型局所麻酔薬の代謝

アミド型局所麻酔薬のアミド結合は血液中で非常に安定している．局所麻酔薬のほとんどは肝臓で代謝される．クリアランスの値は局所麻酔薬によってかなり幅が大きいことがわかっている．クリアランスについては麻酔薬の力価や水溶性，脂溶性，タンパク結合率などによる影響よりも，むしろ肝血流量や肝臓における薬物代謝酵素の活性に左右されることがわかってきた．また局所麻酔薬のなかには肝臓のみならずほかの臓器，ラットの肺・腎臓で代謝されることが証明されている[1,2]．

(3) アミド型局所麻酔薬の代謝産物について

生体内におけるアミド型局所麻酔薬は主に肝臓に存在する薬物代謝酵素であるシトクロムP450（CYP）により代謝される[4〜6]．この研究には肝臓から抽出したミクロソームやrecombinant cytochrome P450 を用いて行われている．シトクロム P450 には多くの分子種が存在し，それぞれの薬物ごとに代謝に関与する分子種が異なる．これらの薬物代謝酵素によって局所麻酔薬が受ける化学反応は大きく3種類ある．すなわち芳香族水酸化，N-脱アルキル化，加水分解である．それぞれの局所麻酔薬の反応経路については後述する．

(a) リドカイン

リドカインの代謝についてはヒトやラットなどで多くの報告が行われている．リドカインは他のアミド型局所麻酔薬と同様に肝臓で主に代謝されるが，ほかに腎臓においても代謝されることがわかっている．代謝されたリドカインは中間代謝物 monoethylglycinexylidide（MEGX）となる．そしてさらに glycinexylidide（GX）と 2,6-xylidine となりさらに代謝される．また以前の報告では静脈内投与されたリドカインは

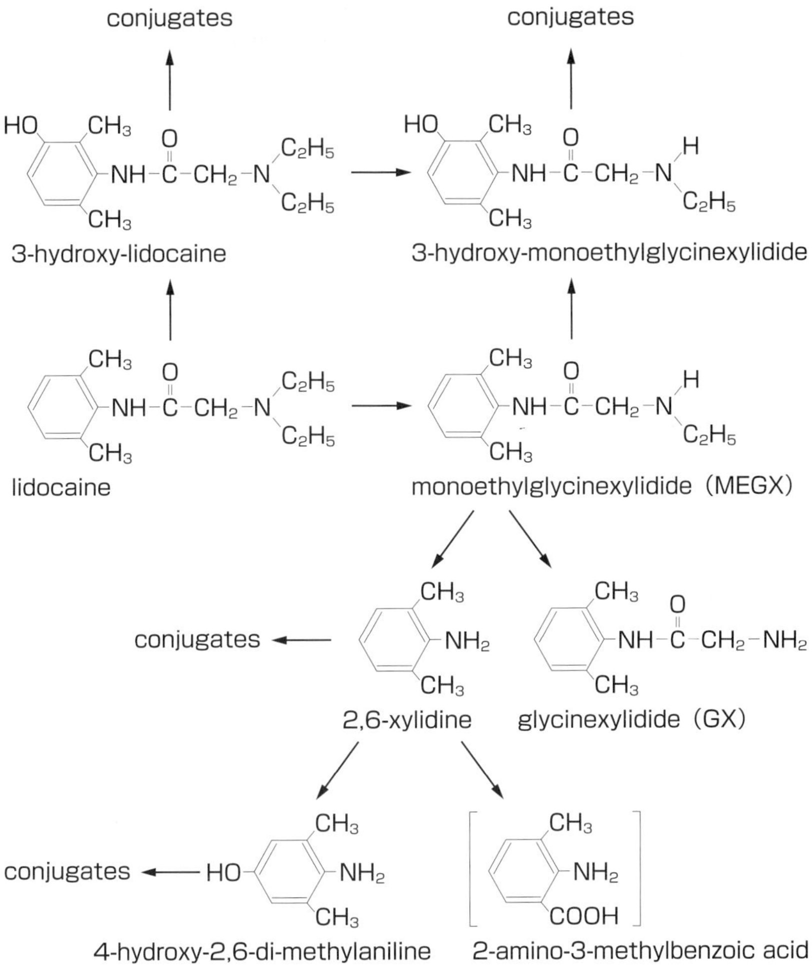

図2：リドカインの代謝経路

リドカインは代謝され中間代謝物 monoethylglycinexylidide（MEGX）となる。そして，さらに glycinexylidide（GX）と 2,6-xylidine となりさらに代謝される。代謝産物のうち最も多いのは 4-hydroxy-2,6-di-methylaniline であり尿中に排泄される。

〔文献 4）Keenaghan JB, Boyes RN. The tissue distribution, metabolism and excretion of lidocaine in rats, guinea pigs and man. J Pharmacol Exp Ther 1972；180：459-63 より引用〕

24時間までにその83.8％が代謝産物として尿中に排泄され，2.8％が尿中に未変化体として排泄されることが確認されている。ヒトの尿中に排泄される代謝産物のうち最も多いのは 4-hydroxy-2,6-di-metylaniline であり72.6％にのぼる。ヒトと同様にイヌとモルモットの尿中に排泄される代謝産物のうち最も多いのは 4-hydroxy-2,6-di-metylaniline であるが，ラットは 3-hydroxymonoethyl-glycinexylidide が最も多く尿中に排泄される代謝産物である。主要代謝酵素はCYP3A4とCYP1A2である（図2）[4)7)]。

注）MEGX テストについて

リドカインの代謝産物として MEGX が存在することは先述した。リドカイン投与後の血漿中の MEGX の産生量を定量することによって肝臓における代謝能つまり肝機能を評価することができる。リドカインは extraction ratio が非常に高いため肝臓の代謝能だけでなく肝血流にも影

響を受けるが，リアルタイムに評価するためには確立された方法の一つである。現在集中治療や臓器移植など多くの領域で肝臓の予備能の評価に用いられている[8]。

（b）ブピバカイン

ブピバカインも他のアミド型局所麻酔薬と同様主に肝臓において代謝され，数種類の代謝産物が産生されるといわれている。ヒトに静脈内投与されたブピバカインはその6%が代謝されることなく未変化体として尿中に排泄される。ブピバカインは肝臓の薬物代謝酵素CYP P450によって代謝され2',6'-pipecolylxylidineに変化する。またCYP P450のうちでCYP3Aによって代謝されることが確認されている[5)9]。

（c）ロピバカイン

ロピバカインは主に肝臓において代謝され，10種類の代謝産物が産生されるといわれている。わずか1%のみが代謝されることなく尿中に排泄される。ロピバカインの主要な代謝産物は37%産生される3-OH-ropivacaineであり，その他の代謝産物としては4-OH-ropivacaine，2-OH-methyl-ropivacaine，2',6'-pipecoloxylidide（PPX），3-OH-PPXがある。ミクロゾーム中で産生される代謝産物のうち確認されている4種類の代謝産物は3-OH-ropivacaine，4-OH-ropivacaine，2-OH-methyl-ropivacaine，2',6'-pipecoloxylidide（PPX）であり，3-OH-ropivacaineの産生は薬物代謝酵素のうちCYP1A2によって行われる。また4-OH-ropivacaine，2-OH-methyl-ropivacaine，2',6'-pipecoloxylidide（PPX）はCYP3A4で代謝されることが実験によって確認されている。以上の事実からロピバカインの主要代謝酵素はCYP1A2であり，同じ薬物代謝酵素で代謝される薬物の併用投与については注意が必要である[6)10)11]（図3）[8]。

2 代謝に影響を与える因子とその影響について

ヒトはラットなどの実験動物と異なり個体差が大きく，個人によって薬物代謝能が異なる可能性がある。また心機能や腎機能の差によっても代謝や排泄の変化が起こる。局所麻酔薬を用いる際にはこれらの変化を認識しておく必要がある。

1) 年齢

新生児におけるCYP P450の代謝能力は成人に比べて活性が1/10-1/5と低い。しかし，生後1週間-3カ月でほぼ成人のレベルまで達し，幼児期・小児期の薬物代謝活性は成人の活性を上回るといわれている。

また，ラットと同様に高齢者についてはリドカインのクリアランスが青年の約50%に低下していることが報告されている[12]。またリドカインのみならず，CYP3A4によって代謝される他の薬物も加齢によってクリアランスが大きく低下することが報告されている。したがってCYP3A4活性の低下がクリアランス低下の大きな原因である。しかしクリアランスや排泄半減期については薬物代謝のみならず，分布容量や血漿タンパク結合率などにより影響を受ける[1)2]。

2) 人種差

薬物代謝能について人種差があることは知られているが，局所麻酔薬の代謝についての人種差については明らかになっていない[2]。

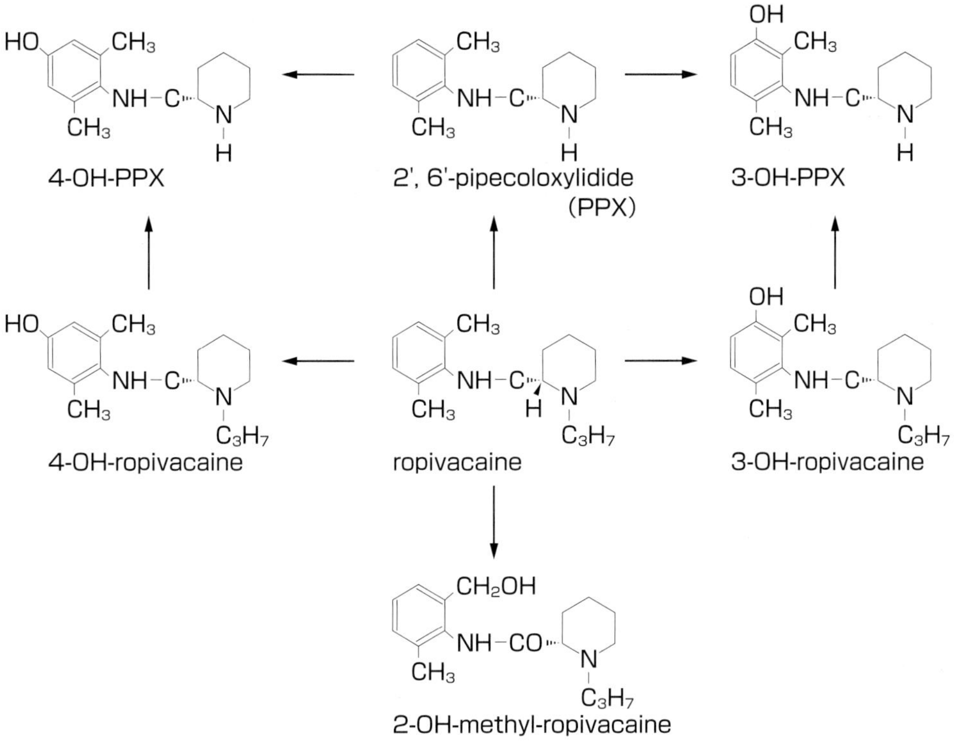

図3：ロピバカインの代謝経路

ロピバカインは主に肝臓において代謝され，10種類の代謝産物が産生されるといわれている。わずか1%のみが代謝されることなく尿中に排泄される。

〔文献8〕Oda Y, Kariya N, Nakamoto T, et al. The monoethylglycinexylidide test is more useful for evaluating liver function than indocyanine green test：Case of a patient with remarkably decreased indocyanine green half-life. Ther Drug Monit 1995；17：207-10 より引用〕

3）性差

ヒトにおいては薬物代謝の大きな違いは報告されていない。リドカインについて半減期は約50%女性より男性のほうが長いことが報告されているがこれは男性の分布容量の違いが原因と考えられている[2]。

4）臓器障害

心不全患者のリドカインのクリアランスは健常者の約2倍に延長していることが知られている。腎機能障害については尿毒症を引き起こす尿素窒素酸化物などの物質が偽コリンエステラーゼを不活性化したり阻害するため，エステル型の局所麻酔薬の代謝が遅くなることが報告されている。しかしながらアミド型の局所麻酔薬の腎機能障害による影響については報告されていない。

肝臓が薬物代謝の最重要臓器であることから，肝障害が局所麻酔薬の代謝に影響を与えることは予想される。偽コリンエステラーゼの合成が減少していることからプロカインの代謝が遅延すると考えられるが，臨床的にはあまり問題にならない。一方アミド型の局所麻酔薬については肝臓の機能障害（例　肝硬変）により代謝酵素の活性が低下することは予想される。しかし肝臓での代謝に関してはタンパクや組織結

合の変化も考慮しなければならない[13]。

5) 薬物相互作用

今日の医療においては，多くの薬物が開発され患者に投与されている．また高齢化社会を迎え，合併症をもつ患者の治療にあたることが多くなってきた．合併症をもつ患者に薬物を新たに投与することになると，もともと投与されていた薬物との相互作用が問題となってくる．H_2ブロッカーの一つであるシメチジンはリドカインのクリアランスを低下させる．シメチジンが薬物代謝酵素阻害薬であることはよく知られていることである．しかしシメチジンの持続投与は局所麻酔薬のクリアランスを低下させるが，臨床使用量においてはシメチジン，ラニチジンともにブピバカインとリドカインのクリアランスにほとんど影響を与えない．

全身麻酔薬と局所麻酔薬は併用される機会が多い．吸入麻酔薬の多くは薬物代謝酵素のうちCYP2E1によって代謝される．局所麻酔薬を代謝する酵素とは異なるので，吸入麻酔薬によって局所麻酔薬の代謝に与える影響はないと考えられている．しかし，静脈麻酔薬ミダゾラムがリドカインの代謝を阻害することが報告されている．これは両者の薬物代謝酵素がともにCYP3Aであることに起因すると考えられる．サイアミラール，フェノバルビタール，ジアゼパムはリドカインの代謝に少し影響を与えると報告されている．一方，筋弛緩薬であるベクロニウム，パンクロニウム，スキサメトニウムは全くリドカインの代謝に影響しないといわれている[14)15)]．

近年，臨床上広く用いられている新世代の抗うつ薬の一つ，フルボキサミンがロピバカインの代謝を阻害することが報告されている．フルボキサミンがCYP1A2を強く抑制する阻害薬であるのでロピバカインの代謝が抑制されると考えられる[16)]．

【文献】

1) 加藤隆一．薬物代謝概論．加藤隆一，鎌滝哲也，編．薬物代謝学，第一版．東京：東京化学同人；1995. p. 1-18.
2) Tucker GT, Mather LE. Properties, Absorption, and Disposition of Local Anesthetic Agents. In：Cousins MJ, Bridenbaugh PO, editors. Neural blockade, 3rd edition. New York：Lippincott-Raven；1998. p. 55-95.
3) 林田真和，花岡一雄．局所麻酔薬の薬理．花岡一雄編．局所麻酔マニュアル，第一版．東京：真興交易医書出版部；1998. p. 11-27.
4) Keenaghan JB, Boyes RN. The tissue distribution, metabolism and excretion of lidocaine in rats, guinea pigs and man. J Pharmacol Exp Ther 1972；180：459-63.
5) Gantenbein M, Attolini L, Brugeurolle B, et al. Oxydative metabolism of bupivacaine into pipecolyxylidine in humans is mainly catalyzed by CYP3A. Drug Metab Dispos 2000；28：383-5.
6) Ekström G, Gunnarsson UB. Ropivacaine, a new amide-type local anesthetic agent, is metabolized by cytochromes P450 1A and 3A in human liver microsomes. Drug Metabo Dispos 1996；24：955-61.
7) Oda Y, Imaoka S, Nakahara Y, et al. Metabolism of lidocaine by purified rat liver microsomal cytochrome P-450 isozymes. Biochem Pharmacol 1989；38(24)：4439-44.
8) Oda Y, Kariya N, Nakamoto T, et al. The monoethylglycinexylidide test is more useful for evaluating liver function than indocyanine green test：Case of a patient with remarkably decreased indocyanine green half-life. Ther Drug Monit 1995；17：207-10.
9) Felicity R. Metabolism and excretion of bupivacaine in man：a comparison with mepivacaine. Br J Anaesth 1971；43：33-7.
10) Oda Y, Furuichi K, Tanaka K, et al. Metabolism of a new local anesthetic, ropivacaine, by human hepatic cytochrome P450. Anes-

thesiology 1995 ; 82 (1) : 214-20.
11) Halldin MM, Bredberg E, Angelin B, et al. Metabolism and excretion of ropivacaine in humans. Drug Metab Dispos 1996 ; 24 : 962-8.
12) Fujita S, Chiba M, Ohta M, et al. Alteration of plasma sex hormone levels associated with old age and its effect on hepatic drug metabolism in rats. J Pharmacol Exp Ther 1990 ; 253(1) : 369-74.
13) Thomson PD, Melmon KL, Richrdson JA, et al. Lidocaine pharmacokinetics in advanced heart failure, liver disease, and renal failure in humans. Ann Intern Med 1973 ; 78 : 499-508.
14) Nagashima A, Tanaka A, Inomata S, et al. A study of the *in vitro* clinical interaction between lidocaine and premedications using rat liver microsomes. Hum Exp Toxicol 2002 ; 21 : 453-6.
15) Hase I, Oda Y, Tanaka K, et al. IV fentanyl decreases the clearance of midazolam. Br J Anaesth 1997 ; 79 : 740-3.
16) Arlander E, Ekström G, Alm C, et al. Metabolism of ropivacaine in humans is mediated by CYP1A2 and to a minor extent by CYP3A4 : An interaction study with fluvoxamine and ketoconazole as *in vivo* inhibitors. Clin Pharmacol Ther 1998 ; 64 : 484-91.

薬理作用
7）全身性作用

1 抗不整脈

一般に局所麻酔薬は，心臓と末梢神経では同じような作用を示す。すなわち局所麻酔薬の濃度が増加すると，脱分極の上昇率が減少するが静止膜電位は変化しない[1]。細胞膜に存在するNa$^+$チャネルを抑制し，心筋の興奮を抑えるこのような作用は膜安定化作用といわれ，異所刺激発生に伴う不整脈を抑制する。

抗不整脈薬を作用機序の面より考えたVaughan Williamsの分類では，リドカインとプロカインアミドはともにクラスIに分類されており，これに属する薬剤は活動電位の急速脱分極相（0相）を緩徐化し，overshootの大きさを減少させる。このクラスIはさらにPR延長，QRS幅の拡大，QT延長のあるキニジン，プロカインアミド（I-A）と逆にPR，QTが短縮する傾向にあるリドカイン，メキシレチン（I-B）に分類されている。

最近は，虚血性心疾患や心筋症などの心機能低下のある患者にはNa$^+$チャネル遮断薬の投与は控えるべきであると考えられている。難治性致死性不整脈に対してはクラスIII分類のアミオダロンやニフェカラントがより推奨されている[2]。しかしプロカインアミドやリドカインは現在でも抗不整脈薬として広く用いられている。

1）プロカイン，プロカインアミド

局所麻酔薬であるプロカインの抗不整脈作用はかなり以前より知られている。プロカイン分子の脂肪族部分，ジエチルアミノエタノールにはプロカインそのものよりは少ないが抗不整脈作用があり，芳香族部分，パラアミノ安息香酸には心臓に対する作用が全くない。プロカインはヒト血漿中で迅速に加水分解されるので，作用時間が短いという欠点があった。このため，プロカインの抗不整脈作用を有している加水分解抵抗性薬剤，長時間作用性のプロカインアミドが合成された[3]。プロカインアミドの心筋に対する作用はキニジンと似ており，心筋の興奮性および自動能を低め，活動電位持続時間，不応期を延長させ，伝導速度を低下させる。副交感神経遮断作用と陰性変力作用も同様にあるが，キニジンに比べると弱い[4]。有効不応期の延長の割合のほうが活動電位持続時間の延長より常にまさっているため，リエントリーグループで起こっている一方向性ブロックは両方向性ブロックとなるので，リエントリー不整脈に特に有効な薬物である。プロカインアミドは上室性，心室性の頻拍および期外収縮に有効であり，有効血漿濃度は3-10 μg/mlで8 μg/mlを超えると中毒の危険性がある。房室ブロックの存在する例にプロカインアミドの使用は禁忌であるが，頻脈と合併していて投与せざるを得ないときはペーシングを用意しておく。摘出心においてはプロカインアミドはリドカインより心

筋抑制が少ないが，リドカインがその中枢を介する交感神経刺激作用により血圧を保つのに対して，プロカインアミドにはこのような作用がない。さらに前述の陰性変力作用に加えて，末梢血管拡張作用があるため，プロカインアミドは血圧低下を生じやすい欠点がある[3]。一方，プロカインアミドはプロカインやリドカインより中枢神経系の副作用はより少ない。そのほかの副作用として，白血球減少，悪心，嘔吐，下痢，SLE様症状などがある。またQTが延長し，torsades de pointesが出現することがある。プロカインアミドの約50%は腎臓より排泄され，残りの50%は肝臓で抗不整脈作用をもつNアセチルプロカインアミド（NAPA）となり，この85%が腎臓より排泄されるので，腎不全があるときは血中プロカインアミド濃度ならびに血中NAPA濃度が上昇しやすく副作用が出現しやすい[5]。

プロカインアミドの投与法は，血圧の低下に注意しながら100mgを1-2分かけて静注し，不整脈が消失するまで5分ごとに数回繰り返し，合計1,000mgを超えないようにする[5]。点滴静注する場合は，維持量は2-6mg/minとする。プロカインアミドは長時間の治療のため経口投与が可能である。

2) リドカイン

治療量のリドカインは，自動能の抑制作用をもっているが，プロカインアミドと異なり，活動電位持続時間，心室筋やプルキンエ線維の不応期を短縮させる。ヒトにおける房室結節と心室内伝導時間はリドカイン1-2mg/kg静注ではあまり変化しない[6]。リドカインの治療域での心室筋自動能の抑制は，自動能亢進による心室性不整脈を改善すると考えられる。またリドカインは伝導を改善し一方向性ブロックを解消するか，逆にその伝導性を抑制し，一方向性ブロックを両方向性ブロックに変えることにより心室リエントリーを消失させ，抗不整脈作用を示す。リドカインは活動電位持続時間と有効不応期をともに短縮するが，活動電位持続時間の短縮の度合いが大きいため，リエントリー不整脈に有効である。リドカインは心室性不整脈には有効であるが，心房組織に対する作用は少ないので，上室性のものにはあまり効果がない[3]。異所性のインパルスを発生する心室閾値をリドカインは上昇するが，ジアゼパムも同様に心室興奮閾値を上昇し，その併用は抗不整脈作用を増強する[7]。リドカインは1-2mg/kg静注では心収縮力にはほとんど影響しないが，量を増すと投与量に比例した心収縮力抑制作用がある。しかし，プロカインアミドの項で述べたごとく，中枢刺激作用により中毒量以下では循環系は安定している。

歴史的には，リドカインは血圧低下が少なく，心室性不整脈に対して第1選択の薬剤であると考えられていた。しかし，現在は心室頻拍に対する効果はプロカインアミドに比べて良好とはいえず，急性心筋梗塞後不整脈予防目的でのリドカイン投与も推奨されていない[8]。リドカインは心筋梗塞や手術時に生じた心室性不整脈の短期治療薬として用いられる。有効血漿濃度は1-5μg/mlである。リドカインは徐脈に伴う心室性不整脈には使用しないほうがよい。リドカインはブピバカイン過量投与によって生じた心室性不整脈，心室頻拍には有効である。リドカインの主な副作用は中枢神経系であり，5μg/mlの血漿濃度では傾眠，知覚異常が生じ，より高い濃度では痙攣が生じる。心血管系に対する副作用はきわめてまれであるが，低血圧，洞停止，高度房室ブロックが報告されている。リドカインは経口投与でよく吸収されるが，肝臓での代謝により血中濃度が上昇せず，かつ悪心，嘔吐などの副作用が起こるため経口的には用いられない。一般的には静注で用いられ，時

に筋注で使用される．リドカインは肝臓で代謝され，モノエチルグリシンキシリジド（MEGX）とグリシンキシリジドになる．MEGX にはリドカインの1/2の抗不整脈作用があるが，後者にはほとんどこの作用がない．肝障害，肝血流の減少する心不全，β遮断薬使用時には肝臓におけるリドカインの代謝が減少するため，血中濃度が上昇し中毒を生じやすい．この場合，投与量を減じる必要がある．リドカインの代謝産物はリドカイン中毒発生の可能性を増すので，高度腎障害のある患者に長期間リドカインを投与する場合，注意が必要である[3]．

リドカインの実際の使用法には1回静注法と点滴静注法がある．1回静注法では1-1.5 mg/kgを1分以上かけて静注する．作用時間は15-20分ぐらいである．この量で不整脈のコントロールが難しい場合，5分後さらに1 mg/kg 静注を行う．1時間に300mg 以内の投与とする．急性心筋梗塞による不整脈に対して点滴静注法を行う場合も，最初1-1.5mg/kg 1回静注し，その後20-50μg/kg/min の速度で点滴静注する．1日の投与量が3,000mgを超えないことが望ましいが，それ以上投与しても副作用の出現は比較的少ない．不整脈が消失して24時間経過すれば点滴静注をやめる．もし高度の心拍出量の低下があれば初回0.75mg/kg 静注，ついで1mg/min の速度で慎重に投与する[3,4]．

2 反射抑制

リドカインの咳反射抑制作用はよく知られているが，1958年 Steinhaus らがウサギを用いて，挿管した気管内チューブを手で動かしたときに起こる咳反射は，リドカインの静脈内投与により抑制されることを報告したのが最初である[9]．リドカインの咳反射抑制作用はチオペンタールやペチジンと異なり，著明な呼吸抑制を伴わないので臨床的に価値が高い[9,10]．全身麻酔の補助薬として，甲状腺摘出術，扁桃摘出術などの手術にリドカインを使用した報告では，亜酸化窒素-チオペンタール麻酔でたびたび生じる咽喉頭反射が，リドカインにより十分に抑制され著明な呼吸抑制もなく，気管支喘息を有する患者にも使用可能であったと述べている[9]．リドカインのこの作用は気管支鏡および喉頭鏡検査の全身麻酔においても利用されている．Blancato らは104名の患者でハロタン麻酔にリドカイン静注を併用し，検査中十分な自発呼吸があるので術者が落ち着いて操作することができるなど利点が多いことを報告した[11]．しかしリドカイン 280mg 静注により痙攣を生じた1症例も含まれており，高炭酸ガス血症，低酸素血症に関係があると思われるので，気管支鏡操作中には注意が必要である．また Smith らは気管支造影の全身麻酔にリドカインを使用し，2%リドカイン 200mg（約 3mg/kg 静注）が60秒以内に与えられれば，約10分間咳反射を抑制すると述べている[12]．さらに気管支鏡検査後に発生する持続性の咳に対しても，リドカインの静注が試みられている．このような症例ではリドカイン 1.5mg/kg 静注（5分後にさらに 1.5 mg/kg 静注）で十分であり，患者の70%は咳が止まった．Poulton らは，ボランティアにクエン酸を吸入させることにより生じる咳をリドカイン 1.5mg/kg 静注が抑制することを報告した[13]．このようにリドカインは覚醒しているヒトの咳反射も抑制する効果がある．

筆者らは亜酸化窒素-ハロタン麻酔下で，筋弛緩薬を用いずに気管挿管し，リドカインの咳反射抑制効果を検討した．リドカイン 1mg/kg 静注は有意に気管挿管による咳反射を抑制し，2mg/kg 静注では咳反射を完全に抑制した．2mg/kg 静注の効果持続時間は約5分間であり，

副作用は認められなかった。3μg/ml 以上の血漿リドカイン濃度で咳が効果的に抑制されることも分かった[14]。老人は咳反射が抑制されやすいと考えられるが，予想に反してリドカインの効果は弱く，気管挿管による咳反射を抑制するにはリドカイン 1.5mg/kg 静注あるいは 4μg/ml 以上の血漿リドカイン濃度を必要とした[15]。一方，吸入麻酔薬で導入し，筋弛緩薬なしで気管挿管する方法は，小児麻酔ではより一般的である。小児においてもリドカイン 2mg/kg 静注は気管挿管による咳反射を効果的に抑制する[16]。

頸椎の手術終了時にはバッキングさせずに気管内チューブを抜管することが望ましいが，このような場合にはリドカイン静注が適している。小児では気管内チューブの抜管に引き続いて声門痙攣が起こる危険性があるが，リドカイン 2mg/kg 静注はこの反応を抑制する。なお一般に少量のリドカインを抜管直前に使用しても覚醒には影響を与えない。以上のようにリドカインの咳反射抑制作用は広く臨床応用されているが，そのメカニズムは明確ではない。おそらく中枢作用と考えられるが，末梢の咳リセプターに作用することも考えられる[13)16)]。

喉頭鏡操作ならびに気管内チューブ挿管による刺激により血圧，心拍数の増加が起こることは従来よりよく知られている。この心血管刺激作用は冠動脈疾患を有する患者においては心筋酸素需要を増加し，心筋虚血や心筋梗塞を生じる危険性がある。このような反応を抑制するための1つの方法としてリドカイン静注法がある。Abou-Madi らはチオペンタール，スキサメトニウム静注による麻酔導入時に，リドカインを静注し，喉頭鏡操作，気管挿管による血圧，心拍数の変動を検討した[17]。リドカイン 1.5mg/kg 静注は明らかに血圧，心拍数の増加を抑制したが，0.75mg/kg のリドカイン静注では不十分であった。麻酔導入前に，上気道のリドカインエアゾール麻酔を行う方法は，静注リドカイン法より気管挿管による心血管系の刺激反応を抑制するので，静注リドカインの使用は限定されると，彼らは考えた。また Stoelting らは，リドカイン 1.5mg/kg 静注は喉頭鏡操作による血圧の増加を抑制するが，気管内チューブ挿管による血圧上昇を抑制せず，チューブ挿入に対する血圧反応を抑制するためにはリドカインの喉頭気管投与が必要であると述べた[18]。さらに Chraemmer-Jørgensen らはリドカイン 1.5mg/kg 静注は気管挿管時の循環反応を抑制しないと報告した[19]。しかし Hamill らは，逆に静注リドカインのほうが喉頭気管リドカイン注入よりよい抑制効果があると報告した[20]。より最近，Hamaya らは喉頭，気管，気管支を機械的に刺激したところ，喉頭刺激が最も血圧，心拍数を上昇させ，リドカイン 1mg/kg 静注はこの循環反応を部分的に抑制すると報告した[21]。麻酔終了時，気管チューブを抜管した直後には血圧，心拍数が増加するのが普通である。抜管時の心血管刺激に対する静注リドカインの効果を検討した Bidwai らの報告では[22]，リドカイン 1mg/kg を抜管2分前に投与すると抜管直後の血圧，心拍数は有意に変化しなかった。これに対してリドカイン非投与群では，抜管後5分たっても血圧，心拍数の増加が認められた。以上より，気管挿管および抜管のときの循環刺激を抑制するために使用されるリドカインは比較的少量であり，完全な抑制効果は期待できないが，リドカイン 1〜1.5mg/kg 静注には抗不整脈効果が強く，副作用も少ないので試みてもよい方法であると考えられる。

リドカインはチオペンタールと同様に頭蓋内圧を減少させるが，循環抑制がより少ないので頭蓋内圧が亢進している患者には好ましい薬剤である[23]。このような患者では喉頭鏡操作，気管挿管，気管内吸引によって頭蓋内圧がより上昇するので危険であるが，リドカイン 1.5mg/

kg静注はこのような頭蓋内圧の上昇を抑制する[20)24)]。

3 全身麻酔・鎮痛

1940年頃より，静脈内プロカインの鎮痛効果が報告されていたが，1948年FraserとKraftはペントールとプロカインを併用することによる全身麻酔を考案した[25)]。プロカインは他の全身麻酔薬とも併用され，不整脈が少ないなどの利点があったが，循環抑制が強く投与量が多いと血圧が急速に低下する危険性があった。一方，リドカインはGilbertらにより静脈内に投与され，その強い鎮痛作用が確認された[26)]。1954年De Clive-Loweらは亜酸化窒素とチオペンタールに加えて，スキサメトニウムとリドカインを点滴静注する全身麻酔1,000例を報告した。循環抑制が少なく，術後の鎮痛作用もある安全な方法であり，1時間に450mgのリドカイン点滴静注は安全であるが，750mg/hrを超えないようにする必要があると述べられている[27)]。このように全身麻酔中のリドカイン投与はプロカインと異なり血圧低下がほとんどないので，以後全身麻酔の補助薬としてはリドカインが主に用いられている[28)]。リドカインの併用薬としてはチオバルビツレートならびにジアゼパムが好んで使用されており，リドカインによる痙攣をこれらの薬剤が抑制するため，かなり大量のリドカインを投与することが可能である。ただしスキサメトニウムを併用しているとリドカイン大量投与により，脳波上の痙攣は出現するが，筋肉の痙攣は生じないので注意する必要がある[29)]。またジアゼパムはリドカインの循環抑制を増加することなしに，痙攣発生を防ぐといわれているのでより好ましい併用薬と考

えられる[30)]。しかし一方，リドカインは直接の心筋抑制作用と中枢を介する交感神経刺激作用を有するといわれているので[31)]，バルビツレート，ジアゼパムのような中枢神経抑制薬をリドカインと併用することは，リドカインの中枢作用をブロックすることにより，強い心機能低下を生じる危険性がある[32)]。筆者のヒトでの研究では，亜酸化窒素-ハロタン麻酔中1.5mg/kgのリドカイン静注は血圧は変化しないが，心拍数，心拍出量の有意の減少，肺動脈楔入圧の有意の増加をもたらした[33)]。これは全身麻酔の補助薬としてリドカインを使用する場合，たとえ血圧は保たれていても，一過性のnegative inotropic effectが生じるということを意味する。

局所麻酔薬静脈内投与による鎮痛効果は中枢作用あるいは末梢作用ともに考えられる。Mooreらのマウスを用いた実験では，リドカイン腹腔内投与による鎮痛作用はナロキソンで拮抗できなかった。これはリドカインの鎮痛機序がモルヒネとは異なっていることを示唆する[34)]。また，リドカインの最大鎮痛効果は腹腔内投与後15-30分で起こり，そのときの血中リドカイン濃度は1-2 μg/mlと低濃度であった。Cassutoらも術後鎮痛効果は血中リドカイン濃度1-2 μg/mlで生じると報告した[35)]。70%亜酸化窒素麻酔下で皮膚切開により50%のヒトが動くリドカインの血中濃度は3.2 μg/mlであった。以上のようにリドカインは比較的低濃度で鎮痛作用を有している。一方，Rowlingsonらは1-3 μg/mlの血中リドカイン濃度では鎮静作用は生じるが鎮痛効果はないと述べた[36)]。

リドカイン持続静注は神経因性疼痛に有効であると報告されている[37)]。1-5 μg/mlの血漿リドカイン濃度で神経因性疼痛に効果があるため，安全に使用できる。メキシレチンはリドカインの同族体であり，同様に神経因性疼痛に有効である。

【文献】

1) Covino BG, Vassallo HG. Local anesthetics. Mechanisms of action and clinical use. New York：Grune & Stratton；1976. p. 131-41.
2) 林　明聡, 田中啓治. 新しい静注Ⅲ群薬塩酸ニフェカラントの作用機序と臨床効果. 日集中医誌 2003；10：325-7.
3) De Jong RH. Local anesthetics. Springfield：C C Thomas；1977. p. 123-50.
4) 五十嵐正男. 不整脈の診かたと治療, 第3版. 東京：医学書院；1979. p. 328-43.
5) Haugh KH. Antidysrhythmic agents at the turn of the twenty-first century. Crit Care Nurs Clin North Am 2002；14：53-69.
6) Collinsworth KA, Kalman SM, Harrison DC. The clinical pharmacology of lidocaine as an antiarrhythmic drug. Circulation 1974；50：1217-30.
7) Dunbar RW, Boettner RB, Haley JV, et al. The effect of diazepam on the antiarrhythmic response to lidocaine. Anesth Analg 1971；50：685-91.
8) Guidelines 2000 for cardiopulmonary resuscitation and emergency cardiovascular care. Circulation 2000；102（Suppl I）：I112-28.
9) Steinhaus JE, Howland DE. Intravenously administered lidocaine as a supplement to nitrous oxide-thiobarbiturate anesthesia. Anesth Analg 1958；37：40-6.
10) Steinhaus JE, Gaskin L. A study of intravenous lidocaine as a suppressant of cough reflex. Anesthesiology 1963；24：285-90.
11) Blancato LS, Peng ATC, Alonsabe D. Intravenous lidocaine as an adjunct to general anesthesia for endoscopy. Anesth Analg 1969；48：224-7.
12) Smith FR, Kundahl PC. Intravenously administrated lidocaine as cough depressant during general anesthesia for bronchography. Chest 1973；63：427-9.
13) Poulton TJ, James FM. Cough suppression by lidocaine. Anesthesiology 1979；50：470-2.
14) Yukioka H, Yoshimoto N, Nishimura K, et al. Intravenous lidocaine as a suppressant of coughing during tracheal intubation. Anesth Analg 1985；64：1189-92.
15) Yukioka H, Hayashi M, Terai T, et al. Intravenous lidocaine as a suppressant of coughing during tracheal intubation in elderly patients. Anesth Analg 1993；77：309-12.
16) Aouad MT, Sayyid SS, Zalaket MI, et al. Intravenous lidocaine as adjuvant to sevoflurane anesthesia for endotracheal intubation in children. Anesth Analg 2003；96：1325-7.
17) Abou-Madi MN, Keszler H, Yacoub JM. Cardiovascular reactions to laryngoscopy and tracheal intubation following small and large intravenous doses of lidocaine. Canad Anaesth Soc J 1977；24：12-9.
18) Stoelting RK. Circulatory changes during direct laryngoscopy and tracheal intubation. Anesthesiology 1977；47：381-3.
19) Chraemmer-Jørgensen B, Høilund-Carlsen PF, Marving J, et al. Lack of effect of intravenous lidocaine on hemodynamic responses to rapid sequence induction of general anesthesia：A double-blind controlled clinical trial. Anesth Analg 1986；65：1037-41.
20) Hamill JF, Bedford RF, Weaver DC, et al. Lidocaine before endotracheal intubation：intravenous or laryngotracheal？ Anesthesiology 1981；55：578-81.
21) Hamaya Y, Dohi S. Differences in cardiovascular response to airway stimulation at different sites and blockade of the responses by lidocaine. Anesthesiology 2000；93：95-103.
22) Bidwai AV, Bidwai VA, Rogers CR, et al. Blood-pressure and pulse-rate responses to endotracheal extubation with and without prior injection of lidocaine. Anesthesiology 1979；51：171-3.
23) Bedford RF, Persing JA, Pobereskin L, et al. Lidocaine or thiopental for rapid control of intracranial hypertension？ Anesth Analg 1980；59：435-7.
24) Donegan MF, Bedford RF. Intravenously administered lidocaine prevents intracranial hypertension during endotracheal suctioning.

25) Fraser RJ, Kraft K. Pentothal-procaine analgesia. Anesth Analg 1948 ; 27 : 282-6.
26) Gilbert CRA, Hanson IR, Brown AB, et al. Intravenous use of xylocaine. Anesth Analg 1951 ; 30 : 301-13.
27) De Clive-Lowe SG, Gray PWS, North J. Succinylcholine and lignocaine by continuous intravenous drip. Anaesthesia 1954 ; 9 : 96 - 104.
28) Kimmey JR, Steinhaus JE. Cardiovascular effects of procaine and lidocaine (Xylocaine®) during general anesthesia. Acta Anaesthesiol Scand 1959 ; 3 : 9-15.
29) Usubiaga JE, Wikinski J, Terrero R, et al. Local anesthetic-induced convulsions in man. Anesth Analg 1966 ; 45 : 611-20.
30) De Jong RH, Heavner JE. Diazepam and lidocaine-induced cardiovascular changes. Anesthesiology 1973 ; 39 : 633-8.
31) Blair MR. Cardiovascular pharmacology of local anaesthetics. Br J Anaesth 1975 ; 47 : 247-52.
32) McWhirter WR, Frederickson EL, Steinhaus JE. Interactions of lidocaine with general anesthetics. South Med J 1972 ; 65 : 796-800.
33) 行岡秀和．局所麻酔薬リドカイン静脈内投与の循環系に及ぼす影響に関する研究．阪市医誌 1987 ; 36 : 141-57.
34) Moore PA, Burney RG. Analgesic properties of lidocaine in mice. Anesth Analg 1979 ; 58 : 85-7.
35) Cassuto J, Wallin G, Högström S, et al. Inhibition of postoperative pain by continuous low-dose intravenous infusion of lidocaine. Anesth Analg 1985 ; 64 : 971-4.
36) Rowlingson JC, DiFazio CA, Foster J, et al. Lidocaine as an analgesic for experimental pain. Anesthesiology 1980 ; 52 : 20-2.
37) De Jong RH. Local anesthetics. St. Louis : Mosby ; 1994. p. 397-8.

I 基礎編

薬物動態

外科医が手術器具を使い，内科医がさまざまな検査をうまく使うように，麻酔科医は薬物動態学あるいは薬動力学をうまく使いこなさねばならない。大きな生体侵襲は，患者の薬物動態パラメータを変化させ，思いもかけない作用をもたらすかもしれない。

本項では局所麻酔薬を例にとって，薬物動態学あるいは薬動力学について詳述する。

は，その効果を示す部位での濃度に相関することであろう。血中濃度と組織濃度の関係は薬物の特性（荷電状態，タンパク結合など）と，組織の状態（組織血液流量，pH，化学組成など）によって決定される。つまり，この状況を完全に数値化できれば任意の時点での，任意の組織での濃度を推測することができる。しかし，ラプラスの悪魔[1]でもないかぎりこんなことは不可能である。

1 薬の運命と薬の力
―薬物動態学と薬動力学―

消化管から，静脈内に直接，などいろいろな経路で体内に投与された薬物は，吸収（absorption），分布（distribution），代謝（metabolism），排泄（excretion）の作用を受けて消失する。このように，ヒトの体が薬物に対する作用を研究する分野が薬物動態学（pharmacokinetics）といわれる。"薬物の運命"を研究することである。これに対して，投与された薬物は体のさまざまな部位に作用してさまざまな効果を現す。薬物がヒトの体に対する作用を研究する分野が薬動力学（pharmacodynamics）といわれる。"薬物の仕事"を研究することである。

体内の薬物は無数の組織に分布し作用を現す。特殊な場合を除き，薬物効果を規定するの

2 都会グループと田舎グループ
―分画解析―

すべての組織の状態を数値化するのは無理であるが，組織をいくつかのグループに分けて数値化するのは容易である。すなわち，血液から組織へ非常に速く薬物が移動する（できる）組織グループ，「都会グループ」とでも名付ける，と非常にゆっくりと薬物が分布する組織グループ，「田舎グループ」，の2つ程度のグループに分ければ血中薬物濃度の時間変化は容易に理解できる。当然，必要に応じて「周辺都市グループ」を想定したほうがうまく説明できることもあるだろう。

こういった考えから体内薬物動態を解析する手法が「分画解析（compartment analysis）」と呼ばれるものである。しかし，忘れてはなら

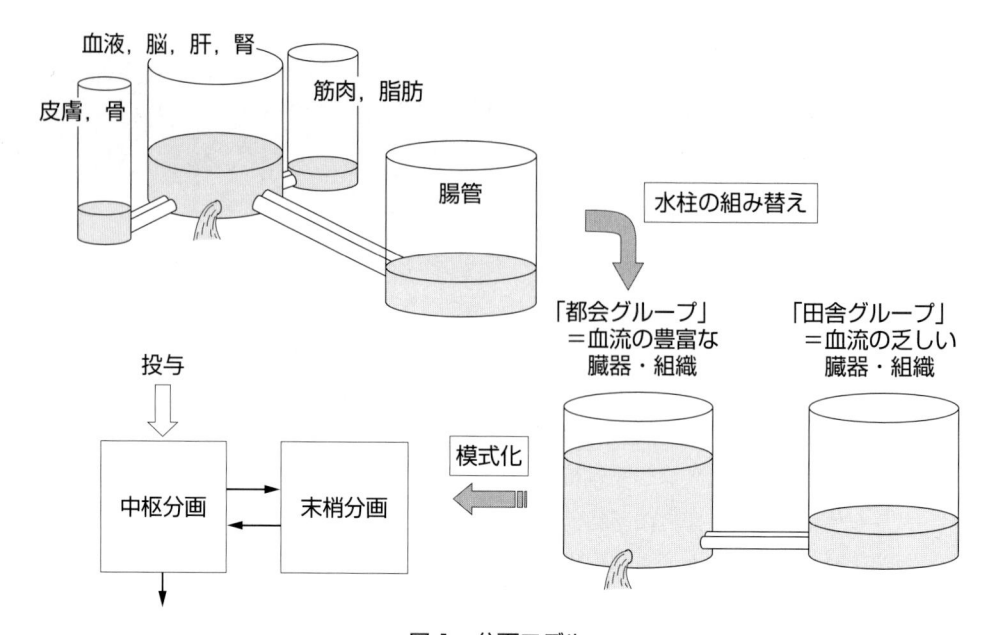

図1：分画モデル
いくつかの水柱はまとめて、一つの水柱にすることができる。

ないのは，時間-濃度曲線はさまざまな臓器による血中濃度変化の合わさった結果である，ということである。例えば肝移植のときの無肝期では血中濃度の変化に肝臓の影響が全く欠如して現れる。時間-濃度曲線を見る，あるいは頭で想定するときにそういう予備知識をもって考えれば理解しやすいだろう。

分画解析では，水柱モデルがよく使われる。分画解析での水柱モデルは，先に述べた各組織グループを，水を入れることのできる円柱形の入れ物に擬したものである（図1）。水を注ぐ円柱は，脈管系を含む「都会グループ」であり，もう一つの円柱は「田舎グループ」を表している。この2つのグループは，当然血流を介してつながっているが，2つの円柱をつなぐ管は一方通行であり，その大きさも異なる。

あとで詳述するが，いま体内動態を考えているのは一つの分子構造をもった薬物である。したがって，この薬物がこのまま（未変化体）体内から消失するのも，化学構造を変化（代謝産物）させて消失するのも，血中から消失する，という結果からは同値である。この血中からの消失は中心円柱に穿たれた穴で表現される。腎臓から未変化体としてすぐに排泄される薬物も，すぐに肝臓で代謝される薬物も，それは大きな穴で示される。

このようにして，薬物が投与されることは，中心円柱に水を注ぐことになり，それぞれの円柱における水位は濃度を表す。特に中心円柱の水位は血中濃度を示すと考えられる。本書は局所麻酔薬を主題としているので，投与経路は特殊な場合を除き硬膜外腔，くも膜下腔や狭義の局所投与が主であり，静脈内投与の頻度は少ない。直接血液に投与しない場合の分画解析について，次項より説明する。

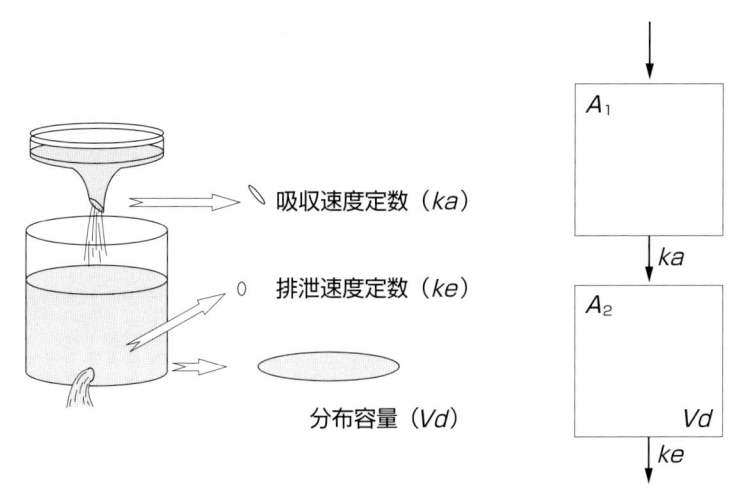

図2：一次吸収一分画モデル
血管内ではない部位に投与された薬物は，吸収過程を考えると，漏斗からゆっくり水が落ちるモデルが想定できる。

3
薬の運命の始まり
―吸収を伴う分画解析―

　局所に投与された局所麻酔薬を考えてみよう。神経の情報伝達を阻害するという重要な仕事を果たした局所麻酔薬は，近くにある血管に吸収されることにより循環する血液に移行する。

　水柱モデルで考えると，一気に中心水柱容器に水を注ぐのではなく，容器の入り口に漏斗を置いて，水を注ぐことになる。したがって，容器に注がれる水の量は漏斗の口の太さで規定される。この時の水柱容器は中心容器にゆっくり水が注がれ，中心以外の容器とバランスをとりながら水位が変化すると考えられるので，容器は中心容器だけを想定すればよい（図2）。

　さて，先に述べたように数値で薬物の運命を表現するのが薬物動態学であるから，モデルの特徴を数値（薬物動態パラメータ）で表してみよう。まず，漏斗の口の太さであるが，先端の断面積は吸収の速さを示すものであり，吸収速度定数（ka；absorption constant）と呼ばれる。次いで，水柱容器の特徴は，一つは底面積であろう。これは，分布容量（Vd；apparent volume of distribution）と呼ばれる。同じ量の水を注いでも（同じ量の薬物を投与しても）底面積が大きければ（分布容量が大きければ），水位は上がりにくい（血中薬物濃度は上がりにくい）。また，水柱容器に穿たれた穴の大きさは消失の速さを表し，排泄（消失）速度定数（ke；elimination constant）と呼ばれる。

　これらのパラメータを使って薬物の動きを表現してみよう。移動する速度は，その時にある水（薬物）の量に比例するから，漏斗にある水の量を A_1，水柱容器にある水の量を A_2 とすれば，

$$\begin{cases} \dfrac{dA_1}{dt} = -ka \cdot A_1 \\ \dfrac{dA_2}{dt} = ka \cdot A_1 - ke \cdot A_2 \\ A_1(t=0) = D,\ A_2(t=0) = 0 \end{cases} \quad (3\text{-}1)$$

この連立微分方程式をLaplace変換（表1）すると，

$$\begin{cases} s \cdot \tilde{A}_1 - D = -ka \cdot \tilde{A}_1 \\ s \cdot \tilde{A}_2 = ka \cdot \tilde{A}_1 - ke \cdot \tilde{A}_2 \end{cases} \quad \text{(3-2)}$$

$\tilde{A}_1$，$\tilde{A}_2$ について解くと，

$$\begin{cases} \tilde{A}_1 = \dfrac{D}{s + ka} \\ \tilde{A}_2 = \dfrac{D \cdot ka}{(s + ka)(s + ke)} \end{cases} \quad \text{(3-3)}$$

$\tilde{A}_2$ の式を部分分数にして，逆 Laplace 変換すると，

$$A_2 = \dfrac{D \cdot ka}{ka - ke} (e^{-ke \cdot t} - e^{-ka \cdot t}) \quad \text{(3-4)}$$

両辺を分布容量で割ってやれば，量を底面積で割るから水位（血中濃度）の式になる，

$$C(t) = \dfrac{D}{Vd} \dfrac{ka}{ka - ke} (e^{-ke \cdot t} - e^{-ka \cdot t}) \quad \text{(3-5)}$$

この式をグラフで表すと局所麻酔薬を麻酔の目的で局所に投与したときの血中濃度の変化をイメージして捉えることができる（図3）。

表1：Laplace 変換

$$F(s) = \mathscr{L}\{f(t)\} = \int_0^\infty e^{-st} f(t)\, dt$$

$f(t)$	$F(s)$
$af_1(t) + bf_2(t)$	$aF_1(s) + bF_2(s)$
$\dfrac{d}{dt} f(t)$	$sF(s) - f(0)$
e^{at}	$\dfrac{1}{s-a}$

4

吸収動態と局所麻酔薬中毒

　状態の悪い患者に局所麻酔法を選択したとしよう。手術が長引き，使用局所麻酔薬の量が増えて痙攣が起こってしまう，というような状況に遭遇することがある。局所麻酔薬中毒については本書の「Ⅱ．応用編，11．急性中毒」を参照していただくとして，局所麻酔薬血中濃度の異常な上昇について薬物動態学的にみてみよう。

　局所に皮下注射したつもりが，全量が血管内に誤注入された場合を考えてみよう。先の一次吸収一分画モデルに対して静注二分画モデルが適用される。同様にして局所麻酔薬の収支を式にしてみると，

$$\begin{cases} \dfrac{dA_1}{dt} = -(k_{12} + ke) \cdot A_1 + k_{21} \cdot A_2 \\ \dfrac{dA_2}{dt} = k_{12} \cdot A_1 - k_{21} \cdot A_2 \\ A_1(t=0) = D,\ A_2(t=0) = 0 \end{cases} \quad \text{(4-1)}$$

この連立微分方程式を Laplace 変換すると，

$$\begin{cases} s \cdot \tilde{A}_1 - D = -(k_{12} + ke) \cdot \tilde{A}_1 + k_{21} \cdot \tilde{A}_2 \\ s \cdot \tilde{A}_2 = k_{12} \cdot \tilde{A}_1 - k_{21} \cdot \tilde{A}_2 \end{cases} \quad \text{(4-2)}$$

$\tilde{A}_1$，$\tilde{A}_2$ について解くと，

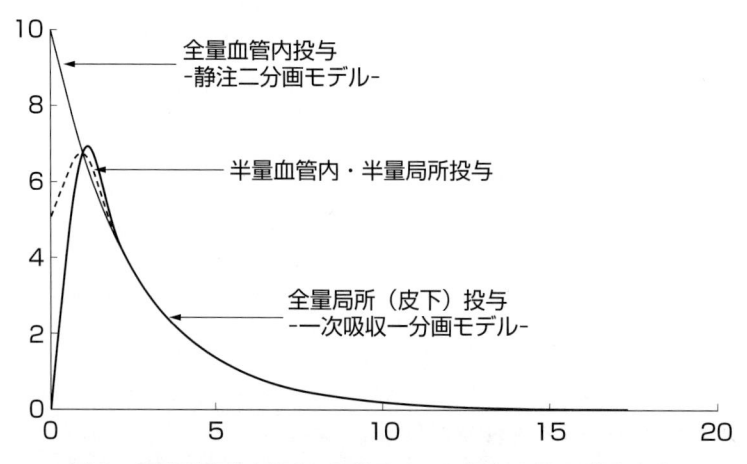

図3：局所麻酔が血管内に誤注入された場合の時間-濃度変化

（グラフ中の凡例：全量血管内投与 -静注二分画モデル-，半量血管内・半量局所投与，全量局所（皮下）投与 -一次吸収一分画モデル-）

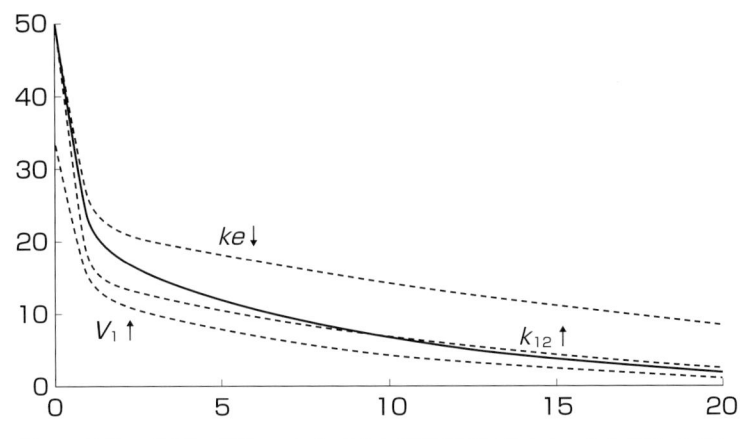

図4：静注二分画モデルでさまざまな薬物動態パラメータを変化させたときの血中濃度減衰曲線の変化

$$\begin{cases} \tilde{A}_1 = \dfrac{(s+k_{21})D}{s^2+(k_{12}+k_{21}+ka)s+kek_{21}} \\ \tilde{A}_2 = \dfrac{k_{12}D}{s^2+(k_{12}+k_{21}+ka)s+kek_{21}} \end{cases} \text{―――(4-3)}$$

上式の分母を0とする2つの解を$-a$，$-\beta$（$a>\beta$）とすると，

$$\tilde{A}_1 = \frac{D}{a-\beta}\left(\frac{a-k_{21}}{s+a}+\frac{k_{21}-\beta}{s+\beta}\right) \text{―――(4-4)}$$

$\tilde{A}_1$の式を，逆Laplace変換すると，

$$A_1 = \frac{D}{a-\beta}\left\{(a-k_{21})e^{-at}+(k_{21}-\beta)e^{-\beta t}\right\}$$
$$\text{―――(4-5)}$$

両辺を分布容量で割ってやれば，量を底面積で割るから水位（血中濃度）の式になる，

$$C(t) = Ae^{-a\cdot t} - Be^{-\beta\cdot t} \text{―――(4-6)}$$

ただし，a，βは$s^2+(k_{12}+k_{21}+ke)s+kek_{21}=0$の2つの解，

$$A = \frac{D}{Vd}\frac{a-k_{21}}{a-\beta}, \quad B = \frac{D}{Vd}\frac{k_{21}-\beta}{a-\beta}$$

したがって，こういった血管内に誤注入した場合は，理論的には投与直後の血中濃度が最も高く，ほんの少し遅れて脳神経細胞内濃度が上がると考えられ，ほぼ誤注入と同時に痙攣が起こるだろう。

それでは，投与量の半量が血管内に直接入り，半量が皮下投与になった場合はどうであろうか。半量を一次吸収一分画モデルで，半量を静注二分画モデルで計算してその和が血中濃度変化を表す（図3破線）。最大濃度は全量皮下投与と比較してあまり変化はないが，非常に早い時間で血中濃度が上昇するのがわかる。程度の差はあるものの一部分が血管内に入った場合血中濃度の上昇は非常に速くなることを念頭におくべきであろう。

図4に静注二分画モデルでV_1, k_{12}, keが変化したとき，曲線がどんな風に変化するかを示した。水柱モデルを念頭に，パラメータの変化を想像していただければ曲線の変化を理解できるだろう。

5
漏斗を締めてゆっくりと
―吸収速度定数と血中濃度―

局所麻酔薬リドカインに添加されたエピネフリンの血管収縮作用を薬物動態学的に考えてみよう。

水柱モデルでは，皮下投与の漏斗の口を細く形成することに相当する。パラメータではka

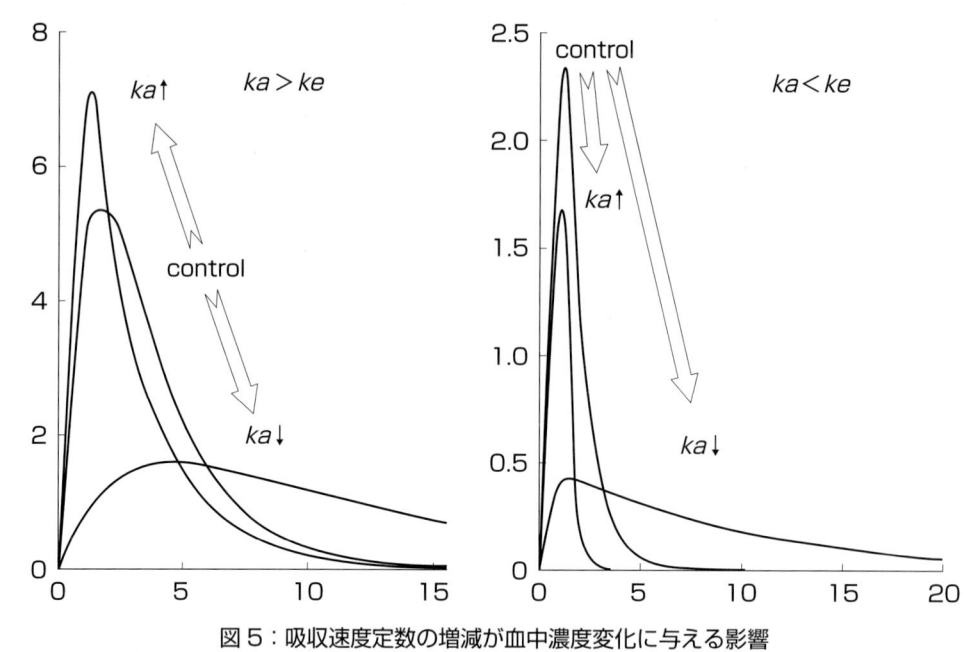

図5：吸収速度定数の増減が血中濃度変化に与える影響
左：吸収速度定数が排泄速度定数より大きい場合，右：吸収速度定数が排泄速度定数より小さい場合（flip-flop）

を小さくすることになる。式3-5で，kaを大きくしたり，小さくしたりして血中濃度の変化をグラフ（図5）で表す。通常は$ka>ke$であるから，kaが増加するほど，最高血中濃度（C_{max}）は増加し，その濃度にいたる時間（t_{max}）は減少する（図5左）。

つまり，エピネフリンを添加することでリドカインのC_{max}を抑えて，その時間を遅らせることになる。脊髄くも膜下麻酔でエピネフリンを添加するのも，同様にして吸収を遅らせることにより，脊髄液中の局所麻酔薬を長く存在させることになる。

ここで気をつけなくてはならないのは，kaが非常に小さく，もしくはkeが非常に大きい場合，$ka<ke$となることである。この時kaが小さいと先の場合と同じであるが，kaが大きくなっても，決してC_{max}が大きく，t_{max}が小さくはならないことである（図5右）。薬物動態学的にこのような状態は"flip-flop"であるといわれる。

6

南の島の人口調査
—非分画解析（モーメント解析）と
平均体内滞留時間—

薬物の運命を表すのに，分画解析とは全く異なった視点から考えてみよう。一回の薬物投与では，無数の薬物分子が体内に存在することになる。ひとつ一つの薬物分子では，遅く血中に現れ，すぐに消えていくような分子もあれば，投与後すぐに血中に現れ，最後の数分子になるまで体内に存在する分子もあるだろう。薬物動態学というのが薬物の運命を研究するものであるとすれば，ある薬物の平均寿命を知ることはできないだろうか。一つの薬物分子を追いかけて血中に存在する時間を測定し，すべての分子に対して平均をとれば正確にその薬物分子の体内での存在時間を知ることができるが，これは

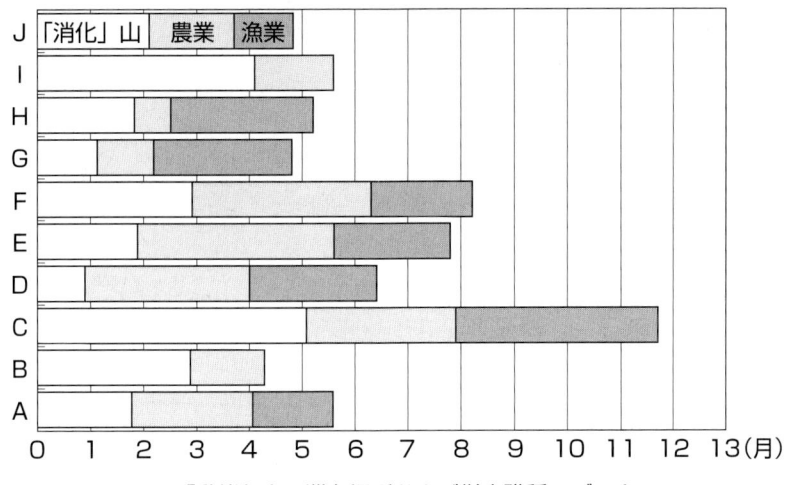

図6:「動態」島の滞在場所および従事職種のデータ

不可能である。したがって，サンプリングと確率論を使うことで，おおよその体内滞在時間を知ることを考えてみる。

「動態」島という島がある。この島には唯一の「消化」山と呼ばれる高い山があり，山の頂上に村がある。島にはもう一つ海辺に村があり，「血中」村と呼ばれている。「消化」山では当然農業しかできないが，「血中」村には漁港があり，漁業をすることもできる。「消化」山は急峻な崖しかなく「消化」山を下ることはできても再び登ることはできない。また，「血中」村のルールでは，農業から漁業に転職はできるが，その逆はできないことになっている。そして，島の暮らしに飽きた者は，農業であれ，漁業であれ舟で本土に帰ってくることになる。

さて，無人島であった「動態」島に10人の若者（A-J）をヘリコプターで「消化」山の山上の村に運んだとしよう。10人の若者は，それぞれの考えで山を下りたり，農業をしたり，漁業をしたり，本土に帰ったりするだろう。若者たちの実際の動きは図6に示される。

一月に一度調査団を組織し，人の動きを調査するのであるが，舟しかないため，「血中」村しか調査できない。このようにして得られた「血中」村の農業人口の月度別変化を棒グラフにしたものが図7（左上）である。「動態」島で一人平均何カ月ぐらい農業をしていたのだろうか。ある月の農業人口に調査した月数を掛け合わせて，10カ月間にわたって合計し，その値を調査した延べ人数で割ってやれば平均の農業従事月数がでるだろう。

この例で，この計算をすると約3.6カ月という数値が得られる。実際に，この例で農業に従事していた期間を平均すれば約4.5カ月になり少し開きが感じられるが，これは調査間隔を短くし，若者の人数を増やせば実際の期間に近づくことは想像できる。

薬物動態をこの「動態」島にあてはめると，「消化」山は消化管を含む薬物投与部位，「血中」村は血液であり，人口調査は血中濃度を定量することに相当する。多くの薬物は化合物であり，そのままの構造で消失する（未変化体）こともあれば，酵素によって化学構造を変化させられて消失する（代謝）こともある。いずれにしても血中からの消失であり，「動態」島の例では農業に従事しながら途中で本土に帰ったり，漁業に転職することで農業人口が減ることに相当する。つまり平均の農業従事月数という

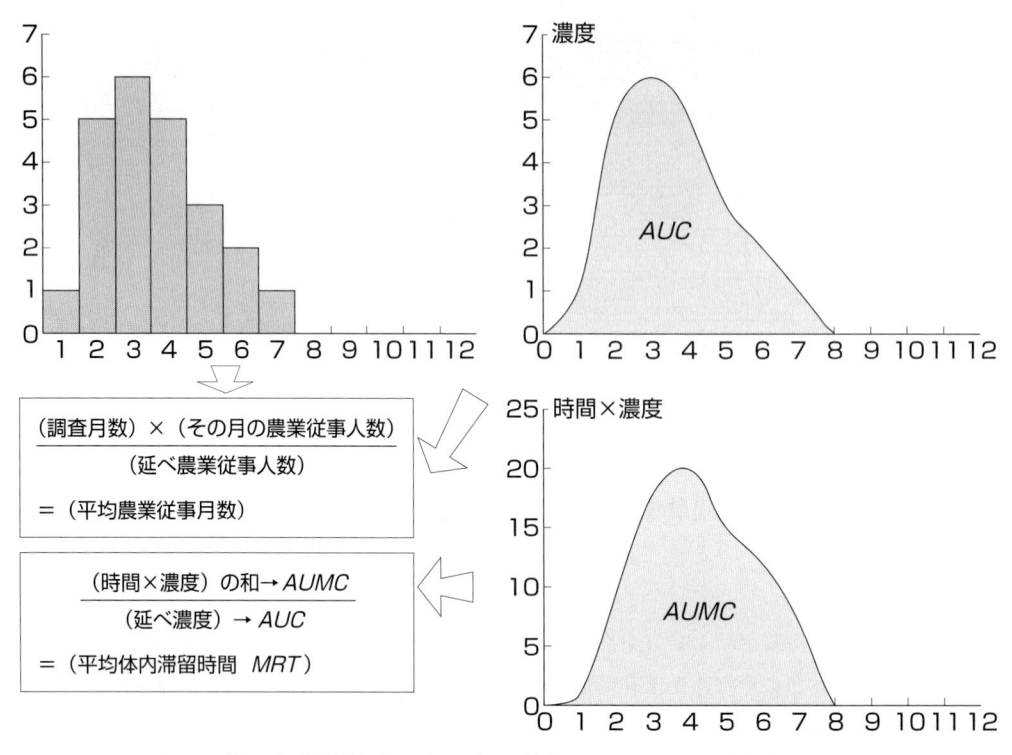

図7：第一次「動態」島調査の結果（左）とモーメント解析パラメータ

のは，薬物がその化合物の形で体内に存在した平均時間であり，平均体内滞留時間（MRT：mean residence time）と呼ばれる（図7左下）。

MRTを計算するのに「動態」島の例では，調査月数と農業人口の積を用いたが，これはベクトルの積になぞらえてモーメントと呼ばれる。このような解析法がモーメント解析ともいわれるゆえんである。調査延べ人数は時間-濃度グラフで曲線の下部分の面積を表し，曲線下面積（AUC：area under the curve）といわれる。また，調査月数と農業人口の積は，薬物投与で測定時間と濃度の積に相当する。横軸に時間，縦軸に時間-濃度積をとったとき，その変化を表す曲線の下部分の面積が時間-濃度積和であり，モーメント曲線下面積（AUMC：area under the moment curve）といわれる（図7右）。

ここで注意すべきは，AUCにしろ，AUMCにしろ最終測定点までで計算をするか，無限大の時間まで時間-濃度変化を外挿して面積を求めるかによって値は変わってくる。前者を$AUC_{0\to T}$，$AUMC_{0\to T}$と記載し，後者を$AUC_{0\to\infty}$，$AUMC_{0\to\infty}$と記載する。実際には$AUC_{0\to T}$，$AUMC_{0\to T}$を計算するのは台形公式（図8）を用いることでできるが，無限大の時間までの濃度変化を類推するには外挿という操作が必要である。この操作に関してはあとで詳述する。

結局，MRTを数式で示すと以下の式になる。

$$\begin{cases} MRT_{0\to T} = \dfrac{AUMC_{0\to T}}{AUC_{0\to T}} = \dfrac{\int_0^T t\cdot C(t)dt}{\int_0^T C(t)dt} \\ MRT_{0\to\infty} = \dfrac{AUMC_{0\to\infty}}{AUC_{0\to\infty}} = \dfrac{\int_0^\infty t\cdot C(t)dt}{\int_0^\infty C(t)dt} \end{cases} \quad (6\text{-}1)$$

7 以後の「動態」島調査
―平均吸収時間と平均代謝時間―

1回目の調査で平均の農業従事月数がわかったことを受けて，2回目の「動態」島調査では，同じようにして10人の若者を調査対象とすることになった。しかし，今回は悪天候のために若者を「血中」村にしか下ろせなかった。若者の動きが前回の調査時とほぼ同じようであるとすれば，2回目調査で得られた平均農業従事月数と1回目調査の平均農業従事月数の差は「消化」山の村にとどまった月数を表すはずである（図9左）。とどまった月数というのは，換言すれば山を下りるのに要した平均時間になる。

ある薬物を経口あるいは静注以外の手段で投与したときの MRT を計算したとしよう。次いで同じ薬物を静注投与したときの MRT を計算すれば，2つの MRT の差は「動態」島の例と同様にして，平均の投与部位にとどまった時間，すなわち平均吸収時間（mean absorption time）を表す。

局所麻酔薬リドカインは，気管粘膜の表面麻酔として，気管挿管のときの生体への侵襲を軽減させるために使用されることがある。われわれは，気管へ投与されたリドカインの MRT を計算し，静注したときの MRT と比較することにより平均吸収時間は約192分であることを報告した[2]。

さて，3回目の「動態」島調査は，不運なことに2回目調査時より悪い気象条件のなかで10人の若者が「血中」村へ行くことになった。酷い気象条件のために，先1年間は，田畑は使いものにならなかった。こうしたなかで，漁業従事月数について検討した。2回目調査の平均漁業従事月数と3回目調査の平均漁業従事月数の差は，平均の農業から漁業に職を変える月数を表す（図9）。

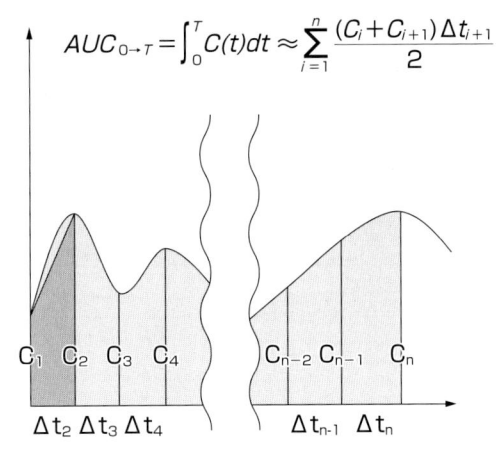

$$AUC_{0 \to T} = \int_0^T C(t)dt \approx \sum_{i=1}^n \frac{(C_i + C_{i+1})\Delta t_{i+1}}{2}$$

図8：台形公式

時刻0からTまでの曲線下面積（AUC，図中□）は，台形（図中■）の面積の和で近似できる。

ある薬物Aが代謝によって薬物Bに変化するとしよう。Aを静注投与したときのBの MRT と，Bを静注したときのBの MRT の差は，AからBへの平均代謝時間（mean metabolism time）を表す。局所麻酔薬ではないが，塩化メチレン中毒の患者に対して，塩化メチレンの血中濃度を定量解析して，さまざまな代謝産物の MRT を文献的に用いることによって塩化メチレンがどれくらいの時間をかけて体内で変化していくかを報告したので参照いただきたい[3]。

8 薬物動態学の阿修羅像
―クリアランス―

3方向から見たとき，図10で示すような正面図，側面図，底面図になる立体はどんな立体だろう。正解は簡易の紙コップを想像すればよ

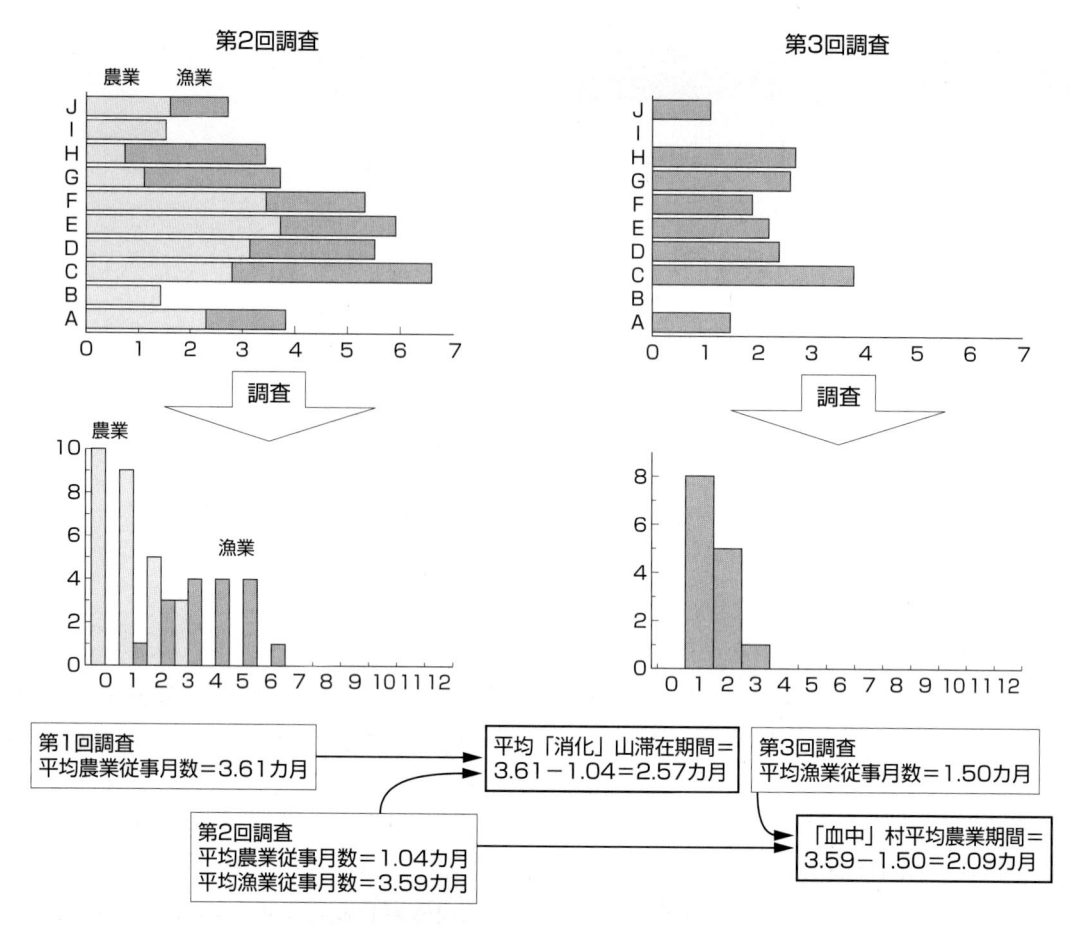

図9：第二回，第三回「動態」島調査の結果
平均された2種類の滞在期間を知ることができる。

い。このように見方によって全く異なった形に見えるが，本体は一つの立体，という場合がある。精神世界を例にとれば，奈良興福寺の阿修羅像の3面は，怒りと悲しみと，祈りを表すが，その本体は一つである。

薬物動態パラメータの一つであるクリアランス（clearance：CL）は，さまざまな見方によってイメージが違うが，本質は薬物の分布・代謝・排泄を一つの数値で表せる便利なパラメータである。本質を捉えるために定義からクリアランスを考えてみよう。

クリアランスを「単位濃度あたりの薬物処理速度」と定義すれば，

$$CL = \frac{v}{C} \quad (8-1)$$

この分母のCが，どの臓器の濃度であるかを考えれば，臓器クリアランスが算出できる。例えば肝臓を考えると，肝に流入する薬物濃度をC_{in}，肝から流出する薬物濃度をC_{out}，肝血液流量をQ_Hとすると，この薬物の肝での処理速度は，単位時間に流入する薬物量と流出する薬物量の差であるから，

$$CL_H = \frac{Q_H \cdot C_{in} - Q_H \cdot C_{out}}{C_{in}} = Q_H \frac{C_{in} - C_{out}}{C_{in}} = Q_H \cdot E$$

$$(8-2)$$

上式でEは，抽出率（extraction ratio）と呼ばれるパラメータである。

分母のCを一般の血中濃度と考えれば，全身クリアランスが算出できる。ある時間の薬物量は，濃度と分布容量を掛けたものであるから，

$$CL_{tot} = \frac{-\frac{d}{dt}(Vd \cdot C)}{C} = -\frac{Vd}{C}\frac{dC}{dt} = \frac{Vd}{C}keC = Vd \cdot ke$$

———————————(8-3)

　分母の C を腎臓の，特に内因性クレアチニン濃度と考えると，いわゆるクレアチニン・クリアランス（C_{CR}）が理解できる。腎に流入する薬物濃度を C_{in}，腎から流出する薬物濃度を C_{out}，腎血液流量を Q_R とすると，この薬物の腎での処理速度は，単位時間に流入する薬物量と流出する薬物量の差であり，これは尿中にのみ排泄されるので，尿中濃度（U）に尿量（V）を掛けたものに等しい。

$$C_{CR} = \frac{Q_R \cdot C_{in} - Q_R \cdot C_{out}}{C_{in}} = \frac{UV}{P}$$ ———(8-4)

と，普段見慣れたクレアチニン・クリアランスの式が導かれる。

　以上のことから，クリアランスは分布・代謝・排泄を表現できることがわかるが，クリアランスのもう一つの特徴は，それぞれの臓器のクリアランスを足していけば全体のクリアランスになることである。足し算で考えることができるというのは非常に考えやすい。

　また，ある薬物を点滴静注したときのモデルは，水柱モデルで一つの水柱容器に蛇口で水を入れる場合を想像すればよい。流入量と排泄量がつりあった点で水位が落ち着くのが想像できる。点滴静注速度を R とすれば，点滴静注の際の薬物の収支式は，

$$\begin{cases} \dfrac{dA}{dt} = R - keA \\ R - keA = B \to \dfrac{dA}{dt} = -\dfrac{1}{ke}\dfrac{dB}{dt} \\ \dfrac{dB}{dt} = -keB \to B = B_0 e^{-ket} \to R - keA = Re^{-ket} \\ C(t) = \dfrac{R}{Vd \cdot ke}(1 - e^{-ket}) = \dfrac{R}{CL}(1 - e^{-ket}) \end{cases}$$

———————————(8-5)

　ここで十分な時間が経ったときに濃度はほぼ一定になるので，これを定常状態濃度 C_{ss} とすると，

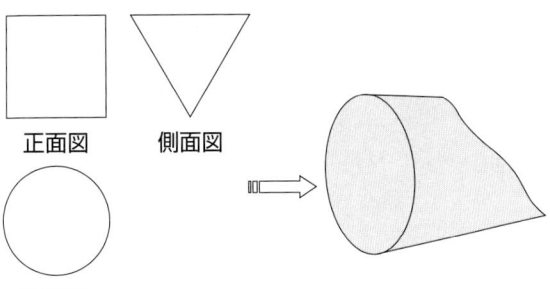

$$C_{ss} = \lim_{t \to \infty} C(t) = \frac{R}{CL} \Rightarrow CL = \frac{R}{C_{ss}}$$

　この式は，点滴静注して十分時間が経ったときに血中濃度を定量すれば，点滴静注速度はわかっているので簡単にクリアランスが算出できることを示している。

図10：どんな立体？
図左のような展開図をもつ立体は図右のようなものである。

9

薬物の仕事現場は血管を出てから
—タンパク結合率と組織濃度—

　特殊な薬物を除いて，薬物の効果は血中から受容体のある細胞に到達して発揮される。効果の点から考えると，組織の濃度が倍になれば効果も倍になる理屈である。

　薬物は血中ではさまざまなタンパクと結合している。薬物の性質によって結合するタンパクが異なる，例えば塩基性の強い薬物では酸性のタンパクと結合しやすい。局所麻酔薬リドカインでは，血中では塩基型となっているため α_1-酸性糖タンパク（α_1-acid glycoprotein：AGP）と結合する。ある薬物のうち血漿タンパクと結

合している量をタンパク結合率（f_B；protein-binding fraction），逆に結合していない量はタンパク非結合率（f_{UB}；protein-unbinding fraction）あるいは単に free fraction と呼ばれる。

タンパク結合率が98％の薬物Aと50％の薬物Bを考えてみよう。注意すべきは，薬物Aは2％の非結合分画が効果を表すのに対して，薬物Bは50％の非結合分画で効果を維持している。血液のpHなどの要因によりタンパク（非）結合率は変化する。いま，なんらかの要因によって2％タンパク結合率が減少（非タンパク結合率が増加）したとすると，薬物Aでは非結合分画が2％から4％に増加するのに対して，薬物Bでは非結合分画が50％から52％に増加することになる。効果の点からは，薬物Aでは効果が2倍になるのに対して，薬物Bでは1.04倍になるにすぎない。タンパク結合率が大きな薬物ほど，タンパク結合率の変化が効果へ反映されやすいということになる。局所麻酔薬リドカインは，比較的タンパク結合率が大きい薬物であり，患者の状態によってタンパク結合率が変化したとき，思いもかけない中毒症状をきたすことがあることに留意しなければならない。

普通，薬物血中濃度というときにはタンパクと結合したものとフリーのものを合わせた濃度を示す。透析膜を用いて結合分画と非結合分画を分離することでフリーの濃度を知ることができるが，手間がかかる。分泌液中の薬物濃度はフリーの濃度を表すと考えられ，ある種の薬物では唾液中濃度が非結合分画濃度を知る簡便な方法として使われている。

10

処理工場の見学ツアー
—肝固有クリアランス—

前項のタンパク結合については，最大の代謝臓器である肝臓でも同じことが考えられる。肝臓を通過する血液のうち代謝されるのは非結合分画の薬物である。肝内の血液の流れは小葉構造を基本とするため複雑であり，さらに代謝の立役者である酵素の分布も考慮しなければならない。したがって，肝クリアランスでは，さまざまなモデルが提唱されている[4)〜6)]。モデルのなかで最も単純なものは，肝に流入した血液は一様に肝内に分布し，非結合分画のみが代謝を受けて一部分除去されるとした well-stirred model である。肝細胞自身の薬物代謝クリアランスは肝固有クリアランス（CL_{int}）といわれるが，well-stirred model では CL_{int} を用いて肝クリアランスは以下の式で表せる。

$$CL_H = \frac{Q_H \cdot f_{UB} \cdot CL_{int}}{Q_H + f_{UB} \cdot CL_{int}} \quad (10\text{-}1)$$

上の式から次の2つの場合が想定できる。

1) 肝固有クリアランスが肝血流量に比して非常に小さい場合

$$CL_{int} \ll Q_H \Rightarrow f_{UB} \cdot CL_{int} \ll Q_H \Rightarrow \frac{f_{UB} \cdot CL_{int}}{Q_H} \ll 1$$

$$CL_H = \frac{f_{UB} \cdot CL_{int}}{1 + \frac{f_{UB} \cdot CL_{int}}{Q_H}} \approx f_{UB} \cdot CL_{int} \quad (10\text{-}2)$$

肝クリアランスは肝固有クリアランスに依存し，このような薬物は容量依存性〔capacity dependent（limited）〕と呼ばれる。

2) 肝固有クリアランスが肝血流量に比して非常に大きい場合

$$CL_{int} \gg Q_H \Rightarrow f_{UB} \cdot CL_{int} \gg Q_H \Rightarrow \frac{Q_H}{f_{UB} \cdot CL_{int}} \ll 1$$

$$CL_H = \frac{Q_H}{\frac{Q_H}{f_{UB} \cdot CL_{int}} + 1} \approx Q_H \quad \text{(10-3)}$$

肝クリアランスは肝血液流量に依存し，このような薬物は流量依存性〔flow dependent (limited)〕と呼ばれる。

肝固有クリアランスは概ね代謝酵素の量によるであろうから，代謝酵素の少ない薬物は容量依存的に消失し，酵素の多い薬物は流量依存的に消失すると考えられる。容量依存的に消失する薬物を血中からの消失という点からみると，投与量が多いと血中からの消失が遅くなる。このような状態は代謝が飽和したといわれ，Michaelis-Menten消失とも呼ばれる。先に述べた二分画モデルでMichelis-Menten消失を考慮して薬物の収支を式にすると，

$$\begin{cases} \dfrac{dA_1}{dt} = -\left(k_{12} + \dfrac{Vm}{Km + A_1}\right) \cdot A_1 + k_{21} \cdot A_2 \\ \dfrac{dA_2}{dt} = k_{12} \cdot A_1 - k_{21} \cdot A_2 \\ A_1(t=0) = D, A_2(t=0) = 0 \end{cases} \quad \text{(10-4)}$$

ここでVmは最大代謝速度，KmはMichaelis-Menten定数といわれる。抗痙攣薬の多くは臨床使用量で代謝が飽和することが知られている。フェニトインの薬物動態を解析しペントバルビタールによる酵素誘導[7]や低体温による酵素阻害[8]を臨床例で報告した。

リドカインは流量依存的に消失すると考えられ，次にリドカインを指標にした薬物動態解析の応用を概説する。

11

川の流れを調べてみよう
―指標薬物としてのリドカイン―

たくさんの支流をもつ大きな河川を想像していただきたい。今回，この川の本流，支流の流量や流速を測定する必要が生じた。どうすれば測定できるだろうか。複雑な機械を使うことも思いつくが，単純には川の上流に色の着いた液を流し，各支流や本流の下流で色の変化を観察すれば大体の数値がわかる。この液のもたなければならない特徴としては，(a)色の変化がわかりやすい，(b)川に生息する生態系に影響を与えない，が挙げられる。ヒトで同様のことを考えたとき，局所麻酔薬であるリドカインは(a)血中濃度を定量しやすい，(b)安全濃度域では大きな作用はない，という点でリドカイン体内動態はさまざまな情報を与えてくれる。とはいえ，臨床で適応のない薬物を使用するわけにはいかない。そこでラットの肝臓を灌流液で灌流し，リドカインを投与した。再灌流系でリドカイン濃度を定量し，リドカインの時間−濃度変化から薬物動態パラメータを求めた。薬物動態パラメータの変化から，さまざまな薬物が肝内の血流へどのように影響するかを考察した[9)10]。今後はもっと薬理活性のない，定量しやすい物質の薬物動態を評価することで，さまざまな体の状態を評価できるようになっていくであろう。

12

2種類の履歴書
―disposition kinetics―

さて，分画解析，モーメント解析を通じて各

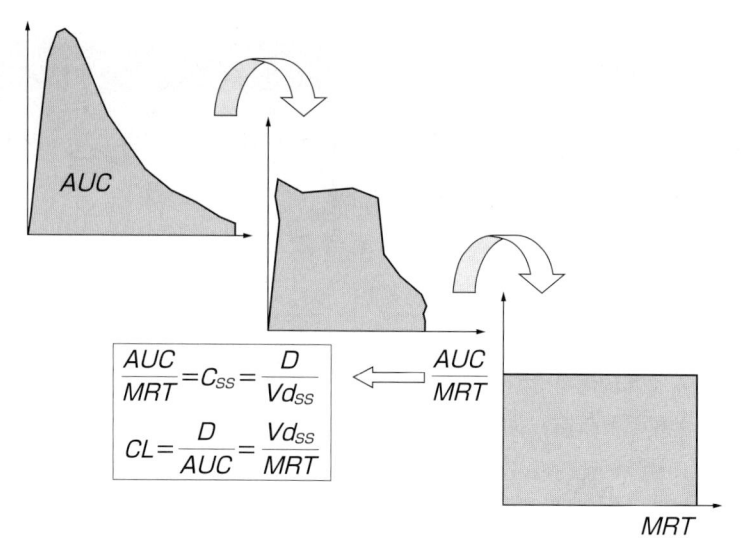

図11：いろいろな薬物動態パラメータの関係
AUCを変形させることで，分画解析パラメータと非分画解析パラメータが，相互に関連していることがわかる。

種のパラメータを説明してきた。しかし，解析法は違っても表している薬物の本体は一つであり，ヒトでいえば，一人のヒトにフォームの異なる履歴書が２通あることになる。本項では，この２種類の履歴書の関係について考えてみよう。

dispositionとは，分布（distribution）と消失（disappearance）を併せた概念であり，最初に述べたA(bsorption)，D(istribution)，M(etabolism)，E(limination)のうちA以外の過程を説明するものである。

$AUC_{0\to\infty}$は時間‐濃度軸でプロットした血中濃度曲線の下部分の面積であるが，この面積を変えずに横軸（時間軸）の長さをMRTの長方形に変えたとき（図11），縦軸はAUC/MRTになるが，これは何を意味するだろう。濃度変化を一定にしたものであるから，感覚的には平均の濃度であることが理解できる。この濃度をC_{ss}とすれば，

$$C_{ss} = \frac{AUC}{MRT} \quad\quad (12\text{-}1)$$

平均濃度に定常状態分布容量（すべての分画の分布容量を加えた）を掛けたものは，投与量にほかならないから，

$$C_{ss} \cdot Vd_{ss} = D \Rightarrow Vd_{ss} = \frac{D}{C_{ss}} = \frac{D \cdot MRT}{AUC}$$

$$\quad\quad (12\text{-}2)$$

クリアランスは下の式で与えられる。

$$CL = \frac{D}{AUC} = \frac{Vd_{ss}}{MRT} \quad\quad (12\text{-}3)$$

この式が２種類の履歴書をリンクさせる重要な鍵となる。

13 地図を広げてドライブへ
─曲線回帰とTDM─

最近はカーナビが発達して，全く初めての土地でも難なく到着できるようになったが，見知らぬ土地へ行くのに２つのタイプがあるように思う。一つのタイプは，行く前から地図を見て，曲がる交差点，指標となる大きな建物など

を記憶して，そのとおり向かうタイプ。もう一つは，大体の目印あるいは町名だけを覚えて行くタイプ。読者の皆様はどちらのタイプだろうか。薬物動態学でも2つのアプローチの仕方が考えられる。時間-濃度データを収集したあと，そのデータ変化をうまく説明できるような薬物動態パラメータを計算する。この時，どんなモデルを適用するか，あるいは，モデルを使わないパラメータを計算するかも問題であるが，最もうまく変化を説明できる値が得られることが目的である。これは数学での最尤値問題に帰結するかもしれない。先の例では，大きな建築物を左に見たり，右に見たりしながら目的地に向かうのに似ている。

二次元にプロットされたデータをうまく説明できる曲線は回帰曲線と呼ばれる。結局は，それぞれのデータ点と回帰曲線との距離の和（残差平方和）を最小にする曲線を求めることになるわけであるが，さまざまなアルゴリズムがあり，SAAM ⅡとかNONMEMなどのプログラムが有名である。

もう一つは，薬物動態パラメータを経由して，先の濃度の推移を推測することである。先の例では，どちらかというと前者のタイプに近いかもしれない。この時の薬物動態パラメータは，さまざまな状態でのパラメータであり母集団パラメータと呼ばれる。従来「名医の匙加減」といわれていた薬物投与計画を科学的に誰もが行えるようにしたのが，この方法であり，therapeutic drug monitoring（TDM）といわれている。

薬物動態学（pharmacokinetics）の大雑把な枠組みを紹介した。全身投与の薬物ではさらに効果も考えた薬動力学（pharmacodynamics）の問題も出てくるが，今回は薬物動態にとどめた。

【文献】

1) 都筑卓司．不確定性原理―運命への挑戦―．BLUE BACKS．東京：講談社；1992．
2) 佐藤善一．気管内に投与されたリドカインの薬物動態．麻酔 1988；37：1192-8．
3) 西 信一，矢部充英，新藤光郎，他．塩化メチレン中毒に対する薬物動態学的考察．中毒研究 1996；9：81-7．
4) Pang KS, Rowland M. Hepatic clearance of drugs：I. Theoretical considerations of a "well-stirred" model and a "parallel tube" model. Influence of hepatic blood flow, plasma and blood cell binding, and the hepatocellular enzymatic activity on hepatic drug clearance. J Pharmacokinet Biopharm 1977；5：625-53.
5) Forker EL, Luxon B. Hepatic transport kinetics and plasma disappearance curves：distributed modeling versus conventional approach. Am J Physiol 1978；235：E648-60.
6) Bass L, Robinson P, Bracken AJ. Hepatic elimination of following substrates：the distributed model. J Theor Biol 1978；72：161-84.
7) Yoshida N, Oda Y, Nishi S, et al. Effect of barbiturate therapy on phenytoin pharmacokinetics. Crit Care Med 1993；21：1514-22.
8) Iida Y, Nishi S, Asada A. Effect of mild therapeutic hypothermia on phenytoin pharmacokinetics. Ther Drug Monit 2001；23：192-7.
9) Shimadzu K, Nishi S, Kariya N, et al. The pharmacokinetic change of lidocaine by catecholamines using isolated perfused rat liver (IPRL). Life Sci 1998；62：2399-405.
10) Matsuura Y, Nishi S, Kariya N, et al. The effects of norepinephrine and prostaglandin E1 on pharmacokinetics of lidocaine in isolated perfused rat liver. Life Sci 2001；68：2123-9.

6 局所麻酔薬アレルギー

I 基礎編

局所麻酔薬アレルギーは，局所麻酔薬を投与された生体が薬効とは関係なく免疫学的機序によって反応して生じる病態である．ペニシリンアレルギーのような薬剤アレルギーではアレルゲンである薬剤とアレルギー症状との間に明確な関係が認められるため，因果関係の理解が容易である．しかし，局所麻酔薬アレルギーでは，アレルギー発症機序は単一ではなく，薬理作用に基づく広範な作用部位，使用される状況の特殊性，臨床で使用される多種多様な製剤，患者の心理・体調などが関係し，因果関係を明確にすることが困難な場合がある．そのためアレルギーに関する知識を深めるとともに，使用する局所麻酔薬製剤の特徴を理解し，適切に対処しなければならない．

1 アレルギーとは

アレルギー症状は，抗原に接触し感作されている生体が再び抗原と接触することによって引き起こされる免疫反応の結果として現れる．一般的にアレルギー反応は発現機序の違いにより，以下の4つに分けられる．

1) I型

組織中の肥満細胞や血液中の好塩基球の表面に結合している抗原特異的IgE抗体が抗原により架橋され，細胞内メディエーター（ヒスタミン，ヘパリン，トリプターゼなど）やサイトカインが放出される．その結果として血管透過性，平滑筋収縮が生じる．この反応が局所で起こればアレルギー性鼻炎，気管支喘息が発症し，全身で起こればアナフィラキシーとなる．

2) II型

抗原依存性の細胞傷害反応である．細胞表面に存在する抗原にIgGかIgMが結合し，そのFc部分に受容体を有する多核白血球や単球，キラー細胞が結合し細胞を破壊する．それに加えて補体が関与することにより，さらに細胞傷害が促進される．この型のアレルギー疾患には自己抗体による自己免疫性溶血性貧血や血小板減少性紫斑病，ABO型不適合輸血による輸血反応などがある．

3) III型

複数の抗原と抗体が結合した免疫複合体によって補体が活性化された結果，肥満細胞から細胞遊走因子やメディエーターが放出され，血管透過性の亢進やさまざまな細胞傷害を引き起こす．血小板凝集による微小血栓やそれによる末梢組織の虚血が特徴である．この型にはArthus反応や糸球体腎炎，過敏性肺炎などがある．

4) Ⅳ型

抗原に長時間曝露されたTリンパ球（感作リンパ球）がサイトカインを放出し，マクロファージの集積，類上皮細胞化，巨細胞形成をもたらす．感作が成立し，発症までに時間がかかるので遅延型とも呼ばれる．症状は接触性皮膚炎として現れる．

以上に加えてアレルギーを診断するうえで必要な知識として，"アナフィラキシー様反応"というのがある．この反応はアレルギーではないが，症状がアナフィラキシーと同じなため臨床的に混同される．発現機序に免疫反応が関与していないものをいう．臨床的には区別できないため発症時の治療はアナフィラキシーに準じて行う．

局所麻酔薬アレルギーではⅠ型，Ⅳ型の関与した症状が多く報告されている[1]．

2 局所麻酔薬アレルギーの特徴

1) 頻度

"局所麻酔薬アレルギー"という言葉は，"ペニシリン・ショック""造影剤アレルギー"などの薬剤アレルギーを表す言葉と同様に一般に浸透している．しかし，いわゆる"局所麻酔薬アレルギー"と臨床的に診断される背景は，他のアレルギーとは異なっており，局所麻酔薬が使用される状況と密接にかかわっている．歯科治療に際して経験されたショック様症状に対して"局所麻酔薬が合わない"と説明され，そのまま患者が"自分には局所麻酔薬アレルギーがある"と信じ込んでしまうのが典型的な例である．確定診断をされていない，安易な臨床診断による"局所麻酔薬アレルギー"患者が多く存在する．

局所麻酔薬は使用される状況とその薬効の特殊性からアナフィラキシーと混同されやすい症状をきたすことがあり，局所麻酔薬アレルギーの発生頻度は過大に評価されている．局所麻酔薬を使用する診療科が多岐にわたり，市販薬にも局所麻酔薬が配合されている現状ではアレルギーの発生頻度を調べるうえで必要な局所麻酔薬の使用数そのものを調べることは現実的に不可能である．また，副作用を正確に鑑別する知識が十分には広まっていないことや保存剤などが添加された局所麻酔薬製剤が使用されていることからアレルギーを正確に診断し，起因物質を現場で特定することも困難である．

局所麻酔薬アレルギーの発生頻度は局所麻酔薬による副作用中の1%以下と考えるのが妥当とされている[2]．頻度の低さを示唆する報告として，過去の症状から局所麻酔薬アレルギーと診断された205名の患者に段階的チャレンジテスト（PCT：progressive challenge testing）を行い，実際に局所麻酔薬アレルギーと診断できたのはアナフィラキシー2名，遅延型4名だけであった[3]．異なった177名の検討でも3名しかアレルギーの存在を示唆する検査結果は得られていないというものがある[4]．

局所麻酔薬アレルギーを有する患者は存在するが，臨床で遭遇する確率は非常に低い．"ショック＝アレルギー"と短絡的に考えず，それ以外の病態も視野に入れて患者の治療・診断にあたらなくてはならない．また，使用する局所麻酔薬製剤の特徴を理解し，配合されている局所麻酔薬以外の物質へのアレルギーが起こることも忘れてはならない．

抗原と接触する機会が増えるとそれまで無症状だった人も感作され，新たにアレルギー症状が出る．さまざまな添加物，環境ホルモンに曝

露されている現代社会では，アトピー性皮膚炎，気管支喘息などのアレルギー疾患をもつ患者に臨床で接する機会が増えている。アレルギー疾患患者と薬剤アレルギーの関連は明確ではないが，新たなアレルギー反応を起こす予備状態にあると考えられるので，薬剤投与時には発症の可能性を常に考える。また，使用感の向上を目的としてリドカインが配合された殺菌消毒薬，消炎鎮痛薬，白癬治療薬などの市販薬が多数販売されているので，日常的な使用により新たに感作される人が増える可能性がある。

2) 化学構造との関係

一般的に局所麻酔薬は，芳香族とアミン類をつなぐ中間鎖の構造によりアミド型とエステル型に分類される。アレルギーはどちらの型の局所麻酔薬でも発生しうるが，エステル型に多く発生する[5)~7)]。

エステル型は血中の偽コリンエステラーゼで代謝されて，パラベンと化学構造の似たパラアミノ安息香酸を作り出す[8)]。パラベン類は食品や化粧品などに保存剤として添加される物質でアレルギー反応を起こすことがある[9)]。パラベン類に対してアレルギーを起こす人にエステル型の局所麻酔薬を投与するとパラアミノ安息香酸が交差反応を起こし，アレルギーを発症する[10)]。代謝経路の共通性からエステル型局所麻酔薬同士には交差反応があると考えられるので，エステル型に対するアレルギーのある患者にはアミド型を使用することが勧められる[11)]。しかし，アミド型局所麻酔薬間でも交差反応によるアレルギー症状が起こることも報告されており，アレルギー患者では異なる局所麻酔薬であっても安易に使用してはならない[12)]。薬剤により直接引き起こされるアレルギー反応だけではないことが，局所麻酔薬アレルギーの特徴でもある。

3) 投与部位との関係

局所麻酔薬アレルギーの症状は，局所麻酔薬の投与部位によって修飾される。皮下など直視できるところに投与されて起きるアレルギー反応は，投与部位の観察と時間との関連から認識できる。しかし，体内深部に投与された場合，Ⅰ型アレルギーでも発症までに時間がかかることがあることや，他の副作用と症状に似ていることがあるので鑑別が困難になる。脊髄くも膜下麻酔に使用されたジブカインによるアナフィラキシーでは，投与から発症まで5-35分かかることと若年者に多いことが特徴とされてきたが，高齢者での報告もあり注意を要する[13)]。発症までに時間がかかるのは吸収が遅いためとされている。また，交感神経系が広範に抑制されているため症状が重症化しやすい。血圧低下や頻脈，嘔気，呼吸困難や浅く速い呼吸パターン，喘鳴などは脊髄高位まで局所麻酔薬が作用したときの症状に似ているため発症までの時間経過や症状の進展に注意深い観察が必要である。また，硬膜外腔への投与でも偶発症としての局所麻酔薬中毒や脊髄くも膜下麻酔との鑑別が必要になる。

4) 鑑別診断

局所麻酔薬アレルギーにはアナフィラキシーやアレルギー性鼻炎，気管支喘息などを起こすⅠ型と接触性皮膚炎を起こすⅣ型がある。発症までの時間経過と典型的な症状の有無でこの2つは判別可能である。

接触性皮膚炎では発症までの時間は投与直後から数日後までさまざまであり，症状の進展に時間的余裕がある。皮膚症状として投与部位を中心に掻痒感，腫脹・発赤・紅斑などが出る。症状が投与部位とは関係なく全身にわたる例もあり，この場合は血液検査で肝機能障害，腎機

能障害を認めることがある。

　特異抗体が関与し，比較的短時間で発症するアナフィラキシーでは発症初期での診断が困難な場合がある。局所麻酔薬でのアナフィラキシーを診断するうえで，鑑別すべきものとして心因性反応，迷走神経反射，局所麻酔薬中毒，添加物へのアレルギーがある。

　歯科治療時に局所麻酔薬アレルギーを指摘された患者のほとんどは心因性反応か迷走神経反射である。歯科治療に対する恐怖などの極度の緊張状態下で口腔内に疼痛刺激が加わると各種の症状が引き起こされる。

　心因性反応では興奮状態から過呼吸，口の周りや手足のしびれ，めまい，嘔気，ひどいときには意識を消失する。頻脈を伴うこともあるが血圧は保たれ，経過を観察していると治療を要せずに回復してくる。

　迷走神経反射では徐脈と血圧低下が顕著で，顔面蒼白，嘔気などを訴えることが多く，アトロピンの投与が有効である。アナフィラキシーの典型的な症状である喘鳴などの呼吸器症状を伴わないことで鑑別可能である。

　心因性反応，迷走神経反射は歯科以外の局所麻酔の手術でも発症することがある。特に患者の表情を観察できない状態での手術では，こちらが患者のことがわからないのと同様に，患者も手術の進行を理解できず，緊張が高まりやすい。心因性反応の一つでもある過換気症候群は，手術時の緊張を抑えようと静かに深呼吸を繰り返す，一見平穏に見える患者に起こることがある。患者の心理状態にも配慮した観察と手足のしびれなどの典型的な症状から診断できる。

　局所麻酔薬中毒は比較的大量に局所麻酔薬を使用する手術では常に注意しなければならない。また，少量しか使用しない場合でも短時間で血管内に投与されると起こるので，投与に要した時間を確認する必要がある。典型的には，局所麻酔薬の血中濃度に応じて，口唇や舌の感覚の麻痺，めまい，視覚異常，筋攣縮，意識障害，痙攣，昏睡，呼吸停止，ショックなどの症状が段階的に観察される。しかし，患者の観察が不十分なときや，血中濃度の急激な上昇が起きたときには，痙攣，ショックなどの症状がいきなり現れる。呼吸器症状を伴わないことからアレルギーとの鑑別は可能である。

　「アレルギーとは」の項（p. 100）で述べたアナフィラキシー様反応も鑑別すべきものであるが，症状が同じであるため発症初期には区別できない。後日，確定診断のために行うPTCなどで症状の再現がないときに初めて確定する。

　従来のリドカインやメピバカイン等のバイアル製剤（キシロカイン注射液®，カルボカイン注®，等）には保存剤としてメチルパラベンが添加されていた。パラベンもアレルゲンとして働くため，アレルギー起因物質がリドカインなのかパラベンなのかを明確にしておく必要がある。現在では添加物の含まれていない製剤があるので，その使用が勧められる（表1）。

5）添加物について

　2003年現在，臨床で使用されている各種の局所麻酔薬製剤には保存剤としてパラベンなどが添加されている。また，歯科用局所麻酔薬とエピネフリン含有リドカイン製剤には硫酸塩が添加されている。硫酸塩もアレルギーや喘息を誘発することがある[14]。添加物を含む局所麻酔薬製剤と添加物の例を示す（表2）。

3 検査法

　症状がないときにアレルギーを起こすかどう

表1：添加物を含まない局所麻酔薬製剤

商品名	規格
キシロカインポリアンプ	0.5%，1%，2%
キシロカイン	0.5%筋注用溶解液
キシロカイン注射液	3%＜脊椎麻酔剤＞
静注用キシロカイン	2%＜抗不整脈剤＞
点滴用キシロカイン	10%＜抗不整脈剤＞
カルボカインアンプル	0.5%，1%，2%
マーカイン注	脊麻用0.5%等比重，高比重
アナペイン注	2mg/ml，7.5mg/ml，10mg/ml

AstraZeneca社　提供資料による

表2：添加物一覧

商品名	添加物
キシロカイン注射液 0.5%，1%，2%	POBAM
キシロカイン注射液 0.5%，1%，3% エピネフリン含有	POBAM ピロ亜硫酸ナトリウム
カルボカイン注 0.5%，1%，2%	POBAM
マーカイン注 0.125%，0.25%，0.5%	POBAM POBAP
キシロカイン液5%	POBAM 黄色5号
キシロカインポンプスプレー	エタノール l-メントール マクロゴール400 サッカリン
キシロカインゼリー	POBAM POBAP カルメロースナトリウム
キシロカインビスカス	POBAM POBAP カルメロースナトリウム サッカリンナトリウム 香料
眼科用キシロカイン液	クロロブタノール
歯科用キシロカインカートリッジ	POBAM ピロ亜硫酸ナトリウム
歯科用シタネストカートリッジ	POBAM ピロ亜硫酸ナトリウム
歯科用シタネスト-オクタプレシン	POBAM

POBAM：パラオキシ安息香酸メチル，POBAP：パラオキシ安息香酸プロピル
AstraZeneca社　提供資料による（歯科用カートリッジはデンツプライ三金（株）が販売）

かを判定する検査（アレルギー起因薬剤同定試験）と，発症時にアレルギーと診断するために行う検査とがある[15]。

1) アレルギー起因薬剤同定試験

アレルギー起因薬剤同定試験は生体内（in vivo）と生体外（in vitro）に大別される（表3）[15]。生体内試験には薬剤をアレルギーをもつと疑われる患者に投与する負荷試験（チャレンジテスト）と薬剤を皮膚に曝露させ反応をみる皮膚試験（皮内反応，スクラッチテスト，プリックテスト，パッチテスト）がある。生体外試験はアレルギー発現機序に基づき，体液性免疫の関与を証明する方法と，細胞性免疫の関与を証明する方法に分けられる。生体内試験は，簡便に実施でき，結果もすぐに出るため有用性が高いが，再びアレルギー症状が現れる可能性を念頭において行うべきである。生体外試験は生体内と異なる条件下で行われるため感度・特異性に関して課題もあるが，患者にとって安全である。

2) 発症時に行う検査

アナフィラキシー発症直後に行う検査として，白血球分画を含めた全血球算，血漿中ヒスタミン濃度，血中トリプターゼがある。血算でヘマトクリットの上昇，好塩基球の消失は症状へのアナフィラキシーの関与を示唆する。血漿

中ヒスタミン濃度が20nM/l以上のとき，症状発現へのヒスタミンの関与が示唆される。ヒスタミンの半減期は短いので，発症から1時間以内の測定が望ましい。また，妊婦やヘパリン投与中の患者では信頼性が落ちる。メチルヒスタミンの測定でも代用できることがある。この物質は特異性は低いが尿中に分泌されるヒスタミンの分解産物で半減期が長い。トリプターゼは肥満細胞の脱顆粒によって放出されるため，この濃度が25μg/lに上昇していれば，アナフィラキシー反応が起きたことが示唆される。トリプターゼは発症から6時間後まで検出できる。

なお，確定診断のために皮内反応などを行うのであれば，発症によって特異的抗体が消費されているので症状発現から6週間以後に行う[1]。

4 治療

局所麻酔薬アレルギーが疑われた場合，原因と考えられる薬剤の投与を直ちに中止する。

1) アナフィラキシー

気道の確保と酸素投与，静脈路の確保と輸液による循環血液量確保が初期治療として重要である。エピネフリン，抗ヒスタミン薬，ステロイドを投与する。総じて心肺蘇生に準じたモニター，治療が望まれる。

2) 限局したⅠ型アレルギー（鼻炎，気管支喘息など）

抗ヒスタミン薬，ステロイドを静脈内投与し症状の推移を観察する。

表3：アレルギー起因薬剤同定試験法

アレルギー起因薬剤同定試験	アレルギータイプ
1. in vivo	
1) 負荷試験（チャレンジテスト）	Ⅰ～Ⅳ
2) 皮膚試験	
a) 掻皮法（スクラッチテスト）	Ⅰ
b) 単刺法（プリックテスト）	Ⅰ
c) 皮内試験	Ⅰ～Ⅳ
d) 貼付試験（パッチテスト）	Ⅰ～Ⅳ
2. in vitro	
1) 体液免疫を証明する試験	
a) 酵素結合免疫吸着測定法（ELISA[*1]）	Ⅰ～Ⅲ
b) 放射免疫吸着試験（RAST[*2]）	Ⅰ
c) ヒスタミン遊離試験（HRT[*3]）	Ⅰ
d) 細胞性抗原刺激試験（CAST[*4]）	Ⅰ～Ⅲ
e) 薬剤添加クームス試験（DCT[*5]）	Ⅱ
f) 感作赤血球凝集試験（SHAT[*6]）	Ⅲ
2) 細胞性免疫を証明する試験	
a) 薬剤添加リンパ球刺激試験（DLST[*7]）	主にⅣ
b) 白血球遊走阻止試験（LMIT[*8]）	主にⅣ
c) マクロファージ遊走阻止試験（MIT[*9]）	Ⅳ
d) インターロイキン（IL[*10]）測定	
ⅰ) IL-1測定	Ⅰ～Ⅳ
ⅱ) IL-2測定	Ⅰ～Ⅳ
ⅲ) IL-5測定	Ⅰ～Ⅲ

[*1]ELISA：enzyme-linked immunosorbent test, [*2]RAST：radioallergosorbent test, [*3]HRT：histamine release test, [*4]CAST：cellular antigen stimulation test, [*5]DCT：drug dependent Coombs test, [*6]SHAT：sensitized hemagglutination test, [*7]DLST：drug-induced lymphocyte stimulation test, [*8]LMIT：leucocyte migration inhibition test, [*9]MIT：macrophage migration inhibition test, [*10]IL：interleukin

〔文献15）宇野勝次．アレルギー性副作用．東京：じほう；1999. p. 48 より引用〕

3) 接触性皮膚炎

起因薬剤投与中止により自然軽快する例が多い。症状が限局し，全身状態の悪化がない例では，対処療法として抗ヒスタミン薬，ステロイドの経口投与を行い経過観察する。症状が全身にわたる場合は，肝機能，腎機能の悪化がみられることがある。これまでに局所麻酔薬が原因とされる Stevens-Johnson 症候群などの劇症型皮膚炎の報告はないが，もし重症化した場合は熱傷に準じた全身管理を要するので症状の推移に注意することが必要である。

5 アレルギーが疑われる患者への対応

原則として，"局所麻酔薬アレルギー"と主張する患者には局所麻酔薬を使用してはならない。しかし，局所麻酔薬アレルギーに関して十分な説明を行い，同意が得られれば使用することは可能である。局所麻酔薬アレルギーは，頻度は少ないが確実に存在する。そのため，アレルギーを起こすと信じている患者に接する際は，患者に対する教育を行うとともにその存在を確認するよう勧める。"局所麻酔薬アレルギーがある"と盲信したままでは，その後の医療における選択の幅が狭まり，質の低下をもたらす。また，実際には局所麻酔薬以外のものに対するアレルギーであった場合，局所麻酔薬の使用を控えてもアレルギーを起こす可能性があり危険である。

表4：PCT（段階的チャレンジテスト）の例

第一段階	1％の局所麻酔薬溶液を100倍希釈し，1mm径の膨隆を作るように皮内に投与する（ブピバカインでは0.5％溶液）。
第二段階	第一段階実施後，10分間で特に反応がなければ1％の局所麻酔薬溶液を原液で，1mm径の膨隆を作るように皮内に投与する（ブピバカインでは0.5％溶液）。
第三段階	第二段階実施後，10分間で特に反応がなければ1％の局所麻酔薬溶液を原液で2ml皮下に投与（ブピバカインでは0.5％溶液）。

アレルギー症状の再現，または8mm以上の膨疹を認めたら陽性とする。実施にあたっては静脈路の確保と心肺蘇生が行える準備，バイタルサインのモニターを行う。
〔文献 3）Fisher MM, Bowey CJ. Alleged allergy to local anaesthetics. Anaesth Intensive Care 1997；25：611-4 より引用〕

1) 手術が行われるまでに時間的余裕がある場合

局所麻酔薬アレルギーを疑われたときの状況を問診し，アレルギーであったかどうか判断する。問診でアレルギーではないと判断したら，患者に過去の症状は局所麻酔薬アレルギーではないと考えられることを説明し，生体内試験を行うことを勧める。同意が得られれば添加物を含まないリドカイン製剤などでチャレンジテストを行いアレルギーが起きないことを確認する。

過去の症状からアレルギーが疑われる場合，原因が局所麻酔薬に対するものか，添加物に対するものか不明であること，アレルギーの有無を曖昧にしたままでは今後の医療行為を行ううえで支障が出る可能性があること，起因物質特定のための試験があることを説明する。同意が得られれば生体内試験を行う。添加物を含まない局所麻酔薬で皮内反応，PCTを行いアレル

ギー症状の有無を確認する。PCT の一例を示す（表4）[3]。また，可能であれば生体外試験を追加してもよい。

なお，接触性皮膚炎に対するパッチテストの実施方法，テスト試薬については「日本接触皮膚炎学会 アレルゲン解説書」（http://homepage2.nifty.com/derma/allergen/allergen.htm#top）で詳しく説明されている。

2) 手術が行われるまでに時間的余裕がない場合

局所の痛みをとるだけなら抗ヒスタミン薬であるジフェンヒドラミン 1% 溶液を局所麻酔薬の代用として使用できるが，注入時の痛みと投与後の眠気に注意する。2-5% 溶液を用いた場合，投与部位に刺激症状，灼熱感，発赤，水疱形成，知覚消失の遷延化，感覚異常を起こすことがある。これらの症状は濃度依存性と考えられるので，使用時には濃度に注意し観察を十分に行わなければならない[16)17)]。

【文献】

1) Mertes PM, Laxenaire MC. Allergic reaction occurring during anaesthesia. Eur J Anaesthesiol 2002 ; 19 : 240-62.
2) Laxenaire MC. Substances responsible for peranesthetic anaphylactic shock. A third French multicenter study（1992-1994）. Ann Fr Anesth Reanim 1996 ; 15 : 1211-8.
3) Fisher MM, Bowey CJ. Alleged allergy to local anaesthetics. Anaesth Intensive Care 1997 ; 25 : 611-4.
4) Gall H, Kaufmann R, Kalveram CM. Adverse reactions to local anesthetics : analysis of 197 cases. J Allergy Clin Immunol 1996 ; 97 : 933-7.
5) 東 禹彦，硲野 哲，久米昭広．局所麻酔剤による接触皮膚炎．皮膚 1991 ; 33（増11）: 343-9.
6) Ismail K, Simpson PJ. Anaphylactic shock following intravenous administration of lignocaine. Acta Anaesthesiol Scand 1997 ; 41 : 1071-2.
7) Curley RK, Macfarlane AW, King CM. Contact sensitivity to the amide anesthetics lidocaine, prilocaine, and mepivacaine. Case report and review of the literature. Arch Dermatol 1986 ; 122 : 924-6.
8) Canfield DW, Gage TW. A guideline to local anesthetic allergy testing. Anesth Prog 1987 ; 34 : 157-63.
9) Carradori S, Peluso AM, Faccioli M. Systemic contact dermatitis due to parabens, Contact Dermatitis 1990 ; 22 : 238.
10) Fisher AA. Procaine hydrochloride, contact dermatitis, 3rd ed. Philadelphia : Lea & Febiger 1986 ; 898S : 220-7.
11) Duff HJ, Roden DM, Marney S, et al. Molecular basis for the antigenicity of lidocaine analogs : tocainide and mexiletine. Am Heart J 1984 ; 107 : 585-9.
12) Breit S, Rueff F, Przybilla B. 'Deep impact' contact allergy after subcutaneous injection of local anesthetics. Contact Dermatitis 2001 ; 45 : 296-7.
13) 水野好子，江崎善保，加藤浩子．脊髄くも膜下麻酔薬塩酸ジブカインによるアナフィラキシーショックの1症例．麻酔 2002 ; 51 : 1254-6.
14) Blackmore JW. Local anesthetics and sulphite sensitivity Journal/Canadian Dental Association. J Can Dent Assoc 1988 ; 54 : 349-52.
15) 宇野勝次．アレルギー性副作用．東京：じほう；1999. p. 48.
16) 堀川 緑，光畑裕正，瀬尾憲正，他．局所麻酔薬アレルギー歴のある妊婦に対する塩酸ジフェンヒドラミンの安全な使用経験．麻酔 2002 ; 51 : 493-7.
17) Pollack CV, Swindle GM. Use of difenhidramine for local anesthesia in "caine"-sensitive patients. J Emerg Med 1989 ; 7 : 611-4.

7 局所毒性

I 基礎編

近年，局所麻酔薬の局所毒性が注目を集めている。従来，臨床で使用されている局所麻酔薬の作用は可逆的であり，通常の神経ブロックや浸潤麻酔後に神経やその他の組織に障害が発生することは，ほとんどないと考えられていた。例えば，1980年代までのレビューによれば脊髄くも膜下麻酔の神経学的後遺症の発生率は0.01-0.03％と非常に少ない。そしてそれらの後遺症のほとんどはブロック針などによる機械的損傷によるものとされ，局所麻酔薬の組織毒性が原因と考えられることはほとんどなかった。しかし，1991年の持続脊髄くも膜下麻酔後に発生した馬尾症候群の症例報告[1]以来，局所麻酔薬の安全性に関する疑問が次々と出てきている。基礎的実験モデルの開発やそれらを利用した研究が積極的に行われ，局所麻酔薬の神経毒性に関する重要な知見が発表されるようになった。また，局所麻酔薬の局所毒性によって影響を受けるのは神経だけとは限らない。使用法によっては，他の組織にも障害を及ぼす可能性がある。本項では，そのなかで眼科領域の局所毒性ついても少し触れる。

1 神経毒性

1） 神経毒性の臨床症状

（1） 馬尾症候群

馬尾症候群は下部脊髄神経根の障害で起こり，膀胱直腸障害，会陰部の知覚障害や下肢の運動麻痺などがさまざまな程度で現れる。1991年，Riglerら[1]は持続脊髄くも膜下麻酔後に認められた4例の馬尾症候群を発表した。そのうち一つの症例では20Gの硬膜外カテーテルを使用して持続注入が行われたものであり，他の3例では28Gの持続脊髄くも膜下麻酔用カテーテルが使用されていた。4人の患者が共に限局した知覚遮断域を示したため，麻酔域を広げる目的で局所麻酔薬（リドカインまたはテトラカイン）の追加投与が行われ，合計かなりの量の麻酔薬がくも膜下腔に投与された。彼らは，カテーテル先端の位置が一定であったため，追加投与された局所麻酔薬が前に投与されたものと同様に分布し，麻酔薬が限局した局所に蓄積されたのではないかと考えた。そしてそのために，高濃度の局所麻酔薬が神経障害を引き起こしたと推察した。この推察は，その後の脊椎くも膜下腔モデルを使用した研究[2]によって裏付けられている。人工脊椎モデルの脳脊髄液内

に，尾側に向いたカテーテルから薬液を複数回ゆっくり注入すると，人工くも膜下腔の尾側先端付近，すなわち本来馬尾神経が存在する部分に，高濃度の薬液が蓄積されるのが確認できたからである。

しかし，局所麻酔薬の分布異常は持続脊髄くも膜下麻酔だけに認められるものではない。脊髄くも膜下麻酔の最大の欠点の一つは，時として1回では十分な麻酔域が得られないことである。そしてそのような場合に，再度脊髄くも膜下麻酔が施行されることは決して珍しいことではない。しかし，もし局所麻酔薬の分布異常のために初回の脊髄くも膜下麻酔がうまくいかなかったと仮定すると，もう一度脊髄くも膜下麻酔をやり直しても前回と同様の限局した分布を作り出し，そのために局所麻酔薬が神経毒性濃度に達してしまう可能性は十分に考えられる。実際に，アメリカの完結した医療訴訟のケースのなかから，脊髄くも膜下麻酔を再施行したのちに発生した馬尾症候群が実際にあるかどうかをみてみると，神経障害発生症例308例のうち5例で馬尾症候群が発生していた。そしてそのうち3例が脊髄くも膜下麻酔に関連したものであり，うち2例で脊髄くも膜下麻酔が再度施行されていた。そしてそれらの症例では，テトラカインやリドカインが使用されていた。

その後，硬膜外麻酔後でも馬尾症候群が発生することが報告されている。硬膜外カテーテルが気づかれない間にくも膜下腔に迷入するようなことになれば，通常の脊髄くも膜下麻酔とは比較にならないほど多量の局所麻酔薬がくも膜下腔に投与されてしまう。そしてその結果，脊髄神経根周囲の局所麻酔薬濃度が異常に高くなり，神経が不可逆的な障害を受ける可能性がある。

通常の単回脊髄くも膜下麻酔後にも馬尾症候群が発生する。Auroyら[3]はフランス全土で5カ月にわたる大規模な前向き調査を行い，40,640例の脊髄くも膜下麻酔施行症例のうち24例の神経障害合併症を認めた。そしてそのうち2例では，5%リドカイン（75-100mg）を1回くも膜下腔投与したのちに馬尾症候群が発生していた。症例ごとの詳細な内容は記載されていないが，これらの症例では脊髄くも膜下麻酔針を穿刺中の異常知覚や疼痛の訴えはなく，局所麻酔薬自体が馬尾症候群発生に強く関与していたことが示唆される。脊髄くも膜下麻酔後に分布異常が認められなかったにもかかわらず，術後に馬尾症候群が発生したという症例報告も無視することはできない。この様な症例で脊髄くも膜下麻酔に使用されていたのは，これまで誰もが安全と考えていた局所麻酔薬と用量（リドカイン100mgとアドレナリン0.2mg）であったからである。

（2） その他の神経障害

いわゆる馬尾症候群ではないが，遷延する仙髄神経の障害はより高頻度で発生する可能性がある。例えば，わずか12名のボランティアを使用した脊髄くも膜下麻酔の研究のなかで，リドカイン100mg投与後に遷延した（3カ月）会陰部の知覚障害が1名に発生したことが報告されている[4]。さらに，近年多用される様になった硬膜外併用脊髄くも膜下麻酔でも長期に持続する神経障害の報告がある[5]。硬膜外腔に投与された局所麻酔薬が通常の硬膜外麻酔で投与された場合とは異なった分布を示し，脊髄神経根周囲の局所麻酔薬濃度がより高くなる傾向のあることが原因と考えられる。

2） 神経毒性の実験的証拠

（1） in vitro 研究

前記の症例報告以来，いくつかの動物実験モデルを利用して，局所麻酔薬に神経毒性の存在することを証明する試みがなされている。

その一つは，スクロースギャップ法を用いて，局所麻酔薬が末梢神経の複合活動電位に与える影響を観察したものである[6]。高濃度の局所麻酔薬が，カエルの坐骨神経に不可逆的な伝導遮断を起こすかどうかが調べられている。髄鞘を取り除いた神経を活動電位が記録できるようにスクロースギャップのチャンバーに設置し，さまざまな局所麻酔薬に浸したところ，5％リドカインや0.5％テトラカインで処理した神経は，数時間あるいは丸１日リンゲル液で洗い流しても全く活動電位を取り戻さないことが示された。

一方，上記のモデルの不可逆的な伝導遮断の発生だけでは，臨床上みられる馬尾症候群等の持続的神経障害を説明できないとして，ザリガニ巨大神経軸索の膜休止電位を観察した研究もある[7]。究極的な神経障害は神経細胞死であり，それは細胞膜休止電位の消失となって現れるという理論に基づいている。その結果，局所麻酔薬は細胞膜休止電位に対しても，活動電位と同様に用量・時間依存的な変化を起こすことが示されている。そして，細胞膜休止電位の完全消失には，複合活動電位の不可逆的消失より高濃度のリドカインが必要であった。

ニワトリの一次ニューロンの成長円錐を使用した研究[8]も行われている。成長円錐は神経軸索のなかでも周囲の環境に最も敏感な組織だと考えられており，局所麻酔薬の存在によって虚脱を起こすのが観察される。得られた結果は，局所麻酔薬が神経の成長や再生に与える影響を示すといわれている。

(2) in vivo 研究

臨床上認められる現象と局所麻酔薬の神経毒性を直接結びつけるためには，血液の供給を有する哺乳類のモデルを使用して，局所麻酔薬の機能的，組織的影響を調べることが必要である。in vivo モデルの代表的なものには，ラットの坐骨神経周囲[9]とくも膜下腔[10]に局所麻酔薬を投与する２種類のモデルがある。しかしながら，従来のくも膜下腔投与モデルは，脊髄くも膜下麻酔で使用される薬剤の神経毒性を調べる研究には適さない。それらのモデルのくも膜下カテーテルは先端が脊髄膨大部付近にあり，脊髄円錐より尾側で薬液が投与される実際の臨床を反映しているとはいえないからである。したがって最近は，限局した広がりを得るためカテーテルをかなり尾側方向に進め，先端がちょうど馬尾神経の中に位置するようにしたモデルが使用されるようになった[10]。そしてそのカテーテルを通して薬液を投与すれば，神経鞘を有さないくも膜下腔内の神経が薬液に確実に曝露されるはずである。神経損傷の程度は，薬物注入後数日間テイルフリック試験を行い，熱刺激に対する尻尾の反応で評価されている。また，その後脊髄と馬尾神経を取り出し，光学顕微鏡や電子顕微鏡で標本を観察する。その結果，リドカインやブピバカインの注入により，馬尾神経の軸索に脱髄変性を特徴とする変化が現れている（図１）。脊髄自体にも組織学的変化が認められるが，その程度は馬尾神経に比べれば極めて軽微である[11)12]。

3） 神経毒性の発生機序

局所麻酔薬溶液が神経障害を引き起こす原因として，以下の３つの可能性が挙げられる。

第一に，局所麻酔薬溶液の浸透圧が高いことである。1,000mOsmを超えるような高浸透圧溶液は神経組織障害をきたす。高濃度のリドカインは単独でも高い浸透圧を有するが，市販の局所麻酔薬製剤でしばしばみられるように高濃度の糖液と混合されて使用される場合は，さらに浸透圧が高くなり1,000mOsmに近付く。しかし，局所麻酔薬の神経毒性の主原因が高浸透圧であるとは考えにくい。ラットのくも膜下腔

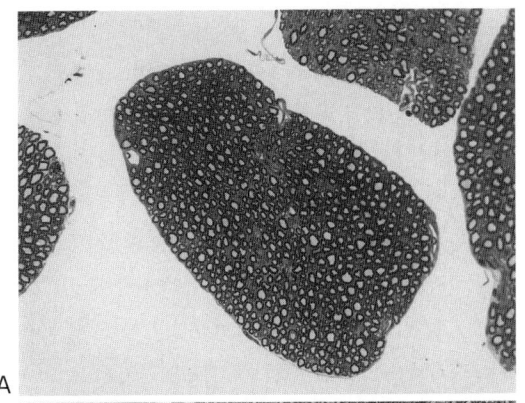

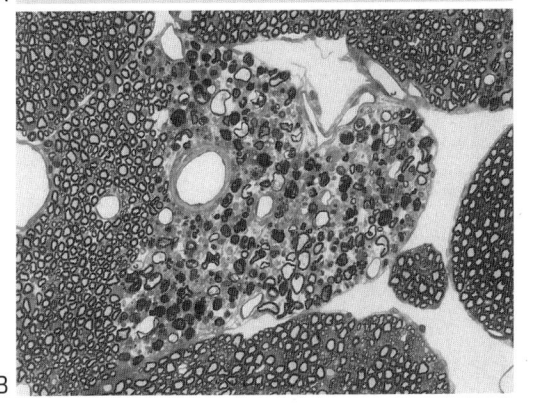

図1：ラットの馬尾神経
生理食塩水（A）および5％リドカイン（B）をくも膜下腔に1時間持続的に投与後、1週間目の標本。局所麻酔薬を投与されたものでは、神経軸索の脱髄変性が特徴的である。

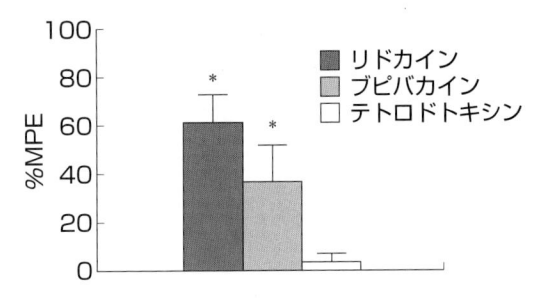

図2：6.6％リドカイン、1.9％ブピバカイン、4.6μMテトロドトキシンの3種類いずれかの溶液を持続投与されたラットの4日後の尻尾の動き

それぞれの薬液濃度は麻酔効果が同等となるように設定されている。％MPE＝｛(テイルフリック値−ベースライン値)/(カットオフ値−ベースライン値)｝、平均±標準誤差。
＊リドカイン群とブピバカイン群の機能的障害の程度がテトロドトキシン群より有意に強い。
〔文献 11) Sakura S, Bollen AW, Ciriales R, et al. Local anesthetic neurotoxicity does not result from blockade of voltage-gated sodium channels. Anesth Analg 1995；81：338-46 より引用〕

に10％の糖液という高浸透圧液を持続注入したのちの神経機能や神経組織の変化は、それより浸透圧の低い局所麻酔薬溶液投与後の変化よりはるかに少ないからである。

　第二に、神経組織の虚血性変化である。局所麻酔薬によっては投与すると局所血管が収縮するものがある。そのような場合には、神経組織が虚血に陥るために障害の残る可能性がある。しかし、実際に in vivo のラットモデルのくも膜下腔にアドレナリンを投与しても、局所麻酔薬投与後に認められるような機能的・組織的障害は何一つみられない。したがって、神経の虚血だけで局所麻酔薬投与後の神経損傷を説明することはできない。

　最後に、局所麻酔薬自体の直接的な神経毒性を原因とするものである。ほとんどの in vitro や in vivo の研究では、曝露した局所麻酔薬が高濃度であるほど神経に不可逆的な変化の起こりやすいことが確認されている。したがって、局所麻酔薬の神経毒性の直接作用が、神経ブロック後に認められる神経障害の主原因であると最も考えやすい。

　残念ながら、局所麻酔薬のどの特性が直接的な神経毒性を示すかについてはまだほとんどわかっていない。Sakura ら[11]は、ラットのくも膜下腔に同等の神経遮断作用を有するリドカイン、ブピバカインそして純粋な Na^+ チャネル遮断薬であるテトロドトキシンを等価（EC50の10倍の濃度）で投与してみたところ、前2者の局所麻酔薬を投与されたラットにだけ機能障害が発生したと報告した（図2）[11]。また、薬液投与1週間後の組織学的な異常を調べて示してみると、やはり局所麻酔薬を投与されたラット

の神経根だけが脱髄や変性を起こしていたという。このことは，局所麻酔薬の神経毒性が局所麻酔薬の主作用であるNa^+チャネル遮断作用とは無関係に発生することを示している。

Goldら[13]は，ラットから摘出した後根神経節をリドカインに浸して，そのときの神経細胞の状態と細胞内Ca^{2+}濃度を測定比較している。その結果，リドカイン濃度を高くすると後根神経節細胞の死亡率が増加し，細胞内Ca^{2+}の増加が認められたという。このことは，局所麻酔薬の神経毒性に細胞内Ca^{2+}が関与していることを示している。

また，Ohtakeら[14]はウサギのくも膜下腔にさまざまな濃度のテトラカイン溶液を注入し，脊髄の主要な興奮性神経伝達物質であるグルタミン酸の脳脊髄液内濃度の変化をマイクロダイアリーシスを用いて観察している。その結果，すべてのテトラカイン溶液投与後にグルタミン酸の上昇が認められ，そのなかで高濃度の溶液を投与された動物では機能的・組織学的異常が観察された。グルタミン酸自体は毒性をもっていることが知られており，局所麻酔薬の神経毒性がグルタミン酸によるものである可能性が示唆される。

4) 神経毒性に影響を与える因子

(1) 局所麻酔薬の種類

すべての局所麻酔薬には神経毒性がある。そのなかで，臨床での神経障害の報告は圧倒的にリドカイン使用例で多い。これは，リドカインの臨床での使用頻度が相対的に高いことを，単に反映しているだけかもしれない。しかし，もし局所麻酔薬間で神経毒性の程度に差があることが判明すれば，臨床的に有益な情報となるだけでなく，神経毒性発生の機序解明に近付ける可能性がある。

多くの実験モデルを使用して局所麻酔薬の神経毒性が比較されている。カエルの髄鞘を除いた坐骨神経の複合活動電位を観察した研究では[5]，5%リドカインに浸した神経のほうが0.75%ブピバカインに浸したものよりも不可逆的な作用が発生しやすかったという。また成長円錐を観察した研究[8]によると，成長円錐を虚脱させるためにはリドカインやメピバカインよりテトラカインやブピバカイン，ロピバカインのほうが，より高濃度の溶液を必要としている。これは，前2種類の局所麻酔薬溶液のほうが後3種類よりも毒性が高い可能性を示唆する結果である。しかし，これらの研究で比較された局所麻酔薬溶液は，同等の局所麻酔作用を有してはいない。したがってこれらの *in vitro* 研究結果から，局所麻酔薬間で神経毒性の程度に差異があるとは結論できない。

in vivo の研究でも，局所麻酔薬間で神経毒性が比較されている。例えば，5%リドカイン（7.5%糖液入り），0.75%ブピバカイン（8.25%糖液入り）または0.5%テトラカイン（5%糖液入り）というアメリカで脊髄くも膜下麻酔に頻用されている代表的な3種類の溶液がくも膜下腔に投与され[15]，4日後の機能的障害の程度が観察された。そしてその結果，これら市販薬のなかでは5%リドカインが最も神経毒性の強いことが判明した。この研究結果は，リドカイン自体の神経毒性が最も強いことを示唆していると考えられやすいが，この実験では3種類の局所麻酔薬溶液は等力価で投与されていない。そしてその後行われた研究では，等力価で投与された局所麻酔薬間の神経毒性に差があったという結果は得られていない[11)16)]。

くも膜下腔投与だけでなく，坐骨神経に投与した場合に生ずる神経障害の程度も，局所麻酔薬間で差が認められていない[9]。リドカイン，クロロプロカイン，エチドカインまたはプロカインを坐骨神経周囲に投与したとき，4種類の神経破壊作用は可逆的な神経ブロック作用の延

長上で同じように起こり，どの局所麻酔薬の安全域もほとんど同じであったという。

(2) 局所麻酔薬の濃度

持続脊髄くも膜下麻酔後に馬尾症候群が発生したこと[1]やその後の人工脊椎モデルを使用した研究結果[2]から，投与する局所麻酔薬の濃度を低下させるとその神経毒性を減少させられることがわかる。そして，それを裏付ける結果が in vitro の研究で得られている。例えば，カエルの坐骨神経の研究では[6]，高濃度（80mM）のリドカインで不可逆的変化を示した複合活動電位も，低濃度（40mM）の溶液に浸すとその変化は可逆的であった。一方，in vivo の研究も同様の結果を示している。ラットのくも膜下腔に5%と1.25%リドカインを同じ総投与量で投与したところ，低濃度のリドカイン後の組織学的損傷の程度は有意に低かったという。

(3) 糖添加

過去報告されたほとんどの馬尾症候群や永続的な神経障害症例では，糖液に入った局所麻酔薬が使用されていた。これは単に高比重液が好んで使用される現在の脊髄くも膜下麻酔の傾向を反映していただけなのかもしれないが，糖液の添加が局所麻酔薬の神経毒性を増強させる可能性は次の様な理由により否定できない。第一に，前述したように糖を含んで高浸透圧となった溶液が，神経に損傷を及ぼす可能性がある。第二に，糖添加に伴い高比重となった溶液は，脳脊髄液中でより限局した分布を示す場合がある。例えば，脊髄くも膜下麻酔後に頭高位を保持すれば，仙髄領域に局所麻酔薬が集積し濃度が上昇する。第三に，高血糖が神経細胞の損傷や神経線維の機能障害をもたらすことが証明されている。しかし実際には，現在臨床で添加されている濃度（用量）の糖が局所麻酔薬の神経毒性を増悪させる可能性は低そうである。というのは，カエルの坐骨神経の複合活動電位に，7.5%ブドウ糖自体が全く影響を与えないことや局所麻酔薬の影響を増強させないことが証明されているからである。また，ラットのくも膜下腔に7.5%ブドウ糖添加と単独のリドカインを注入しても，2つの溶液の神経障害発生の程度に差がないこと[17]や，臨床投与される最高濃度（10%）の糖液だけを投与しても神経線維に組織学的な悪影響を及ぼさないことも示されている。

(4) 血管収縮薬添加

血管収縮薬は，局所麻酔薬の作用増強と持続時間延長を目的として，局所麻酔薬と混合して投与されることが多い。しかし，この薬剤は神経組織の虚血を促し，局所麻酔薬を局所に長い時間とどめておく可能性があることから，その神経毒性に与える影響が懸念される。in vivo 研究の結果によれば，ラットのくも膜下腔にアドレナリンだけを投与しても神経損傷は起こらない[18]。しかし，リドカインのみの溶液とリドカインにアドレナリンを加えた溶液投与後のラットの尻尾の機能と脊髄神経組織を観察すると，アドレナリン添加によりリドカインによる神経損傷がさらに悪化することがわかっている。またテトラカインにアドレナリンを加えた溶液をウサギのくも膜下腔に投与すると，脳脊髄液中のグルタミン酸濃度がテトラカインだけを注入した場合より増加する。以上から，血管収縮薬の添加は局所麻酔薬の神経毒性を増強させると考えられる。

(5) 投与経路

投与経路の違いによる局所麻酔薬の神経毒性を比較することは大変困難である。投与方法が異なれば，作用発現の仕方や持続時間に差があるだけでなく，効果の発現する部位も異なって

くるからである。最近，ラットのくも膜下腔と硬膜外腔に局所麻酔薬を投与して，それらの神経毒性を比較することのできる実験モデルが開発された[12]。ラットのくも膜下腔と硬膜外腔に，カテーテルを腰椎レベルから尾側方向に挿入し，カテーテル先端を同じレベルに位置させることにより，同じ様な部位に麻酔作用を得ることができる点が特徴的である。そのモデルを使用して，10％リドカインを同じ麻酔効果を得ることのできる容量比で硬膜外腔とくも膜下腔に投与すると，前者では後者で認められるような神経損傷を生じないことが示された（図3）[12]。したがって硬膜外カテーテルがくも膜下腔に迷入しないかぎり，硬膜外麻酔後に神経障害が発生する可能性は少ない。

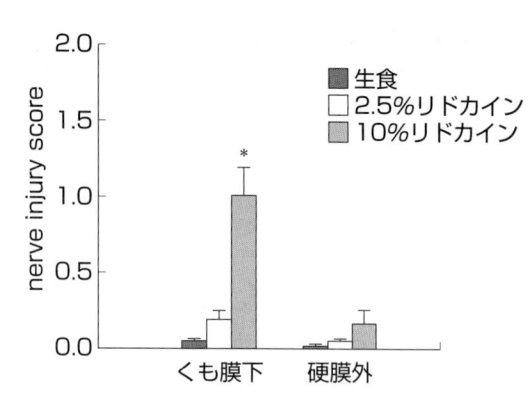

図3：生理食塩水，2.5％リドカイン，10％リドカインの3種類いずれかの溶液をくも膜下腔（20μl）あるいは硬膜外腔（100μl）に投与されたラットの4日後の馬尾神経の組織学的損傷の程度

各神経束の損傷の程度を光学顕微鏡で0（無）－3（大）に分類し，1枚の切片標本でみられる神経束の損傷の平均を求めた。平均±標準誤差。
＊くも膜下腔に投与されたラットでの神経組織障害の程度が硬膜外腔に投与されたものより有意に強い。
〔文献12）Kirihara Y, Saito Y, Sakura S, et al. Comparative neurotoxicity of intrathecal and epidural lidocaine in rats. Anesthesiology 2003；99：961-8. より引用〕

2 一過性神経症状

　脊髄くも膜下麻酔後に，下肢を中心にして一過性の症状が発生することがある。1993年Schneiderら[19]は，5％リドカインを1回投与しただけの脊髄くも膜下麻酔後に発生した一過性の根症状 transient radicular irritation（後にtransient neurologic symptoms：TNSと改名される）の4症例を発表した。これは，脊髄くも膜下麻酔から回復して12-24時間で発生し，2日-1週間程度持続する殿部を中心とした大腿（下肢）に放散する疼痛を特徴とする。彼らは，この症状は局所麻酔薬溶液の神経に対する直接的な作用の結果であると推測した。また，この時に体位（砕石位）によって馬尾神経が引き延ばされ，仙髄神経がより障害を受けやすい状態となっていた可能性があることも主張した。そして，局所麻酔薬の神経毒性が注目を集めていた時期と一致したために，実際には神経症状を呈しないこの神経症状？も注目を集めることになった。

1） TNSの発生頻度

　前述の症例報告以後多くの前向き調査が行われ，この合併症は脊髄くも膜下麻酔を受けた0-40％の患者に発生することがわかった。また，その発生率は患者の術中の体位によって大きく影響を受けることが確認された。例えば，2％リドカインを投与された患者のなかで，仰臥位でヘルニア手術を受けた患者にはTNSが認められなかったのに対し，関節鏡が施行された患者では16％の発生率と差があることが報告されている[20]。後者では術中健肢がずっと伸展されていたのに対し，患肢の位置は関節鏡の動きに合わせて常に変化していたため，一部の

仙骨神経が障害を受けやすい状態となっていたのではないかと推察される。また，ジャックナイフ位で手術をされた患者のTNS発生率は0.4%と少ないことが指摘されている。

日常臨床使用されているほとんどの麻酔薬による脊髄くも膜下麻酔後に，TNSの発生報告がある。しかし，その発生率には少し差がある。例えば，ブピバカイン投与後のTNSの発生率はリドカイン投与後より少ない[21]。また，リドカインと同様の短時間作用性の局所麻酔薬メピバカインやプリロカインについての比較研究も施行され，後者についてはブピバカインほどではないがTNS発生率が低いといわれている。0.5%テトラカイン脊髄くも膜下麻酔後のTNS発生率はブピバカイン同様非常に低い[22]。

興味深いことに，局所麻酔薬の濃度を低くしてもTNSの発生率は減少しない。また，グルコースの濃度（浸透圧）が異なっても，TNSは同様に起こることが知られている。高比重と等比重リドカインによる脊髄くも膜下麻酔後のTNS発生率は等しい。0.5%テトラカインによる脊髄くも膜下麻酔後のTNSの発生率も，7.5%あるいは0.75%ブドウ糖溶液で変わりはない[22]。

血管収縮薬については，0.5%テトラカインによる脊髄くも膜下麻酔後のTNS発生率が，フェニレフリンの添加により有意に高くなることが報告されている[22]。局所麻酔薬にアドレナリンを添加した場合も同様にTNSを発生させやすくすると考えられる。

2） TNSの意義

TNSの発生率は高い。しかし，その症状は鈍痛や放散痛が主体で非ステロイド系鎮痛薬で対処可能であり，2–10日程度で消失してしまうといった軽微なものである。また，neurologicという単語を名称に含んでいるにもかかわらず，他覚的神経学的所見を欠いている。

TNSが永続する神経障害（馬尾症候群）と同じ局所麻酔薬の神経毒性が原因で発生し，神経障害という範疇の中で最も軽微な症状である可能性も指摘されている。しかし現在のところ，この意見に対しては否定的な証拠が多い。例えば，プリロカインによる脊髄くも膜下麻酔後のTNSの発生率はリドカインによるものに比べて有意に低いけれども[21]，動物実験による両麻酔薬の神経毒性の比較では差が全く認められていない[15]。

したがって，症状の軽微な，原因不明のTNSの臨床的意義は低く考えられがちである。単なる筋膜痛ともいわれており，その扱いは軽んじられやすい。しかし近年術前の麻酔説明の重要性が指摘されるなかで，手術部位とは無関係に殿部や下肢に一過性の症状が出現する可能性を言及しておくことは重要である。たとえ症状が発生しても，患者に不安を与えることが少ないからである。さらに，症状が1週間程度で消失せず長期化する可能性を伝えておく必要があるかもしれない。

3

その他の局所毒性

1） 角膜内皮損傷

局所麻酔薬は，外科的処置中の患者にできるだけ不愉快な経験を与えないよう，必要に応じて積極的に使用されるべきである。しかし，使用法によっては前述の様に神経組織に障害を発生させるばかりか，他の組織にも障害を発生させる可能性のあることが指摘されている。

例えば，眼科領域で最も一般的な手術の一つ

である白内障手術の麻酔で，最近局所毒性が問題となっている．従来，白内障手術は球後麻酔や眼球周囲への局所麻酔薬の浸潤麻酔下で行われてきたが，これらの麻酔法は眼球穿孔や外眼筋損傷，出血や視神経損傷などの危険を伴っている．したがって，最近手術法の進歩に伴い手術も比較的短時間で行われるようになってくると，表面麻酔下で手術を施行する眼科医が増加してきた．表面麻酔だと，効果の発現も早く持続時間も短いからである．しかし，表面麻酔では角膜や結膜の三叉神経終末が遮断されるだけなので，より良好な麻酔状態を得るために眼球内麻酔も併用されることも多くなってきた．すなわち，前房内に局所麻酔薬が投与されたり，灌流液中に局所麻酔薬が加えられたりする．そしてその様な場合，十分な麻酔効果を得るために高濃度の局所麻酔薬が使用されやすい．その結果，局所麻酔薬による角膜内皮や網膜損傷の発生が報告されるようになってきた．これらの損傷は，ひどい場合には永久的な内皮細胞の欠損や角膜の血管増殖，視力減弱をも引き起こすといわれている．動物実験[23]では，2%リドカインや0.5%ブピバカインなど市販薬による角膜内皮細胞の損傷が確認されており，より低濃度の局所麻酔薬の使用が勧められる．

【文献】

1) Rigler ML, Drasner K, Krejcie TC, et al. Cauda equina syndrome after continuous spinal anesthesia. Anesth Analg 1991 ; 72 : 275-81.
2) Rigler ML, Drasner K. Distribution of catheter-injected local anesthetic in a model of the subarachnoid space. Anesthesiology 1991 ; 75 : 684-92.
3) Auroy Y, Narchi P, Messiah A, et al. Serious complications related to regional anesthesia : Results of a prospective survey in France. Anesthesiology 1997 ; 87 : 479-86.
4) Beardsley D, Holman S, Gantt R, et al. Transient neurologic deficit after spinal anesthesia : Local anesthetic maldistribution with pencil point needles? Anesth Analg 1995 ; 81 : 314-20.
5) Sakura S, Toyota K, Doi K, et al. Recurrent neurological symptoms in a patient following repeat combined spinal and epidural anaesthesia. Br J Anaesth 2002 ; 88 : 141-3.
6) Lambert LA, Lambert D, Strichartz GR, et al. Irreversible conduction block in isolated nerve by high concentrations of local anesthetics. Anesthesiology 1994 ; 80 : 1082-93.
7) Kanai Y, Katsuki H, Takasaki M. Graded, irreversible changes in crayfish giant axon as manifestations of lidocaine neurotoxicity *in vitro*. Anesth Analg 1998 ; 86 : 569-73.
8) Saito S, Radwan I, Obata H, et al. Direct neurotoxicity of tetracaine on growth cones and neurites of growing neurons *in vitro*. Anesthesiology 2001 ; 95 : 726-33.
9) Kalichman MW, Moorhouse DF, Powell HC, et al. Relative neural toxicity of local anesthetics. J Neuropathol Exp Neurol 1993 ; 52 : 234-40.
10) Sakura S, Hashimoto K, Bollen AW, et al. Intrathecal catheterization in the rat : an improved technique for morphologic analysis of drug-induced injury. Anesthesiology 1996 ; 85 : 1184-9.
11) Sakura S, Bollen AW, Ciriales R, et al. Local anesthetic neurotoxicity does not result from blockade of voltage-gated sodium channels. Anesth Analg 1995 ; 81 : 338-46.
12) Kirihara Y, Saito Y, Sakura S, et al. Comparative neurotoxicity of intrathecal and epidural lidocaine in rats. Anesthesiology 2003 ; 99 : 961-8.
13) Gold MS, Reichling DB, Hampl KF, et al. Lidocaine toxicity in primary afferent neurons from the rat. J Pharmacol Exp Ther 1998 ; 285 : 413-21.
14) Ohtake K, Matsumoto M, Wakamatsu H, et al. Glutamate release and neuronal injury af-

ter intrathecal injection of local anesthetics. Neuroreport 2000 ; 11 : 1105-9.
15) Drasner K, Sakura S, Chan VWS, et al. Persistent sacral sensory deficit induced by intrathecal local anesthetic infusion in the rat. Anesthesiology 1994 ; 80 : 847-52.
16) Kishimoto T, Bollen AW, Drasner K. Comparative spinal neurotoxicity of prilocaine and lidocaine. Anesthesiology 2002 ; 97 : 1250-3.
17) Sakura S, Chan VWS, Ciriales R, et al. The addition of 7.5% glucose does not alter the neurotoxicity of 5% lidocaine administered intrathecally in the rat. Anesthesiology 1995 ; 82 : 236-40.
18) Hashimoto K, Hampl KF, Nakamura Y, et al. Epinephrine increases the neurotoxic potential of intrathecally administered lidocaine in the rat. Anesthesiology 2001 ; 94 : 876-81.
19) Schneider M, Ettlin T, Kaufmann M, et al. Transient neurologic toxicity after hyperbaric subarachnoid anesthesia with 5% lidocaine. Anesth Analg 1998 ; 76 : 1154-7.
20) Pollock JE, Neal JM, Stephenson CA, et al. Prospective study of the incidence of transient radicular irritation in patients undergoing spinal anesthesia. Anesthesiology 1996 ; 84 : 1361-7.
21) Hampl KF, Heinzmann-Wiedmer S, Luginbuehl I, et al. Transient neurologic symptoms after spinal anesthesia : a lower incidence with prilocaine and bupivacaine than with lidocaine. Anesthesiology 1998 ; 88 : 629-33.
22) Sakura S, Sumi M, Sakaguchi Y, et al. The addition of phenylephrine contributes to the development of transient neurologic symptoms after spinal anesthesia with 0.5% tetracaine. Anesthesiology 1997 ; 87 : 771-8.
23) Guzey M, Satici A, Dogan Z, et al. The effects of bupivacaine and lidocaine on the corneal endothelium when applied into the anterior chamber at the concentrations supplied commercially. Ophthalmologica 2001 ; 216 : 113-7.

1. 脊髄くも膜下麻酔（脊麻）
2. 硬膜外麻酔
3. 神経ブロック
4. 局所静脈内麻酔
5. 表面麻酔
6. 術後痛
7. 小児の神経ブロック
8. 産科麻酔
9. 高濃度局所麻酔薬の臨床応用
10. 内視鏡の麻酔
11. 急性中毒

II 局所麻酔

応用編

Ⅱ 応用編

脊髄くも膜下麻酔(脊麻)

1 脊髄くも膜下麻酔(脊麻)の適応と禁忌(産科麻酔を除く)

　麻酔法の適応を決める際は，患者・疾患が中心となるが，術者，麻酔科医，看護師をはじめ，手術の施行される環境を考慮に入れる必要がある．脊麻は決して必要にして十分な麻酔が常に得られる麻酔法ではないからである．

1) 適応

　(a) 手術部位が第5胸髄以下の神経支配領域であること．すなわち，横隔膜以下の腹部，下肢手術が主として対象となる．(b) 高齢者の下腹部，下肢・関節手術(術後の意識障害や深部静脈血栓の予防)．(c) 全身麻酔が適応でない，もしくは好ましくない患者(full stomach, 全身麻酔使用薬に問題がある場合，肺疾患，上気道感染，まれに心疾患・心不全，気管内挿管が好ましくない患者，すなわち，声楽家，気道確保や挿管困難の予測される患者，頸椎疾患のある患者など)．(d) 肝・腎障害や糖尿病などの代謝性疾患を有する患者．(e) 術中意識を保っていたい患者．

2) 禁忌

　脊麻の禁忌には絶対的禁忌と相対的禁忌がある．(a) 神経系に問題のある場合；中枢神経系疾患(脳腫瘍，髄膜炎，出血など)と脊髄と末梢神経系疾患(多発性髄膜炎，多発性硬化症，脱髄性疾患など)．(b) 心血管系に問題がある場合；極度の循環血液量の減少，脱水，ショック(出血性，敗血症，その他)，重症貧血，種々の原因による低血圧，極度の高血圧，心不全，房室ブロック．(c) 呼吸器系に問題のある場合；換気障害があり，麻酔高がT8より上位になると脊麻後呼吸抑制がみられることがある．(d) 感染；全身性の感染(敗血症や菌血症)と局所性の感染(脊麻針穿刺部位)．(e) 脊柱の解剖学的変形；脊柱・脊椎の先天的変形と後天的変形(硬化症，外傷性または病的変形や骨折，椎弓切除など外科手術施行後)．(f) 出血傾向または抗凝固療法施行中．(g) 脊麻を希望しない患者や脊麻に非協力的患者．

2 臨床上必要な脊麻に関する解剖

　脊麻にあたって，少なくとも次の5点は知識としてもっていてほしい．

1) 手術対象臓器の神経支配（図1)[1]

どのような手術をするかで必要な脊麻高を設定，必要な準備をする。ここにはわかりやすい簡単な図を示したが，詳細は成書[2]を参照されたい。必要にして十分な麻酔高が麻酔開始前に設定されるべきである。

2) 皮膚の神経分節支配領域（図2)

報告者により多少の差はあるが，ここでは一般的なKeeganの皮膚知覚の分節神経支配を示した。

3) 骨の神経支配（図3)[3]

下肢・関節手術には皮膚知覚の分節支配と骨の神経支配も念頭におく。また，手術時に駆血帯を使用するか否かもチェック事項となる[4]。

4) 脊柱の彎曲

今までは，教科書的に脊柱の彎曲は仰臥位で，L3が最高位とされてきた。しかし，最近MRIの普及に伴い，仰臥位における腰部彎曲は，図4に示すごとく，L4椎体が最高位となっている症例がほとんどである。無論，個人差や腰椎体数（座高の高い患者では6腰椎体の場合がある）による違いは考慮する必要がある。腰部彎曲の程度や仰臥位時最高位腰椎体がどこにあるかは，局所麻酔薬の広がりに関与するので，患者ごとに見抜こうとする努力をしてほしい。

5) 脊麻穿刺部位の解剖（皮膚からくも膜下腔，馬尾神経まで）

穿刺法には正中法と傍正中法がある。2者間には皮膚からくも膜下腔まで穿破していく組織が異なる。穿刺時これら組織の抵抗感の違いを感知しながら，刺入することが脊麻穿刺成功への道である。どこを刺し，通過しているのか感知できないようでは成功率は高くならない。正中法にて穿刺時のX線写真と通過組織の模式図を示す（図5, 6, 7)。

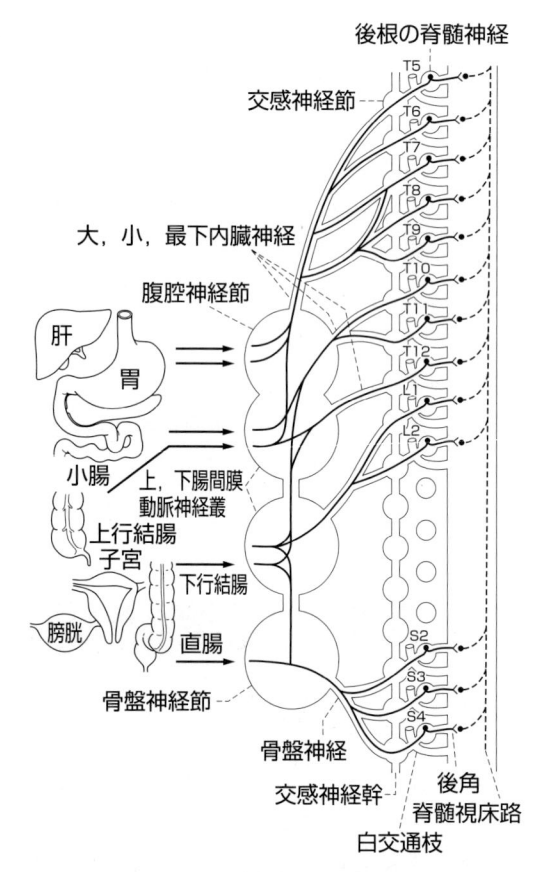

図1：腹部内臓痛の伝達経路
〔文献1) 山本 亨，若杉文吉. 図解痛みの治療. 東京：医学書院；1971. p. 139 より引用〕

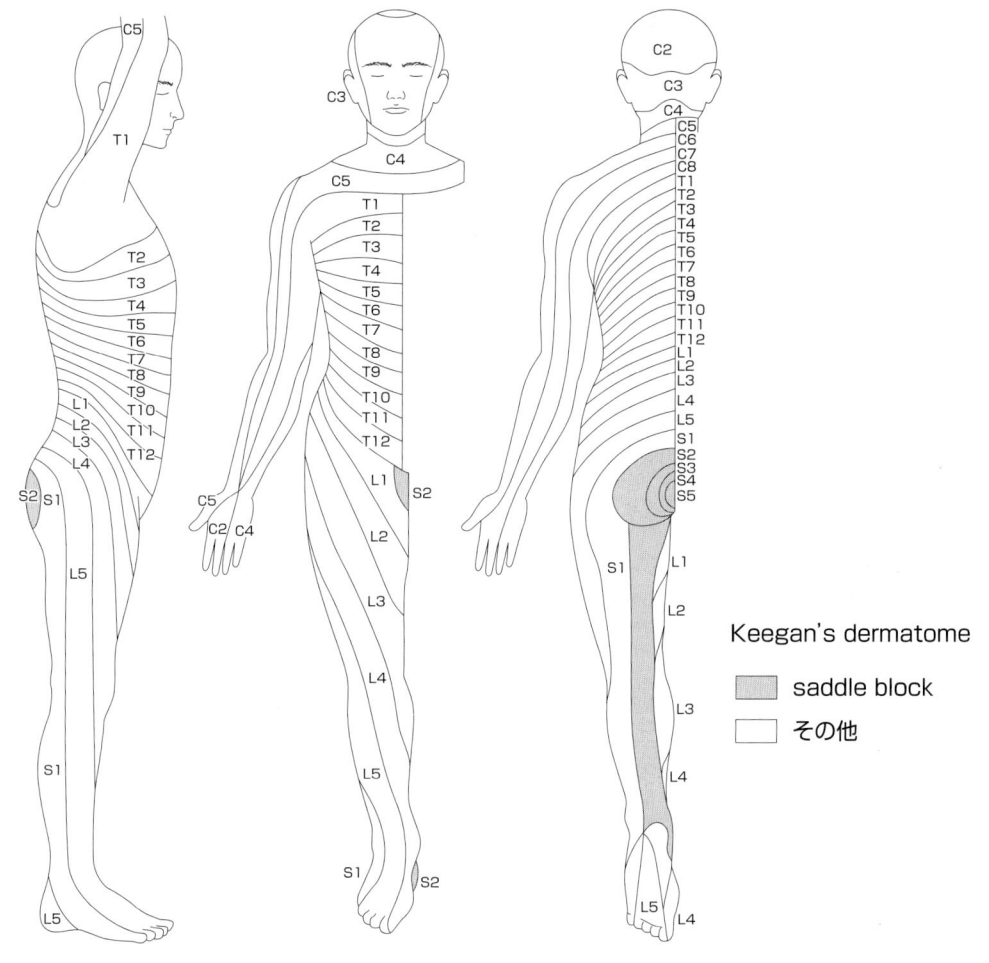

図2：皮膚の神経分節支配領域

Keegan's dermatome
saddle block
その他

3 脊髄くも膜下麻酔（脊麻）後の生理的変化

（基礎編参照。脊麻は神経の部分的遮断である）

いかなる麻酔法を用いても，麻酔は患者の生体に対し故意に生理的変化をもたらすものである。特に脊麻は脊髄レベルで，求心性・遠心性刺激を遮断する一方，中枢を抑制しない。結果として，自律神経系のアンバランスが生じる。特に，迷走神経が遮断されないため，相対的に副交感神経優位も加わり，脊麻では迷走神経反射が発生しやすい状態となるのが，特徴である。

脊麻がもたらす生理的変化の代表は，(a) 血圧低下；交感神経遮断による静脈系の拡張による静脈還流量の減少に起因する。(b) 頻脈・徐脈；脊麻後の心拍数変化は，交感神経遮断高と遮断後の静脈還流量減少の程度によって決まる。T10以下の低位脊麻では静脈還流量が低下すると頻脈となり，T4以上の高位脊麻になると，静脈還流量の減少と心臓ペースメーカーをつかさどる交感神経が遮断されることにより，心拍数は不変または徐脈（時に急激な徐脈を呈

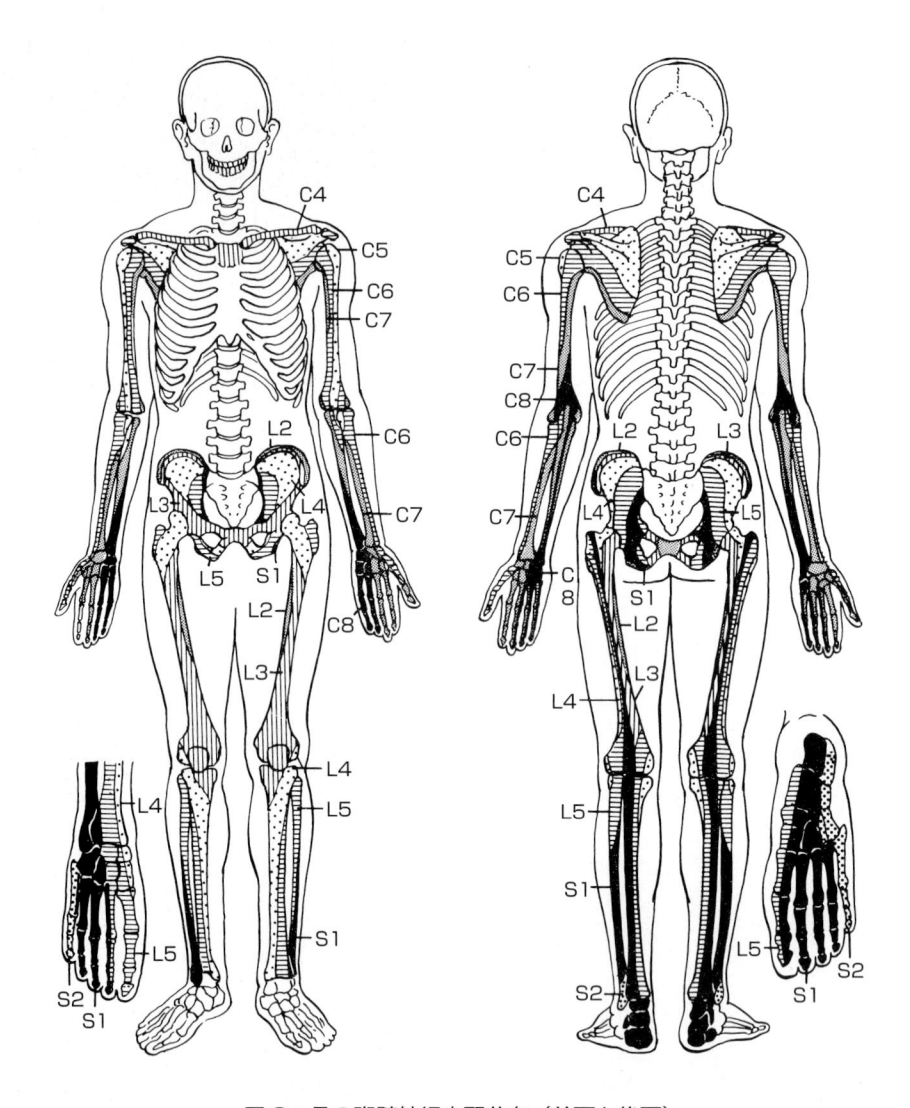

図3：骨の脊髄神経支配分布（前面と後面）
〔文献3〕Bonica JJ. The management of pain, 2nd ed. Philadelphia：Lee & Febiger；1990. p. 141 より引用〕

する[5]）となる。しかし，脊麻高が低くても（T10），穿刺時の側臥位体位から，仰臥位に戻した直後に，急激な徐脈や低血圧を呈する症例が時折見受けられる。体位変換時には十分注意する必要がある。症例を呈示する〔麻酔チャート1（図8）：エフェドリン4mgで回復，麻酔チャート2（図9）：血圧低下をみたが，徐脈を伴わなかったので経過観察とした。このように，低血圧・徐脈を呈した症例には，迷走神経の関与を考え，アトロピンまたは，エフェドリンの使用を薦める〕。(c) 不整脈；脊麻による自律神経のアンバランスに起因する各種不整脈が発生する。多くは徐脈性不整脈で，房室ブロックである。血圧低下を伴う場合やST-T変化を伴う場合は，速やかな対処（静脈還流量を増加させる，アトロピンを投与するなど）が必要となる。(d) 迷走神経反射；迷走神経刺激に基づくもので，突然の低血圧と徐脈が発生する。敏速な対応がなされないと，心停止となる場合もある。このなかにcardiac C-fiberの関与

するBezold-Jarish反射[4]がある。(e)鎮静[5]；脊麻後は，脊髄上行路の遮断に伴い，reticular activating system の活性化が抑制され，脊麻高に比例した鎮静が得られる[6]。このことは，脊麻中の鎮静薬使用に関しての必要注意事項であり，容易に呼吸停止が発生するゆえんである。どうしても使用したい場合は，鎮静薬が必要なのか，鎮痛薬が必要なのかを判定，使用量は極めて少量（一般使用量の1/10程度）とする。

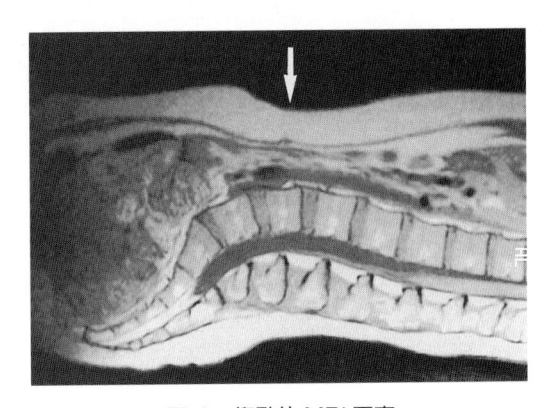

図4：仰臥位MRI写真
第4腰椎体（→印）が最高位となっていることがわかる。

4 使用局所麻酔薬
（局所麻酔薬の薬理に関しては基礎編参照）

2000年4月に脊麻用0.5%ブピバカイン（高比重液，等比重液）が発売され[7]，脊麻用局所麻酔薬の選択に大きな変化をもたらした。ブピバカインの利点は，高比重・等比重液のあることで，2者の特性を上手に使い分けることにより，従来の添加薬（エピネフリンなど）の必要性がなくなってきている。現在使用されている脊麻用局所麻酔薬と使用量の目安を表1[2)8)]に示す。

5 脊髄くも膜下麻酔（脊麻）の施行法

1） 術前回診（患者の把握とIC）

いかなる麻酔法を選択しても，術前回診による患者の術前評価とインフォームドコンセント（IC）の施行は欠かせない。術前禁食6時間と必要に応じた前投薬と輸液の指示を出す。

2） 術前輸液と麻酔準備

術前輸液は，患者の術前評価に基づき，血管内容量が少ない，または脱水と判断した場合は，必要な術前輸液を施行するが，多くの場合は，脊麻施行後に輸液必要量を判定，輸液の種類も鑑み施行しても遅くはない。術前輸液は脊麻後の低血圧を予防しない[9]とされている。手術室では，脊麻施行前に必ず通常施行するモニタリング（血圧，心電計，パルスオキシメータ）を装着する。高位脊麻となったときや術中鎮静をする場合，SpO_2低下時などは，カプノメータを装着する。全身麻酔器と器具の準備，必要または使用予定薬剤は，必ず麻酔開始前に手元に準備する。

3） 手術の種類による脊麻範囲の決定

体表の手術では皮膚分節に従うが，腹腔内の手術は，腹膜の刺激を除去せねばならないため，T5-12の知覚神経遮断が必要となる。下

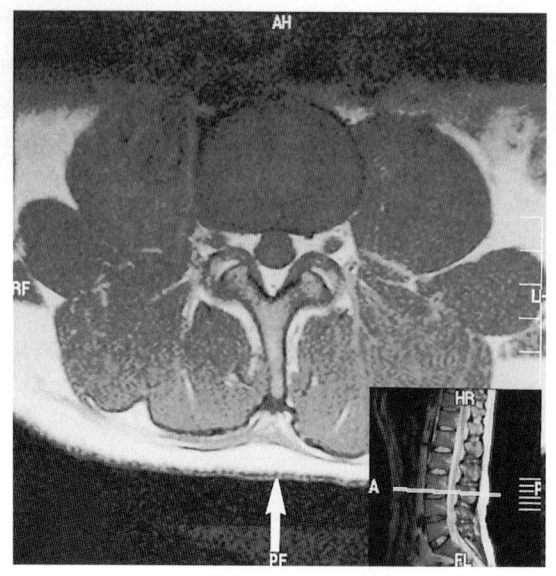

図5：MRI写真（L3椎体部）
脊麻針の通過組織（↑印方向）の確認

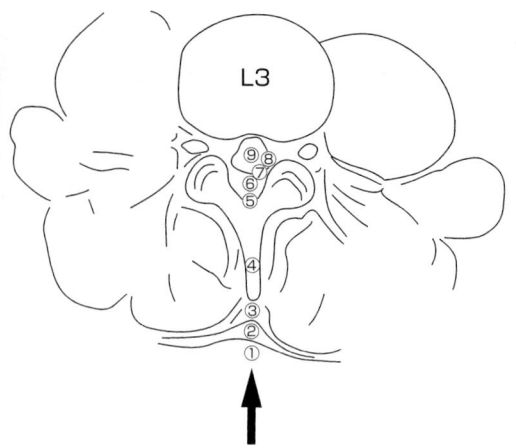

図6：図5の模式図
脊麻針の通過組織を矢印部位（皮膚）からくも膜下腔まで記す。
① 皮膚　　　④ 棘間靱帯　　⑦ 脊髄硬膜
② 皮下組織　⑤ 黄靱帯　　　⑧ 脊髄くも膜
③ 棘上靱帯　⑥ 硬膜上腔　　⑨ くも膜下腔

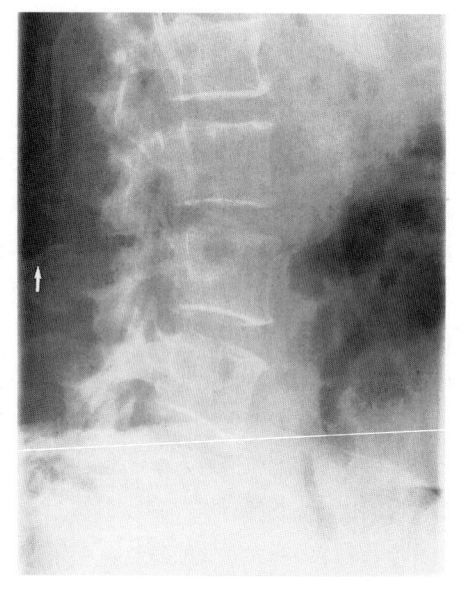

図7：脊麻針がL2-3間でくも膜下腔に刺入されたときのX線写真
↑印は25G Quincke針。側臥位にて穿刺している。

肢・関節の手術は，解剖の項を参照し，麻酔高を選択するが，駆血帯を使用する場合は，高比重液使用時はT6を，等比重液を選択した場合は，T10を目標とする必要がある。

4） 体位（手術時と穿刺時）と使用局所麻酔薬の比重

脊麻穿刺時の体位は，左右側臥位*，腹臥位，坐位などがあるが，サドルブロック（suddle block）目的の場合以外は，側臥位（脊柱は床に平行）でなされることが多い。また，手術部位により，局所麻酔薬の比重と種類を選択，適切な穿刺時体位をとる。同時に手術時の体位も考慮する。例えば，右股関節手術で左側臥位下に手術をする場合は，穿刺時体位と手術時体位が同一となるよう等比重液を選択することにより，体位変換の繁雑さがなくなる。手術時体位が仰臥位の場合は，高比重・等比重液のいずれ

---

*脊麻穿刺時のいわゆる側臥位とは，側臥位前屈位といわれ，図10[2)] に示すように頸・頭部をできるだけ前屈させ，両膝を両腕で抱え込むようにして脊柱を丸めた状態である。

ANESTHESIA RECORD

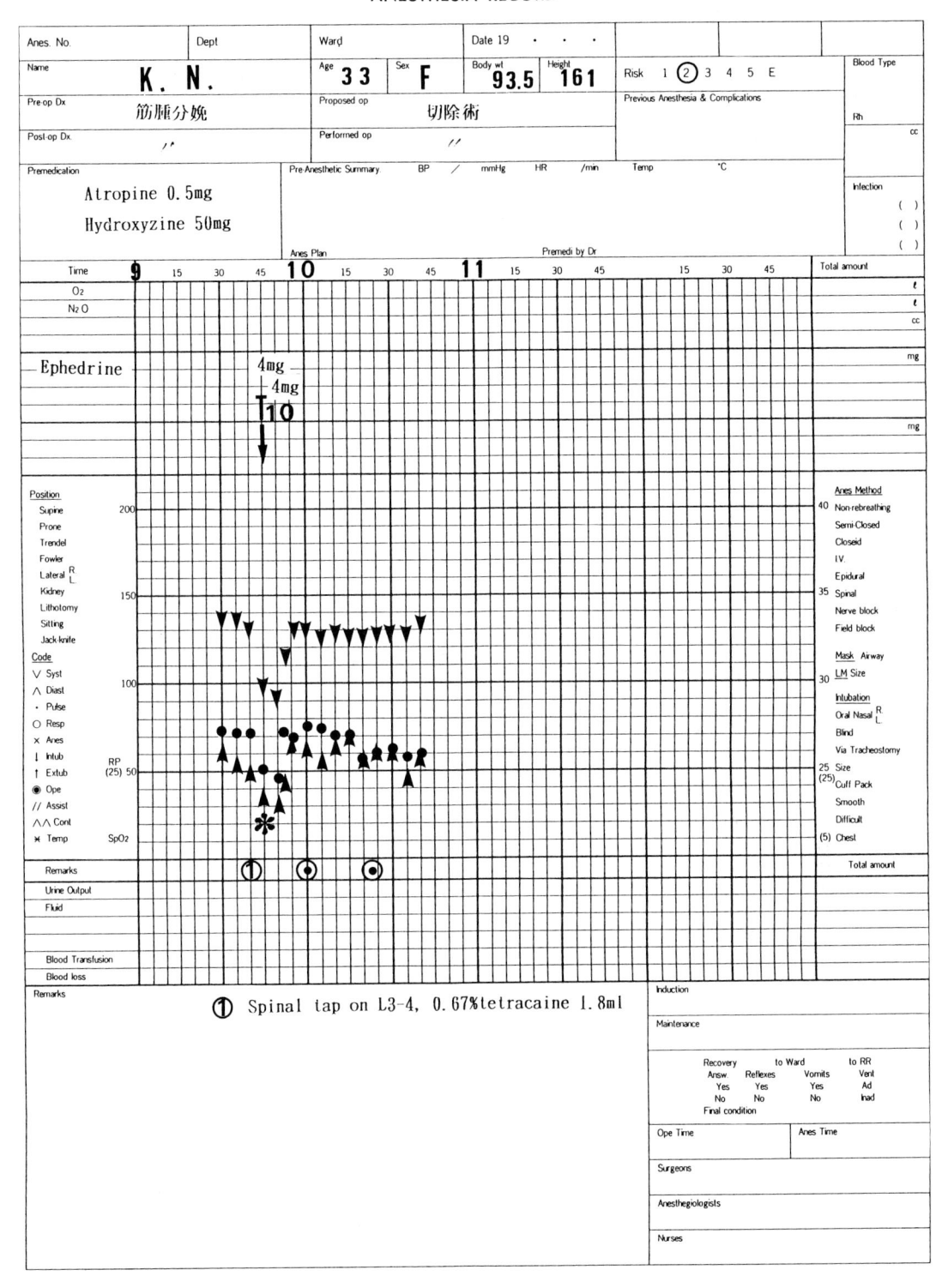

Anes. No.		Dept		Ward		Date 19 . . .				Blood Type	
Name	K. N.		Age 33	Sex F	Body wt 93.5	Height 161	Risk 1 ②3 4 5 E				
Pre-op Dx	筋腫分娩		Proposed op	切除術		Previous Anesthesia & Complications				Rh	cc
Post-op Dx	〃		Performed op	〃							
Premedication		Pre-Anesthetic Summary	BP / mmHg	HR /min	Temp ℃					Infection	( ) ( ) ( )
Atropine 0.5mg Hydroxyzine 50mg											
		Anes Plan			Premedi by Dr						

Remarks: ① Spinal tap on L3-4, 0.67%tetracaine 1.8ml

図8:麻酔チャート1

1. 脊髄くも膜下麻酔(脊麻)

ANESTHESIA RECORD

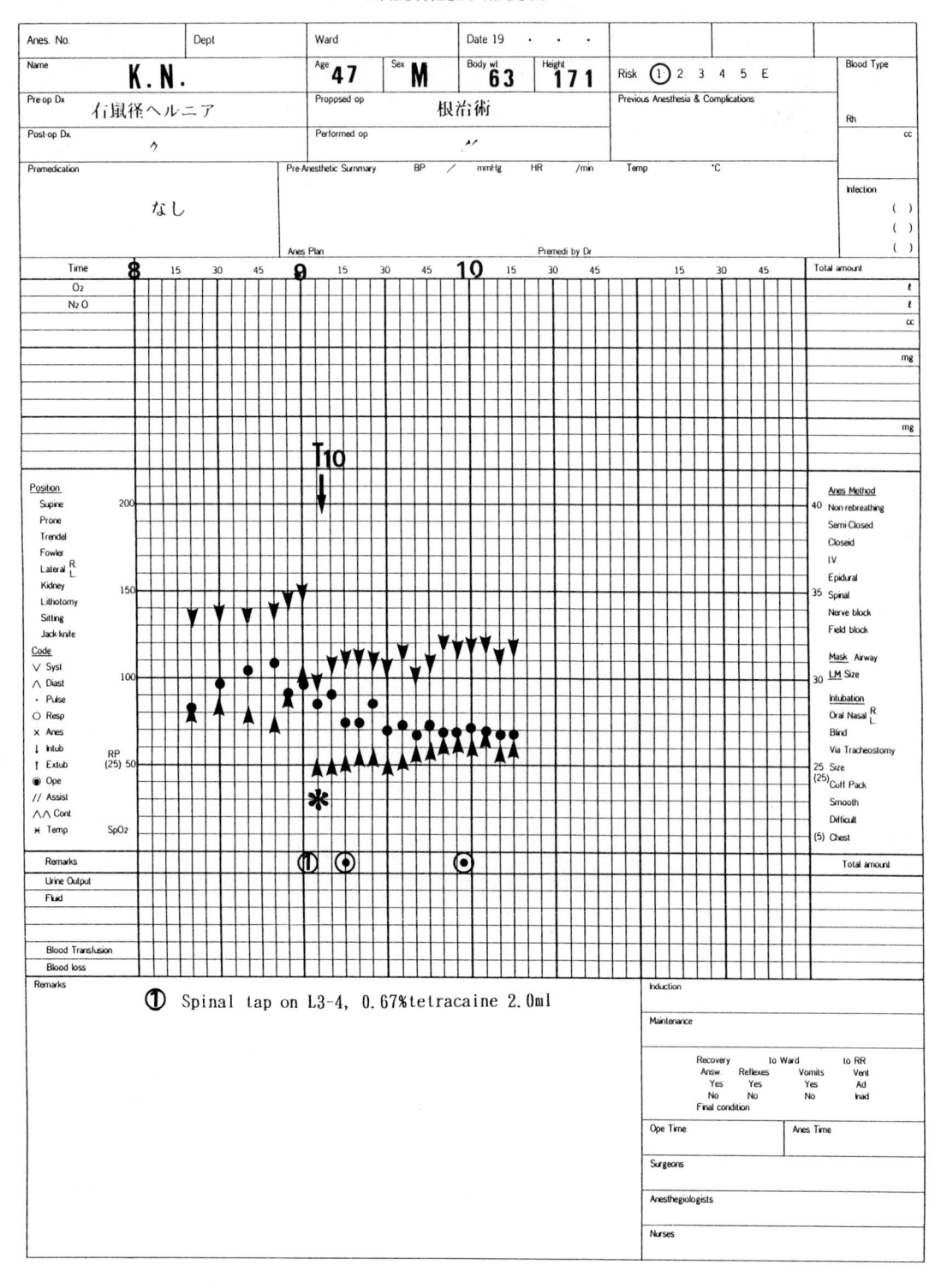

Anes. No.		Dept		Ward		Date 19 . . .				Blood Type	
Name	K.N.	Age 47	Sex M	Body wt 63	Height 171	Risk ① 2 3 4 5 E					
Pre-op Dx	右鼠径ヘルニア		Proposed op	根治術		Previous Anesthesia & Complications				Rh	
Post-op Dx	〃		Performed op	〃							cc
Premedication	なし		Pre-Anesthetic Summary	BP / mmHg	HR /min	Temp ℃				Infection ( ) ( ) ( )	
			Anes Plan		Premedi by Dr						

Remarks

① Spinal tap on L3-4, 0.67%tetracaine 2.0ml

図9：麻酔チャート2

表1：目標麻酔域と局所麻酔薬の選択・使用量

		サドルブロック	低位脊髄くも膜下麻酔	中位脊髄くも膜下麻酔
通常遮断される領域 ■ 遮断される可能性のある領域 ▨				
局所麻酔薬		高比重液 0.5%テトカイン® （10%ブドウ糖液） テトラカイン8-10mg	等比重液 0.5%テトカイン® （生食、1/2生食溶媒） テトラカイン10-15mg	高比重液 0.5%テトカイン® （10%ブドウ糖液） テトラカイン8-12mg	高比重液 0.5%テトカイン® （10%ブドウ糖液） テトラカイン10-16mg
		0.3%ペルカミンエス注射液® 1-1.2ml		0.3%ペルカミンエス注射液® 2-2.2ml	0.3%ペルカミンエス注射液® 2.2-2.6ml
		ネオペルカミン・S® 1-1.2ml		ネオペルカミン・S® 1.8-2.2ml	ネオペルカミン・S® 2-2.6ml
		0.5%高比重ブピバカイン 1-1.6ml	0.5%等比重ブピバカイン 1-3ml		0.5%高比重ブピバカイン 2-3ml
体位		坐位5分間	注入後仰臥位		

〔文献8）Rubin AP. Spinal anaesthesia. New York：Churchill Livingston；1987を一部改変．文献2）横山和子編著．脊椎麻酔．東京：診断と治療社；2000．p.116 より引用〕

も選択可能であるが，手術部位に片寄りのある場合は穿刺時体位を，高比重では手術部位を下側に，等比重では上側にする。腹臥位での穿刺の利点は，手術部位は腰・背部で，手術時の体位が腹臥位であり，かつ，手術時の体位をとってから体位に不都合のないことを確認したうえで，穿刺が可能である点にある。等比重または低比重液を選択すること。坐位での穿刺はサドルブロック（saddle block）目的の場合が多いが，穿刺困難時にも有用である。使用薬は高比重液が多く選択されているが，等比重液でも十分安全に使用できる。大切なことは薬液注入後，数分間坐位を保持すること。原因となる注入直後の体位変換は麻酔高にばらつきがでやすい。

5）くも膜下穿刺法と穿刺時の注意

a）脊麻針の種類（図11，12[2]）：脊麻針は2種類に大別される。針先端の形状で分類すると，Quincke型（この分類に属する脊麻針には，Quincke Badcock, Pitkin, Green, ATRAUCAN®などがある）とpencil point型（Whitacre,

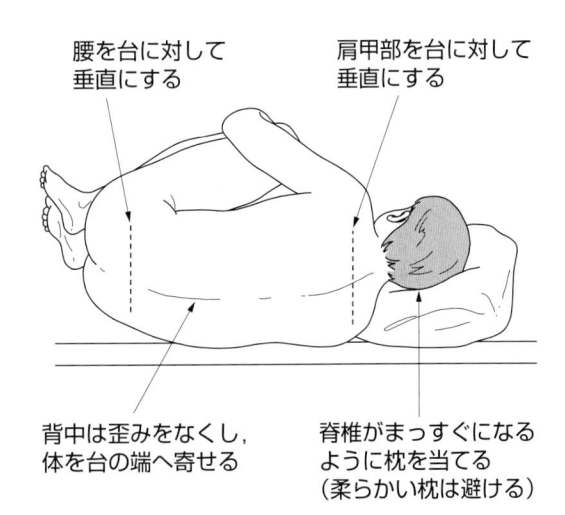

図10：側臥位のとりかた
〔文献2）横山和子編著．脊椎麻酔．東京：診断と治療社；2000．p.146より引用〕

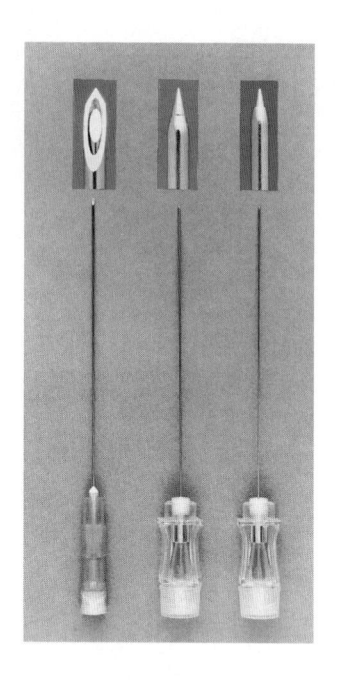

図11：Quincke針（25G左側）とopen end point針（25G中央，27G右側）の比較
針先端に注目してほしい。

A. Quincke Badcock
B. Pitkin
C. Greene
D. Whitacre
E. Sprotte
F. Tuohy
G. openend pencil point
H. ATRAUCAN®
I. double hole pencil point

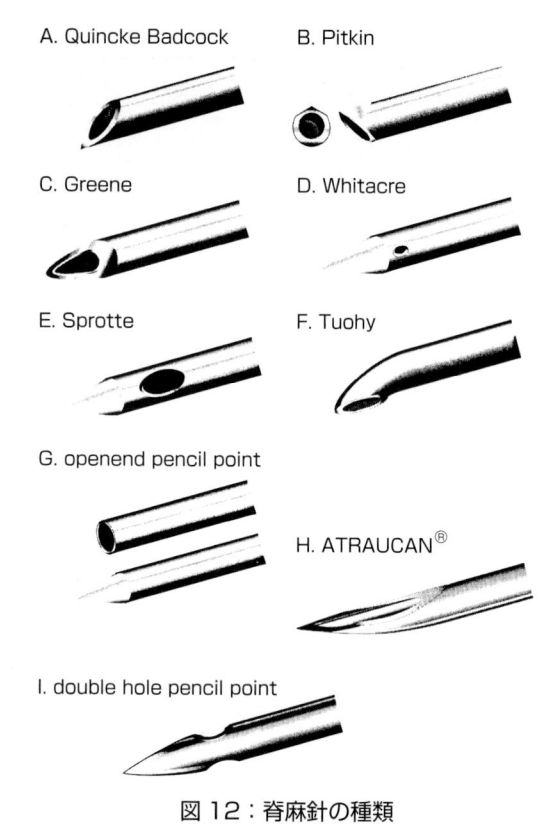

図12：脊麻針の種類
〔文献2）横山和子編著．脊椎麻酔．東京：診断と治療社；2000. p. 141より引用〕

Sprotte, open end, double hole 型などが属する）となり，後者はさらに side hole 型と open end 型に分けられる。針先端の開口部による分類では，先端開口型（Quincke 型と open end 型）と閉鎖型（side hole 型）になる。各々利点と欠点がある（表2）。

b）穿刺部位：穿刺部位は脊髄が馬尾となっている部位が望ましく，成人ではL2付近で馬尾となるため，くも膜下穿刺はL2以下の棘間で行う。同時に，第何腰椎かの確認をする。しばしば，Jacoby線が使用されているが，その信憑性は低く，L5棘突起から上に数えるほうが確実である。次に，穿刺部位に皮膚を含め感染がないこと，また，腰部椎体とその周辺に変形や痛みがないこと，L6でないこと（身長に比し，坐高が高い場合は疑う）を確認する。手術中仰臥位をとる場合は，解剖学的脊柱の彎曲に注目する。多くの症例で仰臥位時，L4が最も高位となるが，個人差があるので注意する。側臥位で穿刺，高比重液使用時は穿刺部位は広がりに大きく影響する。頭側への広がりを期待する場合は，L2-3分間で穿刺する。L3-4間は均等な広がりを期待できる。L4-5分間は頭側への広がりが少ない。側臥位穿刺で，等比重液を使用する場合は，注入量（volume）が広がりに大きく関与するので，穿刺部位はL3-4間が適切である。ただ，少ないvolumeで小範囲の広がりを得たい場合は，穿刺部位は目的に合わせて選択する。

c）穿刺法：くも膜下腔に到達する方法には，正中法と傍正中法の2法がある（図13）[10]。2方法の違いは，穿刺時に通過する組織が違うことで，正中法のほうが確実に組織の違い（抵

表2：脊麻針別の利点と欠点

脊麻針の種類	利点	欠点
Quincke 型	穿刺が容易である	tissue corning がある PDPH 発生率が高い（curtain-effect＊がない） 神経損傷の可能性が pencil point より高い
pencil point 型	curtain-effect がある tissue corning が発生しにくい 神経損傷が発生しにくい	穿刺にガイド針が必要
side hole 型		成功率が多少低くなる
open end 型	成功率が高い	

＊脊麻後頭痛（PDPH）の原因は CSF 漏出によるとされ，脊麻針抜去後の穴は小さいほどよい．腰部硬膜の線維は縦走線維と複雑に絡み合う線維が2層をなし，脊麻針抜去後あたかもカーテンを閉じるように穴を塞ぐことが示され，これを curtain-effect という．

抗の違い）を感知できる．したがって，くも膜下腔に到達した抵抗消失感（loss of resistance）が感知でき，かつ，針の開口部がすべての長さ（total area）において，くも膜下に刺入したか否かも感知できる．これは脊麻穿刺の成功率を高くできる非常に大切な利点といえる．傍正中法は，解剖学的に正中法が困難なときに選択するが，くも膜下腔刺入の感触は不確実で，むやみに穿刺を繰り返すと神経根などの損傷も発生する．脊麻針刺入にあたっては，個々の針の特性を考慮（針の種類により刺入方向が異なる．図14）[2]．両手で針頭部を把持，皮膚に垂直となるよう刺入する．決して片手で把持・刺入してはいけない．

6) 薬液注入法と注入時の注意

a) 確実に穿刺針開口部すべてがくも膜下腔にあるという確信は，穿刺時の感触（loss of resistance）と脳脊髄液（cerebrospinal fluid：CSF）逆流の速度と量により判定できる．脊麻針先端の開口部には長軸方向に針固有の距離があり，開口部すべてが，確実にくも膜下腔に刺入されていないと，注入薬液の全量がくも膜下腔に注入できない．

b) CSF の性状と流出速度の確認．薬液注入前に CSF の性状をみる．やみくもに局所麻酔薬を注入しない．血性（新鮮か否かも判定する），キサントクロミーの有無，粘度など．正常でない場合はその原因を検索する．よくあることは，硬膜外腔の静脈穿刺（前方の）による血液の逆流である．次は，CSF の流出速度（表3）をみる．流出速度は針の種類，太さ，長さ，CSF 圧などによるのは当然であるが，意外と注目されていない点は，針先端のくも膜下腔における位置と開口部の向きにより，流出速度が違う点である．くも膜下腔穿刺後，針を90度ごとに360度回転させ，流出速度を注意深く観察，各々の点で違う場合は，くも膜下の中心から針先端の位置がずれているか針開口部全体が刺入されていない（開口部の一部がくも膜外に位置していると，くも膜外・硬膜下注入が発生する）と判断，針先端位置を変えるなり，針開口部の向きを変えるなりして，適切な注入部位とする．

c) 注入時注意すること：針切片の向き，注入時抵抗などを確認し，薬液注入を開始する．脊麻高を決定する因子は多く，成書[4]を参考

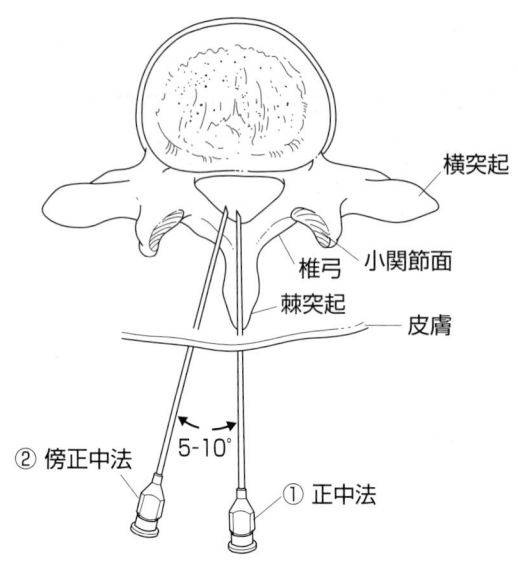

図13：正中法と傍正中法
〔文献10）Raj PP, Paui U. Handbook of Regional Anesthesia. Churchill Livingstone；1985．文献2）横山和子 編著．脊椎麻酔．東京：診断と治療社；2000．p. 156 より引用〕

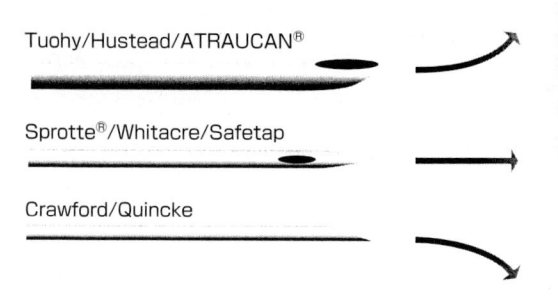

図14：脊麻針の進行方向
針先のデザインによって針の進行方向が決まる。Tuohy, Hustead, ATRAUCAN®など，先端の傾斜している針では角度のついている方向と逆方向に進む。pensil point針（Sprotte®, Whitacre, Taperedなど）では直進する。最も汎用されている先端に切片のある針（Crawford, Quinckeなど）では切片の逆方向に進む。
〔文献2）横山和子編著．脊椎麻酔．東京：診断と治療社；2000．p. 162 より引用〕

にしてほしいが，各症例での必要麻酔高，年齢，身長，体重などの身体的因子に加えて，局所麻酔薬の種類・比重，針の種類，長さ，くも膜下腔での針の位置，開口部の向き，注入速度などによっても麻酔高は変化する。

d）くも膜外・硬膜下穿刺・注入は，時折症例報告されるが，注入量に比し，広範囲の麻酔が得られることで問題となる。これを避けるには，穿刺時の loss of resistance を大切に感知し，針開口部が確実にくも膜下腔に刺入されたことを確認できる速度と集中力をもって，穿刺を行う以外にない。また，注入時患者と会話しながら，異常を速く感知する努力をすることも大切。

e）針先に目がないわけであるから，神経に触ってしまうことはありうるので，馬尾神経や神経根損傷を避けるには，針は pencil point 型を選択，穿刺は正中法で，かつ，ゆっくり刺入することで，神経に触れることはあっても，損傷にいたらない可能性は高くなる。穿刺時神経に針が触れて，反応しない患者はいない。その反応を見逃さない注意深さも大切である。「患者の背中は口ほどにものを言う」のである。

f）患者の反応：患者は背中で何をされるのかわからないから，常に不安である。不安を取り除く意味でも声をかけ，何をしているかを説明しながら，脊麻施行中は患者と対話し続ける努力をする。このことにより，患者の精神状態や異常感覚など，患者の反応を早期に発見できる。事故を予防するうえで大切と考えている。

7) 局所麻酔薬注入直後の注意点と交感神経遮断の判定

くも膜下腔に局所麻酔薬を注入直後（1分前後）ですでに交感神経遮断は発生している。これをいかに早期に見極めるか（薬液注入部位の交感神経が遮断され，注入直後に皮膚血管が拡張してくるので，その拡張具合で穿刺部位の正確さや注入部位が予測でき，広がりの予測につながる），また，誤投薬（交感神経遮断による

表3：各種脊麻針について，流出速度，内径，針の長さなどの比較

番号	太さ(ゲージ)	脊麻針 種類	脊麻針 商標	流出速度(mean±SD)(ml/時)	内径(計算値)(mm)	内径(実測値)(mm)	外径(実測値)(mm)	針の長さ(実測値)(mm)	流出可視時間(秒)
1	29	Quincke	Braun	3.26 ± 0.05	0.222	0.21	0.34	86.00	1.7
2	27	Quincke	Becton-Dickinson	11.70 ± 0.33	0.308	0.27	0.41	88.90	2.0
3	27	Whitacre	Becton-Dickinson	15.91 ± 0.33	0.332	0.27	0.41	88.90	1.7
4	26	Quincke	Becton-Dickinson	14.97 ± 0.65	0.327	0.28	0.46	88.90	1.8
5	26	Quincke	Braun (standerd)	06.83 ± 0.29	0.269	0.22	0.455	86.00	2.6
6	26	Quincke	Braun (thin-wall)	13.60 ± 0.25	0.32	0.28	0.476	86.00	1.8
7	26	Quincke	Braun (ultra-thin)	18.00 ± 0.67	0.343	0.28	0.476	88.90	1.6
8	25	Quincke	Becton-Dickinson	15.70 ± 0.72	0.321	0.28	0.51	88.90	1.7
9	25	Whitacre	Becton-Dickinson	16.80 ± 0.64	0.310	0.28	0.51	86.00	1.4
10	25	Quincke	Braun	17.50 ± 0.21	0.338	0.30	0.55	87.50	1.6
11	24	Sprotte	Havel (thin-wall)	36.02 ± 1.05	0.408		0.55	87.50	1.1
12	23	Whitacre	Braun (thin-wall)	92.40 ± 1.31	0.516			86.00	0.7
13	22	Quincke	Becton-Dickinson	64.61 ± 1.42	0.472	0.43	0.72	88.90	0.9
14	22	Whitacre	Becton-Dickinson	72.1 ± 1.21	0.486	0.43	0.72	88.90	0.8
15	22	Sprotte	Havel (thin-wall)	97.1 ± 1.71	0.536			87.50	0.7

〔文献2〕横山和子編著．脊椎麻酔．東京：診断と治療社；2000．p. 166 より引用〕

血管拡張がみられないか異常反応がでる），異常反応（薬の取り違え，アレルギー反応，血管内注入などによる反応），予想外の広がり（くも膜外・硬膜下注入による高位脊麻やくも膜下以外への注入による不十分な脊麻となった場合など）などを極めて早期に発見し，対応することができるかが，施行医師に問われる。患者から目の離せない時間帯である。最も大切なことは，患者の意識が清明で，会話ができること。この会話を大切に，麻酔部位の感覚変動を聞き出す。患者が下肢の異常感（多くは"あったかくなった"と言う）を認める頃（薬液注入後2-3分）には，皮膚血管の拡張が認められ，交感神経遮断高が判定できる。無論この時点では初期判定であり，薬液の広がりに従って，麻酔高は変化するが，初期の麻酔の広がりを把握できないと，適切な麻酔高を得るのは難しい。交感神経遮断の判定法は種々あるが[11]，筆者が施行している方法は，視診（血管拡張），触診（立毛筋弛緩による皮膚抵抗感の減弱と皮膚の乾燥感）である。高比重液使用時は交感神経遮断高の2分節下がほぼ知覚神経遮断高であり，等比重液使用時はほぼ同一高となる（約30分後）。知覚神経遮断域の判定は，交感神経遮断高を判定後，その2分節下または同分節皮膚を爪でピンチすることで確認している。

8）脊麻施行後の併発症の予防と対処

（1）高位脊麻・全脊麻

無痛域がT4以上に及んだ場合を高位脊麻という。しばしば，呼吸・循環抑制が増強される。全脊麻は局所麻酔薬の大量投与や比重の誤認などで発生する。対処は静脈還流量の増大（両下肢の挙上，輸液の増量，エフェドリン，ドパミンの投与）による血圧の維持，酸素投与と呼吸管理（自発呼吸消失時は人工呼吸とする）をする。

(2) 中枢神経系の併発症

脊麻後頭痛（post-dural puncture headache：PDPH）の原因は明らかではないが，CSFの硬膜外腔への漏出説が多くの人に支持されている。脊麻針を細く，かつ，pencil point型にすることで，発生率を低下させうる。治療は安静，輸液，鎮痛薬投与，硬膜外自家血パッチなどである。脳神経障害として，PDPH同様低脳脊髄圧による脳神経障害（難聴，複視，硬膜下血腫，脳内出血，その他）が発生する。

(3) 循環系の併発症

脊麻を施行すると交感神経遮断域に伴い，血圧低下は避けられない。収縮期血圧は安静時の20％低下，または90mmHg以上あればよい。しかし，この血圧が脊麻施行後どの時期に発生するかが問われる。脊麻後30分経過後であれば，この程度の血圧はなんら処置の必要はないが，脊麻直後であるならば，さらなる低血圧が予測され，輸液の増量や昇圧薬の投与を考える必要があろう。すなわち，低血圧となる時間帯，速度，程度などをみている必要がある。徐脈，不整脈，心停止などは，生理の項で触れているので省略する。

(4) 呼吸器系の併発症

脊麻中の呼吸抑制の原因として，中枢性呼吸抑制（低血圧，鎮痛・鎮静薬投与）と末梢性呼吸抑制（高位脊麻による呼吸補助筋の麻痺，手術操作や肥満などによる横隔膜運動の抑制）がある。健常者では，無痛域が上位胸髄に達しても，安静時呼吸は維持される[12]が，呼・吸気予備能は減少する。したがって，パルスオキシメータやカプノグラムを用いて呼吸を監視することは重要である。一方，安易な高濃度酸素の吸入も好ましくない。

(5) 排尿障害[13]

排尿反射中枢は延髄にあり，求心路は骨盤神経（S2-4）で，遠心路は下腹神経（L1-3）である。したがって，脊麻後は一過性の機能性排尿障害に陥る。前投薬にアトロピンが嫌われるゆえんである。処置は導尿が確実であるが，尿路感染に注意する。

6 合併症

(1) TRI(transient radicular irritation), TNSs (transient neurologic symptoms)

高比重5％リドカインによる持続脊麻後の馬尾症候群発生以後，これらの概念が局所麻酔薬の毒性評価として導入された。局所麻酔薬の神経毒性に関しては，かなり研究されており[14]，脊麻にブピバカインを使用することに関しては問題なさそうである。

(2) 脊髄神経損傷

原因は神経損傷，血管損傷，血管収縮，支持組織の損傷などによる。くも膜下穿刺時の直接神経損傷や局所麻酔薬の髄内注入による脊髄損傷，神経根損傷や，脊髄動脈の損傷や収縮に伴う脊髄の循環障害，くも膜下腔や硬膜外腔の大量出血，血腫による脊髄圧迫が発生しうる。血液凝固能低下や抗凝固薬使用時には脊麻の適応はない。

(3) 感染

穿刺部位の感染，髄膜炎（細菌性，無菌性）などが発生しうるが，無菌的操作を徹底する。必ず，術後回診を次の日に行うことで，早期発見に努める。

【文献】

1) 山本 亨, 若杉文吉. 図解痛みの治療. 東京：医学書院；1971. p. 139
2) 横山和子編著. 脊椎麻酔. 東京：診断と治療社；2000. p. 32, 116-66.
3) Bonica JJ. The management of pain. 2nd ed. Philadelphia：Lee & Febiger；1990. p. 141
4) Campagna JA, Carter C. Clinical relevance of the Bezold-Jarish reflex. Anesthesiology 2003；98：1250-60.
5) Pollock JE, Neal JM, Liu SS, et al. Sedation during spinal anesthesia. Anesthesiology 2000；93：728-34.
6) Gentill M, Huu PC, Enel D, et al. Sedation depends on the level of sensory block induced by spinal anesthesia. Br J Anaesth 1998；81：970-1.
7) 鈴木 太, 小川節郎, 花岡一雄, 他. 脊椎麻酔における AJ-002（塩酸ブピバカイン）の臨床試験—等比重および高比重製剤の臨床用量の検討. 麻酔 1998；47：447-65.
8) Rubin AP. Spinal anaesthesia. New York：Churchill Livingstone；1987.
9) Mojica JL, Meléndez HJ, Bautista LE. The timing of intravenous crystalloid administration and incidence of cardiovascular side effects during spinal anesthesia：The results from a randomized controlled trial. Anesth Analg 2002；94：432-7.
10) Raj PP, Pai U. Handbook of Regional Anesthesia. New York：Churchill Livingstone；1985.
11) Curatolo M, Peterson-Felix S, Arendt-Nielsen L. Sensory assessment of regional analgesia in humans. Anesthesiology 2000；93：1517-30.
12) 益田律子, 横山和子. 高比重脊椎麻酔薬に伴う高位脊椎麻酔における換気動態について. 麻酔 1992；43：1565-73.
13) Kamphuis ET, Ionescu TI, Kuipers PWG, et al. Recovery of storage and emptying functions of the urinary bladder after spinal anesthesia with lidocaine and with bupivacaine in man. Anesthesiology 1998；88：310-6.
14) Hodgson PS, Neal JM, Pollock JE, et al. The neurotoxicity of drugs given intrathecally (spinal). Anesth Analg 1999；88：797-809.

II 応用編

硬膜外麻酔

硬膜外麻酔とは，硬膜外腔に局所麻酔薬を注入することによって，脊髄神経の伝達を可逆的に遮断する麻酔方法である．今日では，オピオイドなどの局所麻酔薬以外の薬剤投与も行われるなど，硬膜外腔に薬物を投与することによる鎮痛法または麻酔法として応用されている．その適応も手術に対する麻酔管理だけではなく，術後疼痛管理やペインクリニックにおける慢性疼痛管理へと広がっている．

硬膜外麻酔は施行部位すなわち硬膜外穿刺を行う部位や麻酔効果の得られる範囲によって，①頸部硬膜外麻酔（cervical epidural anesthesia），②胸部硬膜外麻酔（thoracic epidural anesthesia），③腰部硬膜外麻酔（lumbar epidural anesthesia），④仙骨硬膜外麻酔（caudal epidural anesthesia）に分類される．

1 硬膜外麻酔の特徴

硬膜外麻酔の特徴は，手術などの侵害刺激が入力する部位でこれを遮断することにある．侵襲に起因する侵害刺激が中枢へと伝わることによって，いわゆるストレス反応としての生体反応が引き起こされる．さらに，痛みの伝達機構が修飾され，新たな痛みの原因が作り出されたり，痛みの伝達が増強されることもある．硬膜外麻酔は侵襲を入力部位で遮断することによって，このような侵害刺激入力によって惹起され生体への悪影響を強力に抑える（図1）．

上述の分類のように，麻酔効果を区域性に発揮することができることも硬膜外麻酔の大きな特徴である．区域性の麻酔効果という点では脊髄くも膜下麻酔も同様であるが，上胸部や頸部に応用することは難しい．硬膜外麻酔の作用起点も脊髄くも膜下麻酔とよく似ているが，脊髄神経の遮断が中心となる．麻酔作用は脊髄くも膜下麻酔より弱いものの手術侵襲に対して十分な麻酔効果を発揮する．作用が高位脊髄に及んでも呼吸抑制や循環抑制が少ない．穿刺部位や局所麻酔薬の投与量を調節することによって，

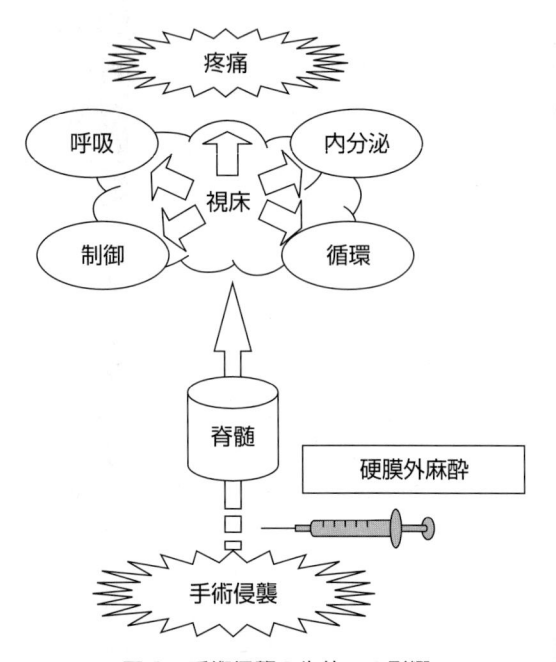

図1：手術侵襲の生体への影響

目的とする脊髄神経分節だけを麻痺させる分節性神経遮断も可能である。

硬膜外麻酔法には，麻酔薬を硬膜外針から1回注入する方法とカテーテルを硬膜外腔に留置し，このカテーテルから麻酔薬を持続的に注入する方法がある。硬膜外カテーテルを用いることによって，長時間の手術に対して持続的に硬膜外麻酔を維持することも，術後疼痛管理に応用することもできる。これも硬膜外麻酔の優れた特徴である。

1) 硬膜外腔の解剖

硬膜外腔は，上端の大後頭孔から始まり，下端は仙骨裂孔を覆う仙尾靱帯に終わる空間である。後方は黄色靱帯，椎弓板前面，関節突起で，前方は椎体と椎間板を覆う後縦靱帯で，側方は椎間孔と椎弓根で囲まれた硬膜周囲の空間である（図2)[1]。側方は傍脊椎間腔と交通し，脊髄神経の神経鞘へと移行している。腹側の硬膜外腔は比較的狭く，背側の硬膜外腔は脊椎の部位により異なるが3-6mmの広さがある。横断面では，後方中点を頂点とした三角形をしている。硬膜外腔は正中で最も広く，側方では次第に狭くなっていく。硬膜外腔は，脂肪結合組織や粗い疎性組織で満たされており，その中に血管，リンパ管や硬膜に包まれた脊髄神経根が指状に突出した形で存在している。硬膜外静脈には弁がなく，頭蓋内の静脈と直接連絡している。また，硬膜外静脈は椎間孔を通じて胸腹部の静脈と，仙骨静脈叢を通じて骨盤内の静脈とも連絡する。このため，胸腔や腹腔内圧が増加すると，内椎骨静脈叢の容積が増大して薬液で満たされる硬膜外腔容量が相対的に少なくなる。

2) 硬膜外麻酔の作用

硬膜外腔に投与された局所麻酔薬は，主に硬膜外腔の混合神経，後根神経節さらに硬膜を浸透して，脊髄神経根に作用する。さらに，局所麻酔薬は硬膜または硬膜スリーブを通してくも膜下腔，すなわち脳脊髄液中に入り脊髄にも作用する。硬膜外腔へ投与されたオピオイドなどはくも膜下腔に到達したのち脊髄液中を頭側に移動して，上位中枢においても薬理学的作用を示す。

局所麻酔薬は，神経軸索の細胞膜を通過し内側からNa^+チャネルを遮断し，Naの細胞内流入を抑制することによって，可逆的に神経伝達を遮断する。臨床的な硬膜外麻酔の効果としては，交感神経線維遮断に始まり，冷覚，温覚，痛覚，触覚の順に遮断されていく。反対に，神経遮断の効果はこの逆の順で回復してくる。

3) 生体への影響

(1) 中枢神経系

硬膜外腔は血管が豊富に分布していること，また硬膜外麻酔では比較的多くの局所麻酔薬を使用することから，局所麻酔薬が血管に吸収され中枢神経系に作用することがある。中枢神経系への影響は血中濃度に依存するが，初めは中枢神経抑制により鎮静作用を呈してくる。高濃度になると初めに中枢神経の刺激症状が現れ，多弁，興奮，不穏，ふるえや悪心，嘔吐などが起こってくる（図3)[2,3]。中毒症状を起こす濃度は局所麻酔薬によって異なるが，リドカインでは血漿濃度が$5\,\mu g/ml$を超えると起こりやすくなる。通常の臨床使用量において，中毒症状が現れることは極めてまれである。

(2) 心血管系

交感神経線維が遮断されることにより低血圧

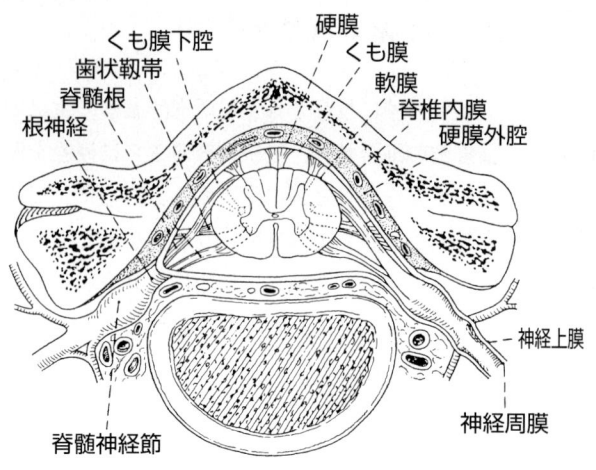

図2A：脊髄と脊柱管の関係
〔文献1）小坂義弘．新版 硬膜外麻酔の臨床．p. 36 より引用〕

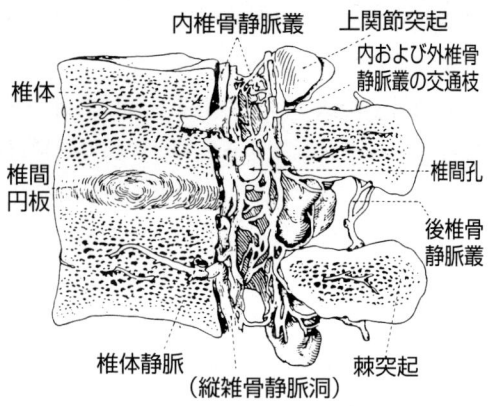

図2B：硬膜外麻酔に関係の深い静脈〔縦断面図〕
〔文献1）小坂義弘．新版 硬膜外麻酔の臨床．p. 37 より引用〕

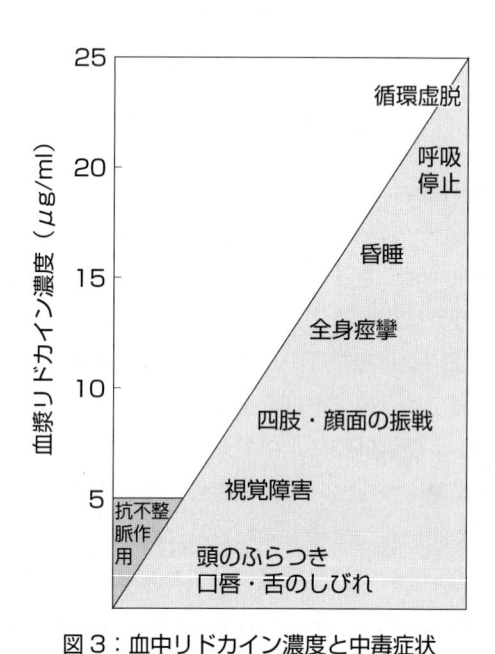

が生じる。麻酔域の血管拡張が起こり，体血管抵抗が低下するとともに，静脈還流が減少することによって血圧が低下する。神経遮断が心臓交感神経域以上に及ぶと，心拍数の減少と心拍出量の低下による血圧低下も加わってくる。交感神経系遮断域が心臓交感神経以下（T4以下）であれば，圧受容体反射を介して，交感神経心臓枝の緊張と上肢の血管収縮が起こる。血圧低下の程度は麻酔範囲や部位によって，また患者の全身状態によって異なってくる。例えば，高齢者，鎮静薬を投与されている患者，循環血液量が減少している患者では著明となる。

手術侵襲があると交感神経系は緊張し，心拍数・血圧・心拍出量は増加し，末梢血管抵抗は上昇する。さらに，交感神経系の緊張は冠動脈を収縮させ，心筋虚血の危険性を増加させる。また，肝血流量や腎血流量の減少をもきたすこともある。胸部硬膜外麻酔を行うとこれらの心血管系の危険性は減少する。胸部硬膜外麻酔は，侵害刺激入力を遮断して狭心痛を抑え心筋への酸素供給を改善させるだけではなく，冠動脈を拡張して心筋虚血の危険性を減少させる。術後に硬膜外鎮痛を用いると心血管系合併症の発生率，さらには死亡率が減少するという報告

図3：血中リドカイン濃度と中毒症状
〔文献2）Covino BG, Wildsmith JAW. Clinical pharmacology of local anesthetic agents. In：Cousins MJ, Bridenbaugh PO. Neural Blockade in Clinical Anesthesia and Management of Pain, 3rd ed. Philadelphia：Lippincott-Raven；1998. p. 97-128. 文献3）高崎眞弓．「こだわり」の局所麻酔．東京：メディカル・サイエンス・インターナショナル；2002. p. 60 より引用〕

もある。

(3) 呼吸系

上胸部以上で運動神経が遮断されると肋間筋や胸郭の運動が抑制される。さらに、横隔神経が遮断されると横隔膜運動も抑制される。その結果、呼吸抑制が危惧されるが通常の臨床使用では硬膜外麻酔における呼吸筋の抑制は弱く、換気機能や動脈血ガス分析値への影響はほとんどない。しかし、呼吸器合併症のある患者や麻薬などによって鎮静状態にある患者、高齢者では呼吸抑制を呈することもある。呼吸筋麻痺の程度は局所麻酔薬の用量に依存するため、呼吸抑制のリスクが高い場合は局所麻酔薬の濃度や容量を調整する必要がある。

手術後、特に胸部、腹部の手術後では呼吸機能が低下する。痛みのために一回換気量、肺活量、機能的残気量、肺胞換気量が減少する。さらに、無気肺へと進み、換気/血流比の不均衡により肺胞ガス交換が障害される。一方、術後は痛みのため咳嗽や喀痰排出が困難となり、肺胞虚脱を起こしやすい状態となる。術後に硬膜外鎮痛を用いると、上胸部や頸部硬膜外麻酔の呼吸抑制の影響よりも、術後鎮痛による呼吸機能の改善が前面に現れることが多い。

(4) 消化器系

交感神経が抑制されると、相対的に副交感神経活動が優位になり、腸蠕動は亢進する。

術後、特に腹部手術後には消化管運動が低下する。胃内容物が停滞したり、麻痺性イレウスになることもある。局所麻酔薬を用いた硬膜外鎮痛では、術後痛を抑えるとともに交感神経活動を抑制し、術後の消化管運動の低下を改善する。同じ硬膜外鎮痛でもオピオイドを用いる場合は、腸管運動は抑制される。

(5) その他

硬膜外麻酔を用いると肝臓や腎臓などへの臓器血流は、血圧が著明に下降しないかぎり比較的よく維持される。

硬膜外麻酔によって下肢血流も増加することから、静脈血栓症や肺塞栓症の発生頻度も少なくなる。さらに、硬膜外麻酔では凝固傾向や血小板凝集を抑え、フィブリン溶解能を改善するという報告もある。

4) 適応と禁忌

(1) 適応
a) 顔面・頭部以外の手術
b) 術後疼痛管理
c) ペインクリニック
d) 癌疼痛管理

(2) 禁忌
a) 同意、協力が得られない場合
b) ショック、循環血液量が高度に減少している場合
c) 出血性素因のある場合
d) 穿刺部位に炎症がある場合

5) 副作用と合併症

(1) 血圧低下

血管拡張、静脈還流の減少や心臓交感神経遮断による心拍出量の低下などにより起こる。程度の差はあるものの、硬膜外麻酔を行えばほとんどの場合で血圧の低下を認める。循環系の合併症や循環血液量の減少がなければ、十分な輸液と昇圧薬の投与で容易に対処できる。

(2) 徐脈

心臓交感神経遮断された場合に認められる。軽度の徐脈にとどまることが多く処置を要する

ことは少ないが，必要となればアトロピンやエフェドリンの投与で対処する。

（3） 硬膜穿刺

硬膜外腔の確認が難しい場合に硬膜外針で硬膜穿刺することや，硬膜外カテーテル挿入中に穿刺することがある。硬膜外針やカテーテルから脳脊髄液の逆流を認めることで判断できる。硬膜外針は比較的太いため，抜去したあとも硬膜から脳脊髄液が流出し硬膜穿刺後頭痛が出現する頻度が高い。十分な輸液と安静臥床で対処できる。時に鎮痛薬の投与を行う。強い頭痛が続く場合は自己血による硬膜外パッチを行う。

（4） くも膜下腔注入

まれではあるが，硬膜穿刺やくも膜下腔へのカテーテル迷入により薬物の膜下腔投与が起こることがある。局所麻酔薬が比較的大量にくも膜下腔へ注入されるため，全脊椎麻酔になりやすい。症状としては，注入後まもなく呼吸困難，意識消失をきたし，続いてチアノーゼ，呼吸停止となる。マスクまたは気管内挿管による調節呼吸，十分な輸液，昇圧薬の投与によって対処する。

（5） 局所麻酔薬中毒

頻回または大量の局所麻酔薬投与によって起こることがある。症状の出現は局所麻酔薬の血漿濃度に依存するが，興奮，不安，多弁などの中枢神経興奮が現れる。続いて，痙攣，中枢抑制，循環不全，呼吸停止などが起こってくる。全身管理による対処を行う。

（6） 神経障害

硬膜外針やカテーテル挿入によって神経を損傷することがあるが，極めてまれである。

局所麻酔薬による神経毒性にも注意が必要である。局所麻酔薬のなかではリドカインの神経毒性が多く報告されている。脊髄くも膜下麻酔に比較し硬膜外麻酔における神経毒性はまれであるが，麻酔効果が極めて限局している場合は注意が必要である。

（7） 硬膜外血腫

硬膜外腔は血管が豊富に分布しており，硬膜外針やカテーテルによって血管損傷することがある。通常は自然に止血するが，出血素因がある場合や抗凝固薬，抗血小板薬を投与されている場合では硬膜外血腫を形成する危険性が高くなる。現在これらの薬剤が使用されている場合も多く，硬膜外麻酔を施行するにあたってはそれぞれの薬剤に応じた休止期間を設けることが大切である（表1）。

（8） 硬膜外腔感染，硬膜外膿瘍

極めてまれであるが，硬膜外腔に感染を起こすことがある。特に，糖尿病患者や全身状態の悪化した患者で起こりやすく，慎重なカテーテル管理が必要である。

（9） カテーテルの血管内迷入

硬膜外カテーテルが血管内に迷入することがある。吸引によって血液の逆流が認められなくても，カテーテルが血管内に迷入していることもあるので注意が必要である。

表1：抗血小板作用のある薬剤の休止期間

薬品名	休止期間
アスピリン	7日前
チクロピジン	7日前
イコサペント酸エチル	7日前
シロスタゾール	2日前
ジピリダモール	2日前
サルポグレラート	1日前
プロスタグランジンE_1	1日前
プロスタグランジンI_2	1日前
オザグレル	1日前

(10) カテーテルの抜去困難

カテーテルの抜去困難の原因としては，棘突起による圧迫，カテーテルのからみ，結節形成などが挙げられる。カテーテルを硬膜外腔に必要以上長く挿入しないことが大切である。挿入時の体位にすると容易に抜去できることが多い。

2 硬膜外麻酔の実際

1) 術前準備

術前診察と準備

硬膜外麻酔においても全身麻酔の場合と同様に，術前診察による全身状態の把握と前処置が重要である。このなかで，循環血液量の減少や出血傾向がないことを確かめておくことや脊椎の変形などの観察も大切である。また，全身麻酔が予定されていなくても歯の状態，頸の後屈度，開口度をチェックしておく。前投薬には十分な鎮静薬や鎮痛薬を用いる。

硬膜外麻酔を施行するときは，必ず救急薬品，麻酔器を用意し，気管挿管や人工呼吸が行える準備をしておく。監視装置としては，血圧，心電計，経皮的動脈血酸素飽和度モニターを準備する。硬膜外麻酔の準備としては，消毒薬，硬膜外針，硬膜外カテーテル，フィルター，注射器，注射針，ガーゼ，局所麻酔薬などを用意する。硬膜外針はTuohy針が用いられることが多いが，Tuohy針には先端の曲がり具合や切れ，太さ，長さ，目盛りの有無などによっていくつかの種類がある。硬膜外カテーテルも材質，硬さ，目盛り，先端孔の位置，X線透過性などにそれぞれの特徴がある。最近は硬膜外針やカテーテルを滅菌状態でセットにした使い捨ての硬膜外麻酔キットが用いられることが多い。

2) 穿刺部位と体位

硬膜外麻酔の区域性麻酔作用という特徴を十分に活かすためには，適切な部位に硬膜外麻酔を施行することが重要となる。適切な部位とは，手術に伴う侵害刺激が入力してくる範囲を十分に麻酔（神経遮断）できるように薬剤を投与するための部位ということになる。侵害刺激の入力は複雑であり，また体性痛と内臓痛ではその解剖学的特徴も異なる。一般的には手術侵襲の中心部または最も強い部位で硬膜外穿刺を行うのがよい。代表的な手術と硬膜外穿刺部位を表2に示した。脊柱の彎曲や棘突起の形と傾斜によって硬膜外穿刺の難易度が異なるので穿刺しやすい部位で行うことも大切である。腰椎や頸椎下部では穿刺しやすいが，胸椎中部では難しい。

穿刺時の体位としては側臥位，坐位，腹臥位のいずれでも行える。一般には，側臥位で行われることが多い。側臥位では，患者は棘突起間が広がるようにできるだけ背中を丸くするような体位とする。また，患者の背面は手術台に対して垂直になるようにする。

3) 硬膜外腔穿刺

体位をとったあと，穿刺部位を中心に皮膚消毒を行う。最初に局所麻酔薬を用いて穿刺部位の皮内，皮下および棘間の靱帯に局所浸潤麻酔を行う。

(1) 穿刺法

穿刺法には椎間の中心から刺入する正中法と，正中線上より側方から刺入する傍正中法が

ある。棘突起間の広い腰部などでは正中法が，狭い上胸部などでは傍正中法が用いられることが多い。正中穿刺法では針先の走行をイメージしやすい。また，血管を穿刺する危険性も少ない。

(a) 正中法 (median approach)

穿刺部位を決定したら，左手の示指と中指で棘間を固定する。棘上靱帯上で，棘間の中点に局所浸潤麻酔を行う。右手で硬膜外針を把持し，硬膜外針の先端の切り口を患者の頭側に向け，皮膚にほぼ垂直に刺入する。硬膜外針が棘間靱帯の中に入ると，ぐらつくことなくしっかりと固定される。手を離すと硬膜外針がぐらつく場合は，針は棘間靱帯からずれていると考えられる。硬膜外針が靱帯に固定されたら，懸滴 (hanging drop) 法または抵抗消失 (loss of resistance) 法を用いて硬膜外腔を確認する。針先が少し弾力のある硬いものに触れ，プツンという感じのあとに急に抵抗感が消失する。黄靱帯を穿通し針先が硬膜外腔に達したときの触感である。

(b) 傍正中法 (paramedian approach)

目的とする棘間の下部棘突起を確認し，棘突起の上部側方（正中線上より 1-1.5cm 側方）を刺入点とする。脊柱管の中心に向け，やや頭側に針を進める。硬膜外腔の確認は，正中法と同様に懸滴法または抵抗消失法を用いて行う。傍正中法は高齢者や脊椎変形のある患者，または胸椎中部において硬膜外麻酔を行う場合など，正中からの硬膜外針のアプローチが困難な場合に用いられる。

(2) 硬膜外腔の確認

硬膜外腔の確認法には数種類あるが，懸滴法と抵抗消失法が最もよく用いられている（図4)[4]。いずれの確認法も有用であるが，慎重に硬膜外針を進め黄靱帯の穿通感を感じ取ることを忘れてはいけない。

(a) 懸滴法

硬膜外針が棘間靱帯に固定されたあと，スタイレットを抜いて針の接続口に生理食塩水または局所麻酔薬の水滴を付ける。両手で硬膜外針の翼を持って進めていく。黄靱帯を穿通すると，ハブの水滴が硬膜外針の中に吸い込まれる。このサインよって硬膜外腔に針先端が達したことがわかる。懸滴法は穿刺針に水滴を付け

表2：硬膜外麻酔の穿刺部位と初回投与量

手術部位	穿刺部位	目標麻酔域	投与量と年齢（2% メピバカイン (ml))			
			20-50 歳	51-60 歳	61-70 歳	71 歳-
甲状腺	C5-T1	C2-5	10	10	6-8	5
鎖骨	C6-T1	C3-5	10	10	6-8	5
乳房切除	C6-T3	C4-T6	8-10	8-10	6-8	6
胃部分切除	T8-10	T1-L2	15	10-12	8-10	5-8
胃全摘	T8-10	T1-L3	15-18	10-15	8-10	6-8
肝・胆道系	T8-10	T1-12	15-18	10-15	8-10	6-8
腎臓・上部尿管	T8-11	T4-L3	10-15	8-12	8	6
小腸切除	T10-12	T4-S4	15	10-15	8-10	6-8
大腸切除	T10-L1	T4-S4	15	10-15	8-10	6-8
直腸	L2-3	T6-S5	15	10-15	8-10	6-8
腹式子宮全摘	L2-3	T4-S5	12-15	10-12	8-10	6-8
帝王切開	L2-3	T6-S5	10-15			
膀胱全摘	L2-3	T6-S5	10-15	10-15	8-10	5
下肢	L2-3	T10-S5	15	10	8	6

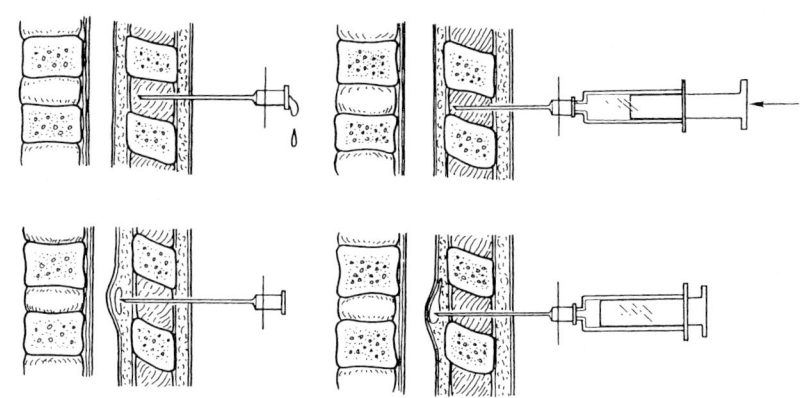

A. 懸滴（hanging drop）法　　B. 抵抗消失（loss of resistance）法

図4：硬膜外腔の確認法

〔文献4〕齊藤洋司．局所麻酔薬．硬膜外麻酔．吉村　望監．標準麻酔科学，第4版．東京：医学書院；2002. p. 169 より引用〕

るだけで特別な道具も必要とせず，施行者以外の人も同時に確認できるため初心者の指導を行うにも優れた方法である。

（b）抵抗消失法

硬膜外針のスタイレットを抜き，生理的食塩水または空気2-3mlを入れたシリンジを硬膜外針に接続する。左手の母指と示指で針の翼を持ち，シリンジのピストンを押しながらゆっくりと硬膜外針を進める。黄靭帯に針先が入ると，針を進める抵抗感が少し増し，続いて黄靭帯を穿通すると急にシリンジの抵抗感が消失する。これによって，硬膜外腔へ達したことが確認できる。シリンジ内に空気を用いるほうが抵抗感を鋭敏に感知できるが，空気注入の問題もあることから生理食塩水を用いるのが望ましい。

（3）カテーテル挿入

硬膜外針が硬膜外腔に達したら，針より血液や脊髄液の出てこないことを確認したあと，硬膜外カテーテルを挿入する。硬膜外腔に挿入するカテーテルの長さは4-5cmが適当である。このとき，抵抗なくスムースに挿入できることも適切に硬膜外腔に挿入されていることのよい指標となる。挿入抵抗があるときは，無理をせずに刺入し直すほうがよい。

（4）仙骨硬膜外麻酔

仙骨領域の硬膜外麻酔，すなわち仙骨硬膜外麻酔では仙骨裂孔より硬膜外腔穿刺を行う。仙骨裂孔は第5仙椎の融合不全によりできたもので，裂孔の程度は個人差が大きい。新生児や幼小児ではわかりやすい。学童期から徐々に触知が難しくなっていくが，逆に高齢者では再び触知しやすくなる。妊婦や肥満者では裂孔の触知は難しい。

体位は側臥位または腹臥位とし，仙骨裂孔の位置を確認する（図5）[4]。仙骨角を左示指と中指の指先で固定し，その指の間を刺入点とする。注射針を用いて，皮膚と45度の角度で裂孔の中心点から刺入する。仙尾靭帯の穿通感を得たあと，針先を回転させさらにすべらすように0.5-1cmほど進める。血液の逆流がないことを確かめて，局所麻酔薬を注入する。仙骨硬膜外麻酔を持続的に行う場合は，18G注射針を用いて穿刺し，上述の硬膜外カテーテルを挿入する。

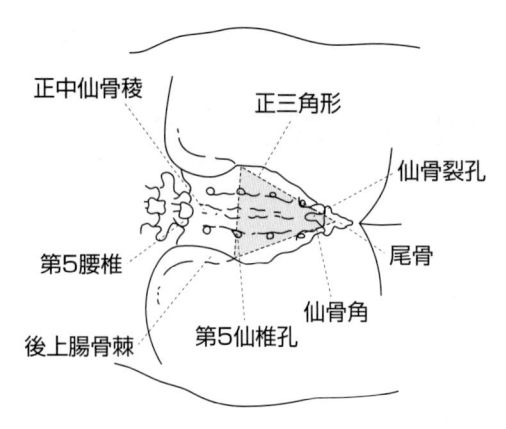

図5：仙骨裂孔の確認法
〔文献4）齊藤洋司．局所麻酔薬．硬膜外麻酔．吉村　望監．標準麻酔科学，第4版．東京：医学書院；2002. p. 169 より引用〕

5) 薬物投与

(1) 投与法

硬膜外鎮痛では硬膜外カテーテルを用いて，薬物を間歇的に単回投与することも持続注入することもできる。持続注入法を用いると，鎮痛効果の変動が少なく安定した麻酔維持ができる。また，血圧等の循環動態の変動も少なく安定している。長時間の局所麻酔薬の使用では，血中濃度の上昇が危惧されるが，持続注入では単回投与と比較しても血中濃度の上昇は少ない。しかし，持続注入法は最初の鎮痛効果が弱く，安定した鎮痛効果を得るまでに時間がかかることが欠点である。短時間で強い鎮痛効果を得るためには単回投与を用いるほうがよい。

単位時間あたりに同じ用量の薬物を用いても，投与方法の違いによって得られる麻酔作用は多少異なってくる。また，同じ用量であっても，濃度や容量を変えて用いることもできる。容量を増加させると鎮痛効果の範囲は広がりやすい。また，同じ用量であっても，濃度が高いほど鎮痛効果の質は高い。

(2) 薬物

硬膜外鎮痛を硬膜外腔に薬物を投与することによる鎮痛法として捉えると，局所麻酔薬以外にもいろいろな薬物が硬膜外鎮痛に用いられる可能性がある。どの薬物を用いるかは，適切な硬膜外鎮痛を行ううえで重要である。ここでは，局所麻酔薬とオピオイド，ならびに両者の併用について述べる。

(a) 局所麻酔薬

局所麻酔薬は神経細胞膜のNa^+チャネルを阻害することにより，神経情報伝達を可逆的に遮断する。硬膜外麻酔の神経遮断効果は脊髄くも膜下麻酔よりも弱い。このため，運動神経線維の遮断程度は弱いが，下腹部の手術に必要な程度の筋弛緩作用は有している。しかし，呼吸筋の麻痺は弱く重篤な呼吸抑制を引き起こすことはない。知覚神経の遮断効果は十分にあり，手術を行うために必要な鎮痛効果を得ることができる。

硬膜外投与の目的に応じて，局所麻酔薬の種類，濃度，容量を選択する。使用部位，運動神経麻痺の必要性，投与期間に加え，患者の全身状態，合併症を考慮して行う。手術の麻酔では十分な麻酔域と鎮痛効果，筋弛緩効果を得ることが基本となるので，2%のリドカインやメピバカインまたは0.75-1%ロピバカインを用いることが多い。また，慢性痛や術後痛の管理では，運動神経麻痺やしびれ感がないほうがよいので，分離遮断効果の期待できる低濃度0.2%ロピバカインが推奨される。リドカインやメピバカインであれば0.5-1%の溶液が用いられる。追加投与や持続注入では，鎮痛効果と血圧など循環系への影響をみながら，投与濃度，量を個々の患者で調整する。

一脊髄神経分節あたりの局所麻酔薬の必要量は，頸部で1ml，胸部で1.5ml，腰部で2ml程度である。また，年齢によって異なり，高齢者，乳幼児や妊婦では濃度，投与量を少なめに

する。表2にメピバカインを例に各種の手術における標準的な投与量を挙げる。

①リドカイン

リドカインはアミド型局所麻酔薬で，作用発現が速く，局所麻酔作用も強い。硬膜外麻酔では1-2%溶液を使用することが多く，作用時間は60-90分である。

②メピバカイン

メピバカインはアミド型局所麻酔薬で，作用発現は速くリドカインとほぼ同じである。作用持続時間はリドカインよりも多少長い。局所の血管収縮作用があり，筋弛緩作用も強いので手術の麻酔や神経ブロックによく用いられる。硬膜外麻酔では1-2%溶液が使用される。

③ブピバカイン

ブピバカインはアミド型局所麻酔薬で，局所麻酔作用が強力である。作用持続時間はリドカインやメピバカインより長いが，作用発現は遅い。脂溶性，タンパク結合性とも高く，毒性も強い。血中濃度が高くなると心抑制が出現することがある。硬膜外麻酔では0.25-0.5%溶液を使用し，その効力はメピバカインの1-2%溶液に相当する。

④ロピバカイン

ロピバカインは近年開発された新しいアミド型局所麻酔薬である。ロピバカインは局所麻酔作用が強く，また作用時間も長い。ロピバカインの特徴はブピバカインで報告されているような心毒性が少ないことである。ロピバカインはより細い神経に対する麻酔作用が強く，運動神経に対する作用が弱い。すなわち，他の局所麻酔薬に比較して分離遮断を得ることが容易であり，術後鎮痛やペインクリニック領域での硬膜外鎮痛に適している。

（b）オピオイド

オピオイド受容体作動薬にはモルヒネをはじめ多くの麻薬や麻薬拮抗性鎮痛薬が作用し，鎮痛効果を発揮する。日本で臨床使用されている多くのオピオイドはμ受容体またはκ受容体に作用して鎮痛効果を発揮する。それぞれの作用部位での効果の程度や効果の割合は，オピオイドの受容体選択性，力価，脂溶性，投与時間などによって異なる。

モルヒネの筋注投与，硬膜外腔投与，膜下腔投与において，モルヒネの血中濃度と脳脊髄液中濃度の推移を調査した結果を図6[5)6)]に示している。硬膜外投与では血中濃度は比較的高いが，くも膜下腔投与では極めて低い。一方，脳脊髄液中のモルヒネ濃度は，くも膜下腔投与群や硬膜外投与群では高濃度を示すものの筋注群では非常に低い。このことから，モルヒネが硬膜外腔に投与された場合，くも膜下腔に到達して脊髄性に作用を示すことと，血行性に吸収されて全身性の作用を示すことの2つの機序で鎮痛効果を発現する。さらに末梢神経における鎮痛効果も示唆されている。

オピオイドの硬膜外投与の臨床応用は，1979年にモルヒネ2mgの硬膜外投与によって優れた鎮痛効果が得られたとの報告に始まる。1980年代に入るとオピオイドの臨床研究が次々と報告されるようになり，術後疼痛，癌性疼痛，分娩痛などあらゆる急性痛や慢性痛に応用されるようになった。

最近はフェンタニルもよく用いられている。モルヒネと比べたフェンタニルの特徴として，1）脂溶性が高いために脊髄への浸透が速く，鎮痛効果発現が速い，2）遅延性の呼吸抑制を起こす可能性がほとんどない，3）分節性の鎮痛効果が期待できる，さらに4）短時間作用性であり調節性がよい，ことが挙げられる。

日本で使用できるオピオイドには制限があるが，これらの薬物のほかにブプレノルフィンのような麻薬拮抗性鎮痛薬もよく用いられている。

オピオイドの硬膜外投与における副作用の主なものは，掻痒感，悪心，嘔吐，低血圧，尿

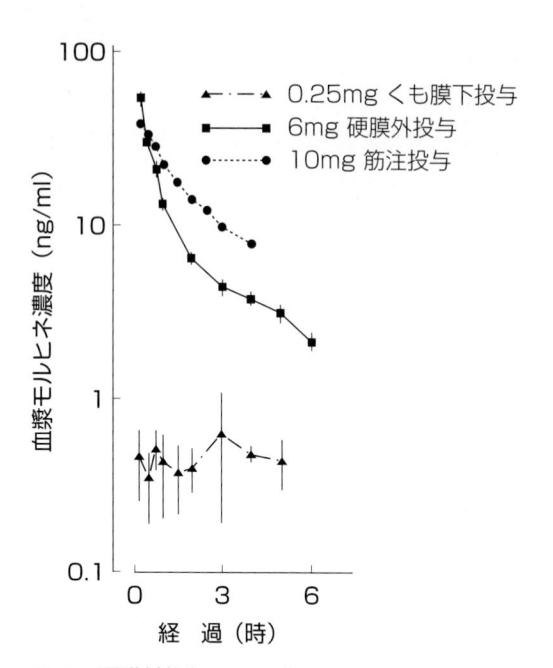

図6：硬膜外投与，くも膜下腔投与されたモルヒネの血中濃度推移

〔文献5）Nordberg G. Pharmacokinetic aspects of spinal morphine analgesia. Acta Anaesth Scand 1984；28 (Suppl 79)：1-38. 文献6）齊藤洋司，小坂義弘．硬膜外鎮痛法に用いられる薬物．小坂義弘編．硬膜外鎮痛法．東京：南江堂；1998. p.38より引用〕

閉，腸蠕動低下，傾眠，呼吸抑制である．報告によりこれらの発生頻度はかなりばらつきがある．モルヒネでは搔痒感が15-90％，悪心，嘔吐が10-60％，尿閉が30-90％と報告されている．これに比較しフェンタニルでは，搔痒感，悪心，嘔吐，低血圧の出現頻度が低い傾向にある．搔痒感の発現頻度は欧米人で高く，日本人で低い傾向にある．術後疼痛管理，特に消化管術後の場合，腸蠕動の低下は早期離床の妨げにもなることから，注意が必要である．

呼吸抑制は，頻度は少ないが最も重大な副作用である．呼吸抑制の原因は髄液中のオピオイドが髄液の対流・拡散により，または血行性に上位中枢まで到達することによるものと考えられる．モルヒネでは髄液中の対流・拡散により，硬膜外投与後数時間たって発症する遅発性呼吸抑制が起こることもあるが，脂溶性の高いフェンタニルなどではほとんどみられない．重篤な呼吸抑制の発生頻度は低いものの，高齢，呼吸機能低下，鎮痛・鎮静薬投与などの危険因子を有する患者ではその発生頻度は高くなる．

（c）局所麻酔薬とオピオイドの併用

局所麻酔薬とオピオイドの硬膜外混合投与は，現在，術後疼痛，癌性疼痛，分娩時疼痛などあらゆる疼痛管理に広く用いられている．局所麻酔薬とオピオイドの混合比，濃度，注入速度については多くの報告がある．局所麻酔薬とオピオイドの硬膜外混合投与が，それぞれの薬物の単独投与に比較して優れた鎮痛効果を発揮するかどうか多くの臨床研究が重ねられてきた．しかし，その結論は一定していない．術後鎮痛に対して局所麻酔薬とオピオイドの混合投与はそれぞれの単独投与に比較して，特に局所麻酔薬の単独投与に比較して強い鎮痛効果を有するとの報告が多いものの，オピオイドの単独投与と比較すると鎮痛効果の増強は認められないとする報告もある．

図7[1)7)]は，動物実験において，局所麻酔薬とオピオイドの硬膜外混合投与の相乗的鎮痛効果を調べたものである．鎮痛効果におけるリドカインとモルヒネの相互作用をアイソボログラムを用いて検討したところ，硬膜外投与されたリドカインとモルヒネは相乗的鎮痛効果を有することを示している．熱刺激に対する体性鎮痛効果と同様に，腸管伸展刺激に対する内臓痛においてもリドカインとモルヒネは相乗的鎮痛効果を示す．条件設定を厳密にした動物実験では局所麻酔薬とオピオイドが相乗的鎮痛効果を発揮することは明らかであり，臨床の疼痛管理においても，局所麻酔薬とオピオイドの硬膜外混合投与によって相乗的鎮痛効果が期待できる．

6）麻酔効果の判定

硬膜外麻酔の効果判定は知覚麻痺と運動麻痺

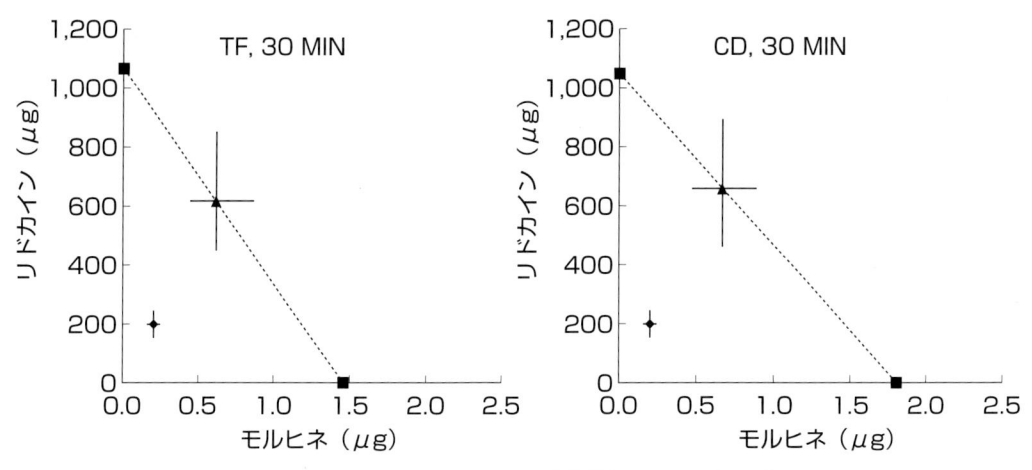

図 7：モルヒネとリドカインの鎮痛効果における相互作用

ラットの硬膜外腔にモルヒネ，リドカイン，または両者の混合投与を行い，鎮痛効果におけるリドカインとモルヒネの相互作用をアイソボログラムを用いて検討したものである．実験より求めたリドカインの ED_{50} と 95％信頼区間は Y 軸上に■とエラーバーで，モルヒネの ED_{50} と 95％信頼区間は X 軸上に■とエラーバーで，リドカインとモルヒネ混合の ED_{50}（実験的 ED_{50}）と 95％信頼区間は●とエラーバーでグラフ上に示してある．リドカインとモルヒネ混合の理論的 ED_{50}，すなわち両薬物が相加的に作用すると仮定したときの ED_{50} はリドカインの ED_{50} とモルヒネの ED_{50} を結ぶ波線上に▲とエラーバーで示してある．このグラフ上で，実験的 ED_{50} が理論的 ED_{50} より有意に下方にあることから，硬膜外投与されたリドカインとモルヒネは相乗的鎮痛効果を有することがわかる．

〔文献 7）Kaneko M, Saito Y, Kirihara Y, et al. Synergistic antinociceptive interaction following epidural coadministration of morphine and lidocaine in rats. Anesthesiology 1994；80：137-50. より引用〕

の程度について行う．

（1）効果判定をする

硬膜外鎮痛を適切に用いるためには，その効果を適切に判定することが必要不可欠である．効果判定は知覚麻痺の程度だけではなく運動麻痺についても行う．前者は冷温覚や痛覚の麻痺の範囲を調べる．脊髄くも膜下麻酔に比較すると，硬膜外麻酔の神経遮断は弱く，効果発現も遅くなる．最初にアルコール綿などを用いて冷覚の消失範囲を確認し，次いでピンプリック法を用いて痛覚の消失範囲を確認する．硬膜外麻酔では触覚が残ることもある．運動麻痺も脊髄くも膜下麻酔に比較するとかなり弱い．体幹部の運動麻痺の判定は困難であり，四肢における運動麻痺の程度を判定することが多い．

【文献】

1) 小坂義弘．新版 硬膜外麻酔の臨床．東京：真興交易医書出版部；1997. p. 36, 37, 273.
2) Covino BG, Wildsmith JAW. Clinical pharmacology of local anesthetic agents. In：Cousins MJ, Bridenbaugh PO. Neural blockade in clinical anesthesia and management of pain, 3rd ed. Philadelphia：Lippincott-Raven；1998. p. 97-128.
3) 高崎眞弓．「こだわり」の局所麻酔．東京：メディカル・サイエンス・インターナショナル；2002. p. 60.
4) 齊藤洋司．局所麻酔薬．硬膜外麻酔．吉村望監．標準麻酔科学，第 4 版．東京：医学書院；2002. p. 164-72.
5) Nordberg G. Pharmacokinetic aspects of spinal morphine analgesia. Acta Anaesth Scand 1984；28（Suppl 79）：1-38.
6) 齊藤洋司，小坂義弘．硬膜外鎮痛法に用いられる薬物．小坂義弘編．硬膜外鎮痛法．東

京：南江堂；1998. p. 30-60.
7) Kaneko M, Saito Y, Kirihara Y, et al. Synergistic antinociceptive interaction following epidural coadministration of morphine and lidocaine in rats. Anesthesiology 1994；80：137-50.
8) 高崎眞弓, 齊藤洋司．術後痛の生体への影響．研修医のための術後鎮痛ガイドブック．東京；真興交易医書出版部：2001. p. 8-17.
9) 齊藤洋司．疼痛伝達, 制御機構と硬膜外鎮痛法．小坂義弘編．硬膜外鎮痛法．東京：南江堂；1998. p. 18-29.

神経ブロック
1) 腕神経叢ブロック

Ⅱ 応用編

　腕神経叢ブロックは，腕神経叢に局所麻酔薬を作用させて上肢の無痛を得る手技であり，肩から手までの上肢の手術に適応がある。腕神経叢ブロックの絶対的禁忌は，患者の同意が得られない場合と神経ブロックが手術の障害になる場合である。相対的禁忌としては，局所麻酔薬アレルギー，穿刺部位の限局性感染症，抗凝固療法中の患者，神経疾患のある患者が挙げられる。

1 腕神経叢の解剖

　腕神経叢は，第5頸神経根（C5）から第1胸椎神経根（T1）の前枝によって構成される（図1)[1]。腕神経叢は，中枢側から末梢側に向かって，神経根，神経幹，神経束，末梢神経に分けられる。腕神経叢は，伴走する血管とともに，前・中斜角筋の筋膜に由来する薄い多層の結合組織（神経血管鞘）に包まれて走行する。

1) 斜角筋間部から鎖骨上窩部の解剖

　C5-T1の5本の神経根は，前斜角筋と中斜角筋が形成する間隙（斜角筋間溝）を通って鎖骨上窩に達する。鎖骨上窩で神経根は上・中・下神経幹を形成し，鎖骨下動脈とともに鎖骨と第1肋骨の間を通過する。上神経幹はC5とC6の神経根が結合し，中神経幹はC7が他の神経の枝を受けずに，下神経幹はC8とT1の神経根が結合して，それぞれ形成される。

2) 鎖骨下部の解剖

　3本の神経幹は，鎖骨と第1肋骨の間を通過するときに前枝および後枝に分岐し，さらに再合流して外側，内側および後神経束となる。外側神経束は上・中神経幹の前枝が合流し，内側神経束は下神経幹の前枝がそのまま移行する。後神経束は上・中・下神経幹の後枝が合流したものである。鎖骨下動脈は，鎖骨の下をくぐると腋窩動脈に移行する。神経束は腋窩動脈を取り囲み，外側神経束は動脈の外側に，内側神経束は動脈の内側に，後神経束は動脈の後側に，それぞれ位置する（図2)[1]。

3) 腋窩部の解剖

　3本の神経束は，腋窩に達するまでに末梢神経に分岐する。筋皮神経は外側神経束から起こり，腋窩部ではすでに神経血管鞘を離れて烏口腕筋内に入り，上腕二頭筋と上腕筋の間を走って前腕橈側の皮膚に分布する。橈骨神経と腋窩神経は後神経束から起こる。正中神経は外側・内側神経束が合流して形成される。内側上腕皮神経，内側前腕皮神経，尺骨神経はこの順番で内側神経束から分岐する。橈骨神経，正中神

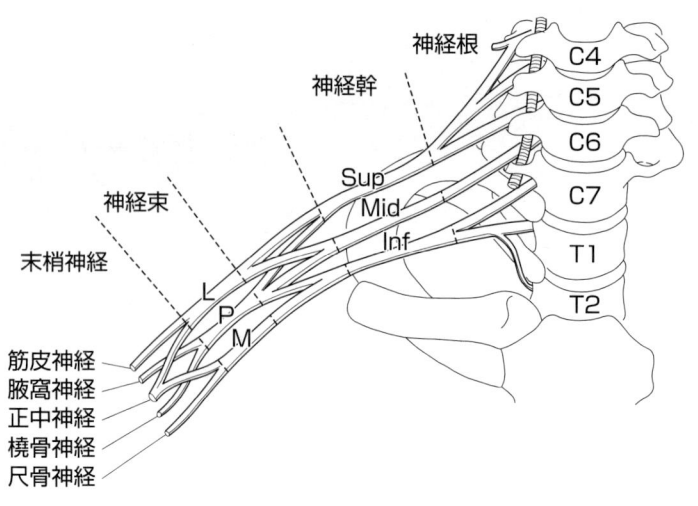

図1：腕神経叢の解剖

腕神経叢は主に，第5頸神経根（C5）から第1胸椎神経根（T1）の前枝によって構成される．腕神経叢は，中枢側から末梢側に向かって，神経根，神経幹，神経束，末梢神経に分けられる．
Sup：上神経幹，Mid：中神経幹，Inf：下神経幹，L：外側神経束，P：後神経束，M：内側神経束
〔文献1）Urmey WF. Upper extremity blocks. In：Brown DL, editor. Regional anesthesia and analgesia. 1st ed. Philadelphia：W.B. Saunders；1996. p. 254-78 を一部改変〕

経，尺骨神経，内側前腕皮神経は，腋窩部では神経血管鞘内を腋窩動静脈とともに走行するが，上腕の頭側約1/3の部位に達するまでに，神経血管鞘を離れて別々に走行する．各末梢神経が支配する知覚領域を示す（図3）．

2 神経を同定する方法

1） 神経刺激法

すべての腕神経叢ブロックに用いることができる．電気刺激によって，目的の神経が支配する筋肉群に収縮が起こることを利用する．この方法の利点は，針と神経との距離を目で確認できることで，全身麻酔の導入後や，電撃感の訴えがはっきりしない患者にも使用できる．電撃感を探す必要がないため，患者の不快感は少ない．また，ブロック針による神経障害や血管損傷を避けることができる．神経刺激装置はStimplex™（B Braun, Melsungen, Germany）を用いる．0.5mA以下の神経刺激で筋収縮反応が得られるならば，ブロックの成功率は高い[2]．神経ブロック針は22G，50mmのショートベベル絶縁針（Stimplex™ Needle, B Braun）を用いる．持続ブロックが目的のときは，留置用カテーテル（Contiplex A Set™, B Braun）を用いる（図4）．このブロック針は，18G，40mmのショートベベル穿刺針とカテーテルがセットになっており，穿刺針内筒の金属針によって神経を電気刺激することができ，さらにプラスチック製の外筒を通してカテーテルを挿入できる．

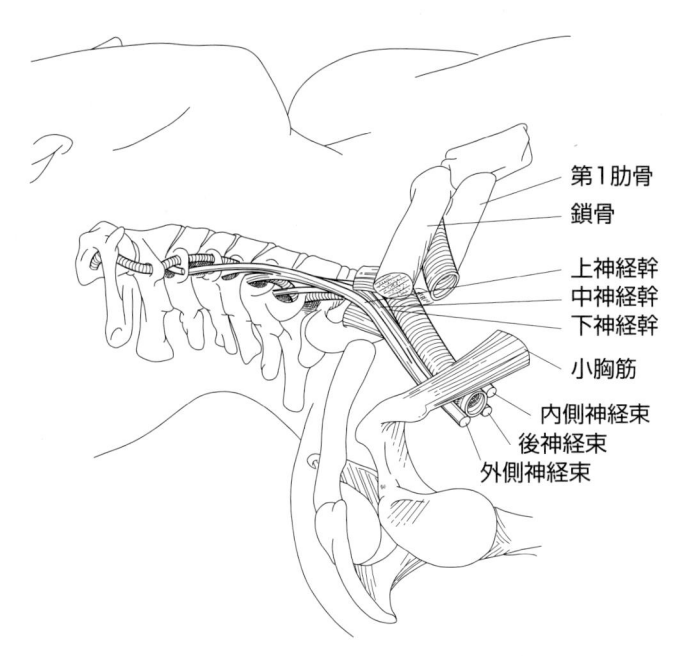

図２：腕神経叢と周囲組織との関係

3本の神経幹は，鎖骨と第1肋骨の間を通過し，分岐，再合流して外側，内側および後神経束となる。神経束は腋窩動脈を取り囲み，外側神経束は動脈の外側に，内側神経束は動脈の内側に，後神経束は動脈の後側に，それぞれ位置する。

〔文献 1〕Urmey WF. Upper extremity blocks. In：Brown DL, editor. Regional anesthesia and analgesia. 1st ed. Philadelphia：W.B. Saunders；1996. p. 254-78 を一部改変〕

2）放散痛法

針が神経に接触したときの電撃感を探す方法で，すべての腕神経叢ブロックに用いることができる。利点は特別な器具を必要としないことである。患者の不快感は強く，麻酔後神経障害が起こる可能性がある。神経損傷の危険性を小さくするために，22G 以下のショートベベル針を用いることが望ましい。

3）動脈貫通法

腋窩法で用いられる。ブロック針は 22G，32mm のショートベベル針を用いる。細い針を使用すれば動脈の損傷は小さくなるが，動脈貫通法では穿刺針からの動脈血の逆流が重要な情報であるため，ある程度の太さが必要である。まれに，仮性動脈瘤，血腫形成，一過性の動脈攣縮，上肢の血行不全などの合併症が報告されている。鎖骨上窩での鎖骨下動脈貫通法は，血腫形成の危険性が高く薦められない。

3 適応，手技，合併症

腕神経叢ブロックは，ブロック針の穿刺部位によって，斜角筋間法，鎖骨上法，鎖骨下法，腋窩法に分類される。米国麻酔学会員 409 名を対象に行われた調査[3]では，ブロックの実施頻度は，腋窩法（87.5%）＞斜角筋間法（60.6%）

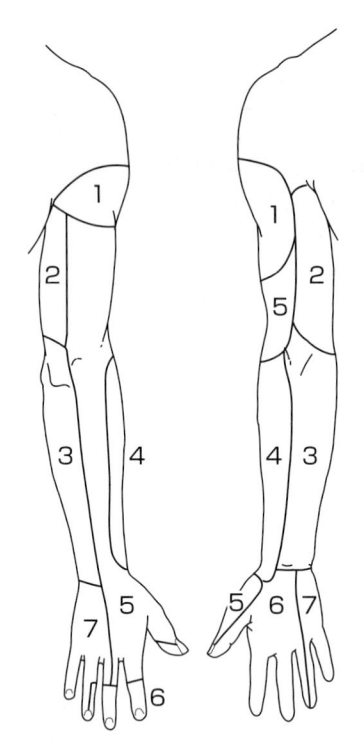

図3：各末梢神経が支配する知覚領域
1：腋窩神経，2：肋間上腕神経および内側上腕皮神経，3：内側前腕皮神経，4：筋皮神経，5：橈骨神経，6：正中神経，7：尺骨神経

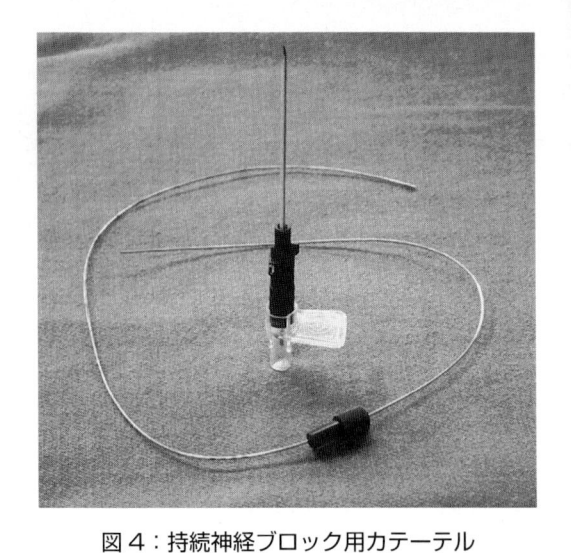

図4：持続神経ブロック用カテーテル
(Contiplex A Set™, B Braun)
18G，40mmのショートベベル穿刺針とカテーテルのセット。穿刺針内筒の金属針によって神経を電気刺激することができ，さらにプラスチック製の外筒を通してカテーテルを挿入できる。

＞鎖骨上法（21.9％）＞鎖骨下法（6.9％）という結果であり，手技が簡単で合併症が少ない腋窩法は最も多く実施されている。

1) 斜角筋間法 (interscalene block)：脊髄神経根のブロック

(1) 適応

肩や上腕の麻酔に適する（図5）[1]。手の尺側の手術には適さない。下位の脊髄神経根（C8とT1）は局所麻酔薬の注入部位から離れているため局所麻酔薬が広がりにくく，尺骨神経領域の麻酔効果は不十分になりやすい。ブロック時の上肢位に制限はない。横隔神経麻痺や気胸など重篤な合併症が起こりうるため，重症の呼吸不全を有する患者には適さない。

(2) 手技（図6）[4]

体位は仰臥位とし，頭部をブロック側と反対にやや回旋させる。頭部の回旋が強過ぎると斜角筋群が緊張し，斜角筋間溝はかえって触れにくくなる。ブロック側の手を大腿に沿わせ，鎖骨が下がるようにする。刺入点は輪状軟骨の外側，C6のレベルの斜角筋間溝である。患者に頭を軽く挙上してもらうと，胸鎖乳突筋がわかりやすくなる。胸鎖乳突筋の鎖骨枝の外側に，術者が右利きのときには左手の示指と中指を置く。患者の頭をベッド上に戻させると筋肉の緊張が解除され，指は胸鎖乳突筋の外側の，前斜角筋上にある。指をさらに外側に動かして前斜角筋と中斜角筋の間にある斜角筋間溝を探す。斜角筋間溝に指先を置き，示指と中指の間から，ブロック針を皮膚に対して垂直になるよう，内側，やや背側，やや尾側の方向に刺入する。神経根は前斜角筋よりも中斜角筋に近いと

ころにあるため，中斜角筋に近い位置を刺入点にするとよい．針が横突起にぶつかったときには，横突起をぬけるまで針先をやや背側，尾側に向ける．神経刺激法では，刺激頻度を1Hz，刺激電流を1.0mAに設定し，三角筋，大胸筋，上腕二頭筋[5)6)]，前腕以下の筋のうち，いずれかの収縮反応を探す．電流量を0.5mAに低下させても収縮反応があれば，血液が逆流しないことを吸引で確認して局所麻酔薬を投与する．放散痛法のときには上腕より末梢部への放散痛を探す．肩への放散痛は，神経血管鞘外を走行する肩甲骨上神経や鎖骨上神経に針先が当たったためであり，そこで局所麻酔薬を注入してはならない．

　局所麻酔薬は1-2%メピバカインまたはリドカインを20-40ml投与する．20mlの局所麻酔薬による尺骨神経領域のブロック効果は，発現が遅れるか欠損する可能性がある．40mlの局所麻酔薬を投与したときには，尺骨神経領域はブロックされるが，同時に麻酔域がC2-4の神経根まで広がり，頸神経叢もブロックされ

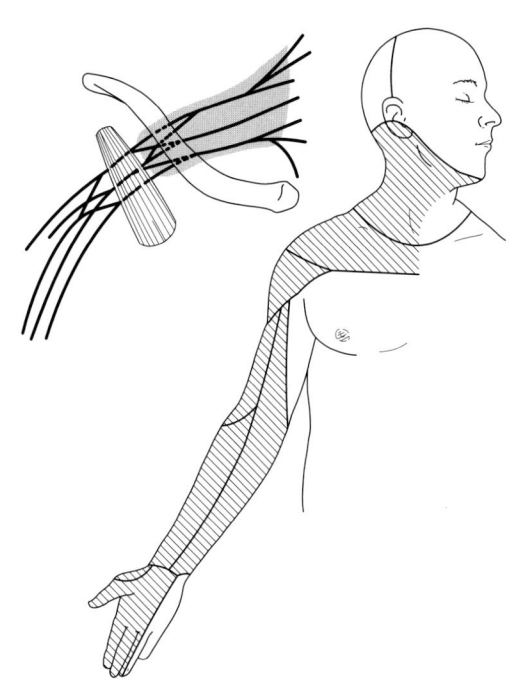

図5：斜角筋間法における知覚ブロックの領域
斜線はブロックされる主な領域を示す．肩や上腕の麻酔に適するが，手の尺側の手術には適さない．
〔文献1）Urmey WF. Upper extremity blocks. In：Brown DL, editor. Regional anesthesia and analgesia. 1st ed. Philadelphia：W.B. Saunders；1996. p. 254-78 より引用〕

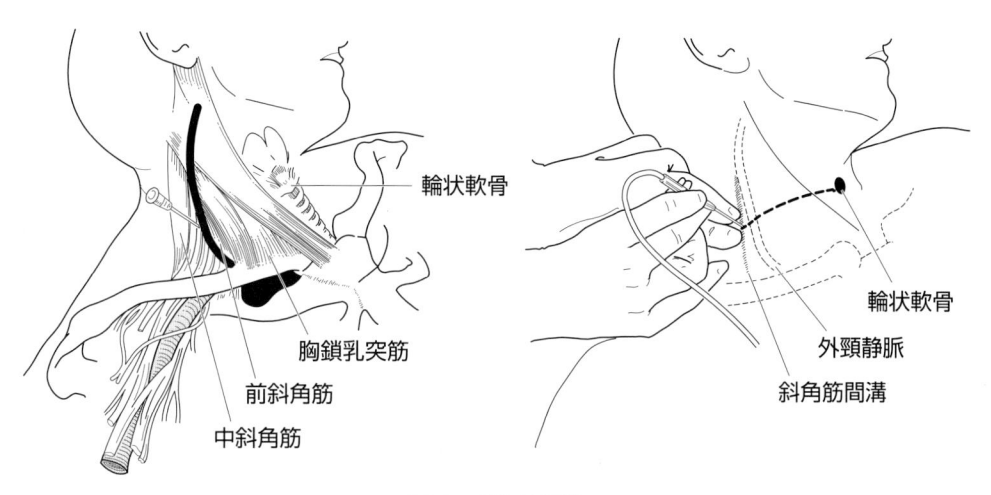

輪状軟骨
胸鎖乳突筋
前斜角筋
中斜角筋

輪状軟骨
外頸静脈
斜角筋間溝

図6：斜角筋間法
刺入点は輪状軟骨の外側，C6のレベルの斜角筋間溝である．斜角筋間溝に指先を置き，示指と中指の間から，ブロック針を皮膚に対して垂直になるよう，内側，やや背側，やや尾側の方向に刺入する．
〔文献4）Brown DL, Brindenbaugh LD. The upper extremity：somatic blockade. In：Cousins MJ, Brindenbaugh PO, editors. Neural blockade. 3rd ed. Philadelphia：Lippincott-Raven；1998. p. 345-71 を一部改変〕

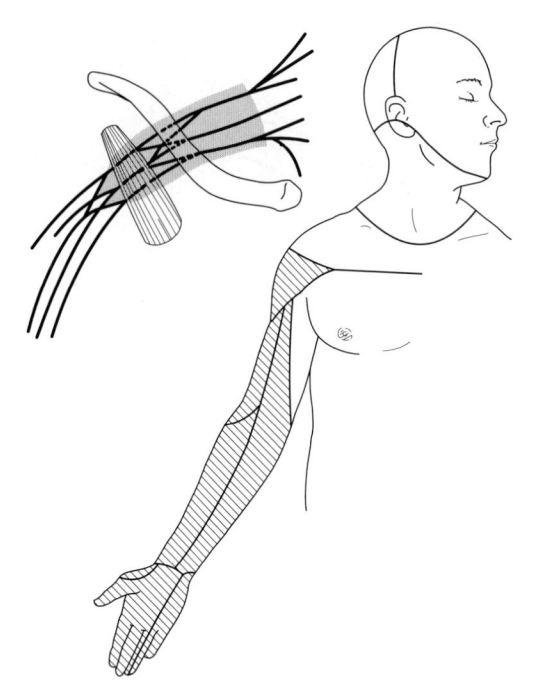

図7：鎖骨上法における知覚ブロックの領域
斜線はブロックされる主な領域を示す。上腕，肘，前腕，手の手術に適するが，肩の麻酔には適さない。
〔文献1）Urmey WF. Upper extremity blocks. In：Brown DL, editor. Regional anesthesia and analgesia. 1st ed. Philadelphia：W.B. Saunders；1996. p. 254-78 より引用〕

る[7]。

（3）斜角筋間法の合併症

（a）横隔神経ブロック

ほぼ全例に起こる。局所麻酔薬の投与量を減らすことや，指で注射部位を圧迫して局所麻酔薬の中枢への広がりを抑制しても，横隔神経ブロックを予防することはできない。また，運動神経遮断作用が弱いロピバカインを用いたときも，横隔神経はブロックされる[8]。横隔膜の麻痺による呼吸抑制が起こるため，両側の神経ブロックは避け，また呼吸不全の患者には片側のブロックも行うべきではない。

（b）反回神経ブロック

嗄声が起こる。頻度は低い。両側の神経ブロックは避ける。

（c）ホルネル症候群

頻度は低い。星状神経節のブロックによる。

（d）血管内注入

針を内側に向け過ぎると椎骨動脈に当たりやすくなる。少量の局所麻酔薬の血管内注入でも，意識消失，痙攣発作が起こる。

（e）硬膜外，くも膜下注入

針を深く進め過ぎると起こりやすい。

2）鎖骨上法（supraclavicular block）：神経幹のブロック

（1）適応

上腕，肘，前腕，手の手術に適する（図7）[1]。肩の麻酔には適さない。鎖骨上法の穿刺部位である鎖骨上窩は，腕神経叢が最も収束している部位であるため，ブロックの発現は早く，効果は的確である。ブロック時の上肢位に制限はない。斜角筋間法と同様に，横隔神経麻痺や気胸など重篤な合併症が起こりうるため，重症の呼吸不全を有する患者には適さない。

（2）手技（図8）[4]

体位は仰臥位とし，頭部をブロック側と反対にやや回旋させる。ブロック側の手を大腿に沿わせ，鎖骨が下がるようにする。斜角筋間法と同様に斜角筋間溝を探す。この溝に沿って鎖骨下動脈の拍動が触れる所まで指を尾側に進める。ブロック針を指のすぐ頭側から刺入し，体軸に平行にまっすぐ尾側に進める。針を内側や背側に向けないように注意する。この刺入点の位置は，鎖骨の中点から頭側に約2cmの位置である。針が第1肋骨に当たったときには，針を引き戻し，針先を少し背側に向けて再度進める。鎖骨下動脈に当たるのは，針の位置が前斜角筋に寄り過ぎているためである（図9）[9]。針を皮下まで引き戻し，中斜角筋に近付けて刺入

胸鎖乳突筋
前斜角筋
中斜角筋
鎖骨下動脈

外頸静脈
刺入点は鎖骨中点から頭側に約2cm
鎖骨下動脈

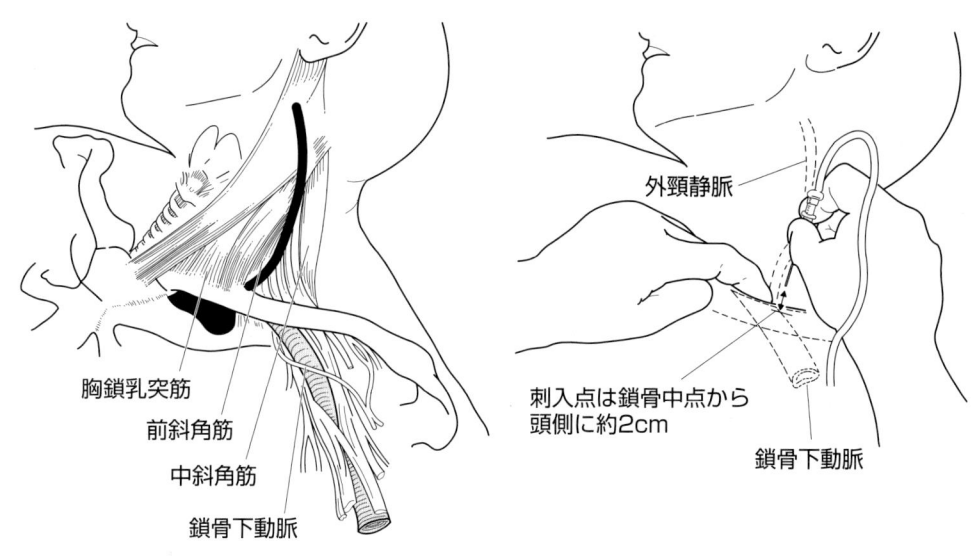

図8：鎖骨上法

刺入点は，鎖骨の中点から頭側に約 2cm の位置である。斜角筋間溝に沿って鎖骨下動脈の拍動が触れる所まで指を尾側に進める。ブロック針を指のすぐ頭側から刺入し，体軸に平行にまっすぐ尾側に進める。

〔文献 4〕Brown DL, Brindenbaugh LD. The upper extremity：somatic blockade. In：Cousins MJ, Brindenbaugh PO, editors. Neural blockade. 3rd ed. Philadelphia：Lippincott-Raven；1998. p. 345-71 を一部改変〕

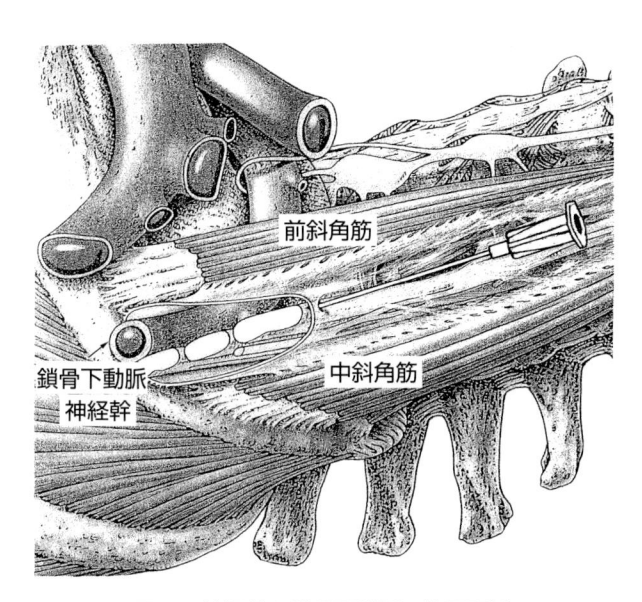

前斜角筋
中斜角筋
鎖骨下動脈
神経幹

図9：神経幹と鎖骨下動脈の位置関係

針が鎖骨下動脈に当たる場合は，針の位置が前斜角筋に寄り過ぎているため，針を皮下まで引き戻し，中斜角筋に近付けて刺入しなおす。

〔文献 9〕Winnie AP. Subclavian perivascular technique of brachial plexus block. In：Hakansson L, editor. Plexus anesthesia. Edinburgh：Churchill Livingstone；1983. p. 145-66 を一部改変〕

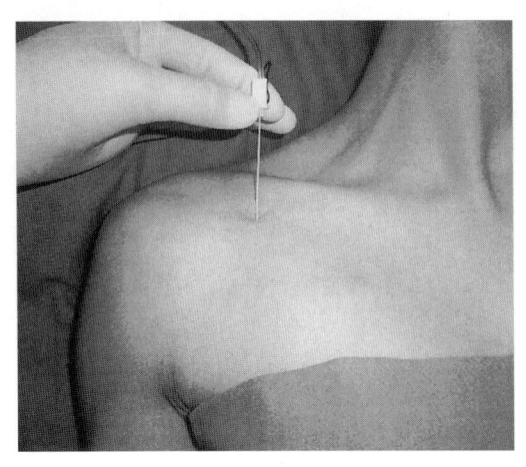

図 10：Stimplex™ Needle を用いた鎖骨下法

神経刺激法では，刺激頻度を 1Hz，刺激電流を 1.0mA に設定し，正中・尺骨・橈骨神経いずれかの支配筋の収縮反応を探す。電流量を 0.5mA に低下させても収縮反応があれば，局所麻酔薬を分割投与する。

しなおす。神経刺激法では，刺激頻度を 1Hz，刺激電流を 1.0mA に設定し，上腕より末梢部の筋収縮反応を探す。電流量を 0.5mA に低下させても収縮反応があれば，血液が逆流しないことを吸引で確認して局所麻酔薬を投与する。放散痛法のときには，上腕より末梢部への放散痛を探す。局所麻酔薬は，1-2% のメピバカインまたはリドカインを 20-40ml 投与する。下神経幹が第 1 肋骨の上面と鎖骨下動脈に挟まれて位置するため，20ml の投与ではブロックされにくいことがあり，禁忌でないかぎり大量の局所麻酔薬を投与するほうがよい。

(3) 鎖骨上法の合併症

（a）気胸

麻酔科医の習熟度に関係する。針を内側に向け過ぎると起こりやすい。肺尖部の位置が高いとされる長身で首の長い痩せた患者や，肺気腫の患者には注意を要する。

（b）横隔神経麻痺

約半数に起こる。呼吸不全の患者にはブロックを避ける。

（c）ホルネル症候群

星状神経節ブロックによる。

（d）血管内注入

3) 鎖骨下法（infraclavicular block）：神経束のブロック

(1) 適応

肘，前腕，手の麻酔に適する。上腕の手術には適さない。確実にブロックが可能な神経領域は腋窩法と類似する。両ブロックの比較では，腋窩法よりもブロックの効果発現は遅いが，成功率に差はない。鎖骨下法は腋窩神経と筋皮神経が分岐するよりも中枢側で神経束をブロックできるので，これらの神経がブロックされやすい[7]。ブロック時の上肢位に制限はない。

(2) 手技（図 10）

体位は仰臥位とし，頭部をブロック側と反対にやや回旋させる。上腕は体幹につけたまま前腕を 90 度に屈曲外旋させる。刺入点は烏口突起の頭側，やや内側よりとし，皮膚に対して垂直に針を刺入する。神経刺激法では，刺激頻度を 1Hz，刺激電流を 1.0mA に設定し，正中・尺骨・橈骨神経いずれかの支配筋の収縮反応を探す（図 11）[4]。電流量を 0.5mA に低下させても収縮反応があれば，血液が逆流しないことを吸引で確認し，1-2% メピバカイン 40ml を分割投与する。

(3) 鎖骨下法の合併症

気胸など呼吸器系の重篤な合併症は起こらない。

（a）血管内注入

（b）血腫形成

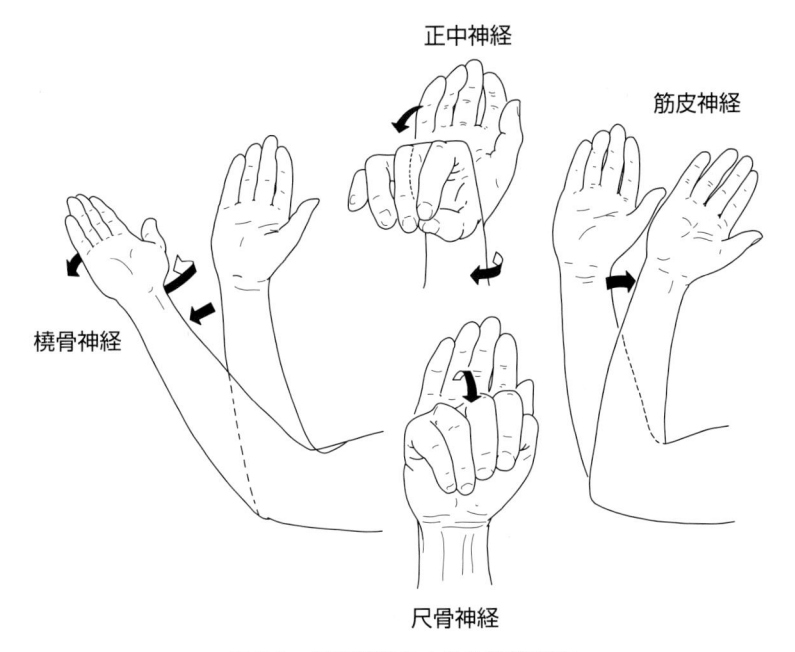

図 11：神経刺激による筋収縮反応

橈骨・正中・尺骨・筋皮各神経の刺激による筋収縮反応は，以下のとおりである。橈骨神経刺激：手首の伸展，MP 関節の伸展，母指の外転。正中神経刺激：手首の屈曲，指の屈曲，母指の対立。尺骨神経刺激：手首の尺側への偏位，MP 関節の屈曲，母指の内転。筋皮神経刺激：肘関節の屈曲。
〔文献 4）Brown DL, Brindenbaugh LD. The upper extremity：somatic blockade. In：Cousins MJ, Brindenbaugh PO, editors. Neural blockade. 3rd ed. Philadelphia：Lippincott-Raven；1998. p. 345-71 を一部改変〕

4）腋窩法 (axillary block)：末梢神経のブロック

(1) 適応

肘，前腕，手の麻酔に適する（図12）[1]。上腕の麻酔には適さない。腋窩法の行われる位置は肺尖部や横隔神経から遠いため，横隔神経麻痺や気胸など重篤な合併症が起こらない。神経血管鞘は皮膚から浅い位置にあり，手技が容易である。上肢が肩関節で外転できることが条件で，肩関節の拘縮や腋窩部に瘢痕形成のある患者には薦められない。

(2) 手技

体位は仰臥位とし，ブロック側の上腕を90度外転，前腕を 90 度屈曲外旋させる。肘と前腕の下に枕を入れることで大胸筋の緊張をゆるめると，腋窩動脈の拍動が触れやすくなる。ブロックを実施するうえで重要な解剖学的指標である腋窩動脈は，上腕の過外転によって拍動が触れにくくなるので，上腕を外転しすぎてはならない（図13）[11]。

(a) 神経刺激法（図14）

一回注入法は，正中・尺骨・橈骨神経のうちいずれか1本の刺激を同定して局所麻酔薬を投与する方法で，成功率は放散痛法や動脈貫通法と同じである[12]。刺激頻度を1Hz，刺激電流を1.0mAに設定し，正中・尺骨・橈骨神経いずれかの支配筋の収縮反応を探す（図11）。電流量を 0.5mA に低下させても収縮反応があれば局

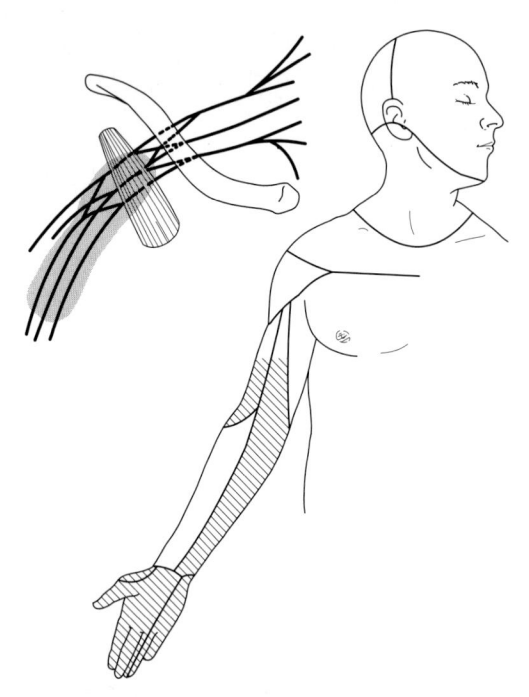

図12：腋窩法における知覚ブロックの領域
斜線はブロックされる主な領域を示す。肘，前腕，手の麻酔に適するが，上腕の麻酔には適さない。
〔文献1）Urmey WF. Upper extremity blocks. In：Brown DL, editor. Regional anesthesia and analgesia. 1st ed. Philadelphia：W.B. Saunders；1996. p. 254-78 より引用〕

所麻酔薬を投与する。神経ブロック用カテーテル（Contiplex A Set™, B Braun）を用いたときには，穿刺針の外筒を留置し，その内部を通してカテーテルを約5cm挿入し留置する。カテーテルから1.5%メピバカインまたはリドカイン40mlを投与する。カテーテルの留置によって，局所麻酔薬投与前に造影剤による神経血管鞘の確認が可能になる。また，局所麻酔薬の追加投与ができる点も利点として挙げられる。この方法は1本の神経の刺激反応を見つければよく，容易に実施できるが，ブロックしたい神経の刺激反応を探すほうが高い成功率につながる。

分割注入法は，正中・尺骨・橈骨・筋皮神経のうち2-4本の神経を同定する方法である。2分割法では正中・橈骨神経を同定し，3分割法では正中・橈骨・筋皮神経を同定する。4分割法はすべての神経を同定する。ブロック針は22G，50mmのショートベベル絶縁針（Stimplex™ Needle, B Braun）を用いる。局所麻酔薬は1.5%メピバカインまたはリドカイン30-40mlを，同定できた神経の各々に分割投

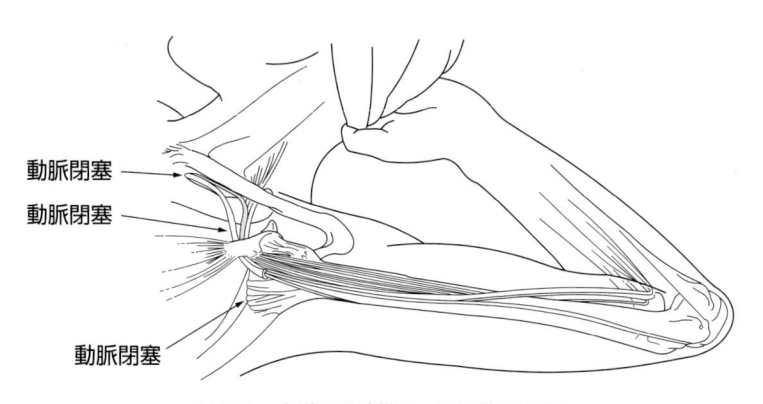

図13：上腕の過外転による動脈閉塞
上腕の過外転により，鎖骨と第1肋骨間，小胸筋腱の烏口突起付着部，上腕骨骨頭の3カ所で動脈は閉塞し，腋窩部の動脈拍動が触れにくくなる。このため，上腕の過外転は避けたほうがよい。
〔文献11）Winnie AP. Axillary perivascular technique of brachial plexus block. In：Hakansson L, editor. Plexus anesthesia. Edinburgh：Churchill Livingstone；1983. p. 121-44 より引用〕

与する。分割注入法は一回注入法よりも成功率が高く、ブロックの効果発現は早い。ただし筋皮神経の支配領域が手術野に含まれないときには、あえて3分割法を行う必要はない[13]。尺骨神経は刺激装置を用いて同定しなくともブロックの成功率が高いため、4分割法を施行しても手技に時間がかかるだけで2分割法や3分割法を超える利点はない[14]。

(b) 動脈貫通法（図15）

橈骨神経のブロック効果が高い[15]。橈骨神経は腋窩動脈の後側を走行するため、その放散痛を得ることは難しい。また、上腕を外転することによって、神経血管鞘は伸展されて腋窩の後壁付近に移動し、腋窩動脈の後方を走る橈骨神経は、前方を動脈に、後方と側方を筋肉によって囲まれる形になる。したがって動脈の前方に局所麻酔薬を注入すると、局所麻酔薬は抵抗の少ない動脈の前方に広がりやすく、橈骨神経には浸潤しにくい。動脈貫通法では、腋窩動脈の後方に局所麻酔薬を注入することで、橈骨神経に局所麻酔薬が浸潤しやすい。また、腋窩動脈を穿刺することによって、針先が神経血管鞘内にあることが確実にわかる。局所麻酔薬は1.5%メピバカインまたはリドカイン40mlを用いる。局所麻酔薬が神経血管鞘内に注入されていれば、極量を超える投与量であっても局所麻酔薬中毒の発生はまれである[16]。20ml注射器2本に局所麻酔薬を準備し、三方活栓と小児用輸液延長チューブを用いて注射器を接続し、局所麻酔薬を穿刺針の先端まで満たす。右利きの術者は穿刺針を右手に保持し、左手の指で腋窩動脈を触知する。局所麻酔薬が動脈壁内に注入されるのを防ぐために、通常の血管穿刺とは逆に針のベベルを動脈側に向け、皮膚と約30度の角度で刺入する。針先に動脈の拍動が伝わってくるところまで針を進めたら、左手に注射器を持ち、軽く吸引をかけながら針を進め動脈を穿刺する。動脈が穿刺されると血液が延長チューブ内に逆流する。注射器の吸引を続けながらさらに針を進め、針先が動脈の後壁を貫いて血液の逆流がなくなったところで針を止め、局所麻酔薬を注入する。5ml投与するごとに吸引して血液が引けないことを確認する。10-15ml投与するごとに針を動脈内に引き戻して逆流を確かめ、再度逆流のなくなるところまで針を進めて局所麻酔薬を注入する。以上の操作を繰り返し、40ml全量を注入する。穿刺針を抜去し、

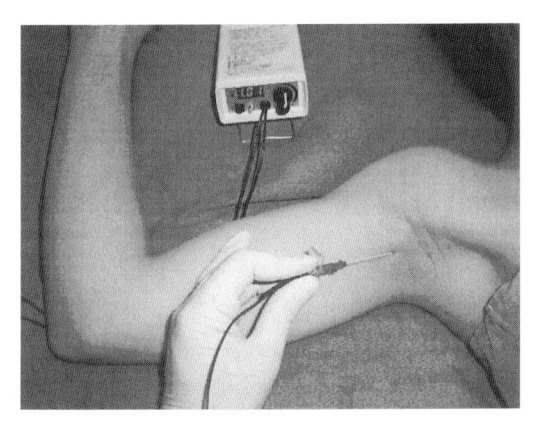

図14：Contiplex A Set™を用いた腋窩法
電流量を0.5mAに低下させても正中・尺骨・橈骨神経いずれかの支配筋の収縮反応があれば、穿刺針の外筒を留置し、その内部を通してカテーテルを挿入し留置する。

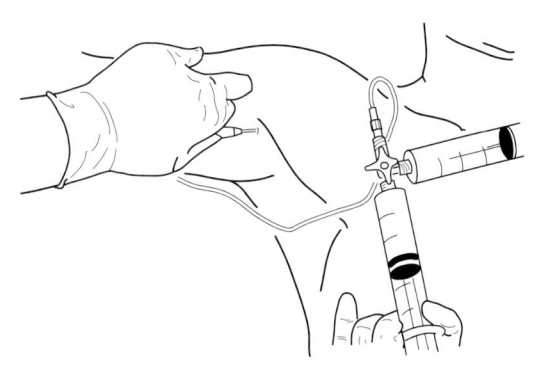

図15：動脈貫通法
動脈が穿刺されると血液が延長チューブ内に逆流する。注射器の吸引を続けながらさらに針を進め、針先が動脈の後壁を貫いて血液の逆流がなくなったところで針を止め、局所麻酔薬を注入する。

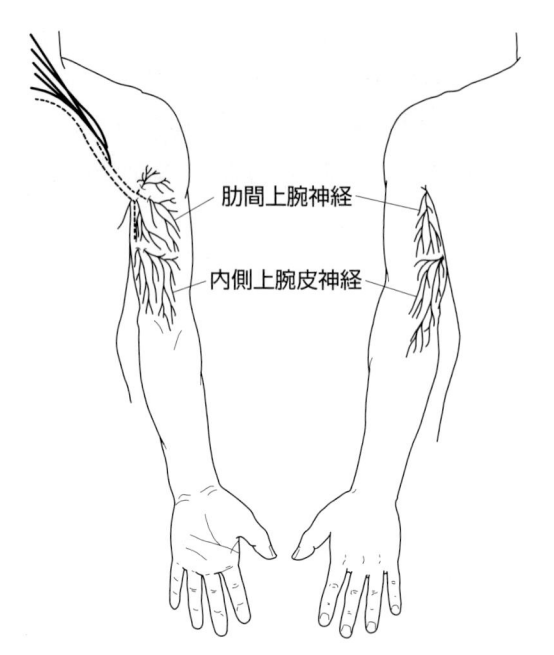

図16：肋間上腕神経と内側上腕皮神経が支配する知覚領域

肋間上腕神経と内側上腕皮神経は，腋窩ではすでに神経血管鞘から離れている．手術中に駆血帯を使用するときには，両神経のブロックを追加する必要がある．
〔文献19）Winnie AP. Anatomical consideration. In：Hakansson L, editor. Plexus anesthesia. Edinburgh：Churchill Livingstone；1983. p. 11-46 より引用〕

穿刺部位を5分以上用手的に圧迫して止血する．局所麻酔薬が鞘内に均等に分布するように動脈の前後に局所麻酔薬を分注する方法や，動脈の後方に扇形に局所麻酔薬を注入する方法があるが，動脈後方の1カ所に注入する方法と比較してブロックの効果には差がない．局所麻酔薬の中枢への広がりを促進するために，上肢を体幹につける方法や穿刺部位を指で圧迫する方法があるが，どちらもブロックの効果には影響を与えない[17]．

（c）放散痛法

ブロック針は22G，32mmのショートベベル針を用いる．腋窩動脈と平行に，皮膚と20-30度の角度で刺入する．さらに針を進め，放散痛が得られたところで局所麻酔薬を投与する．神経血管鞘を貫くときの手応え（click, pop）で針先位置を確認する方法は信頼性に欠ける．放散痛が得られた領域の支配神経は，他の神経領域に比べてブロック効果が高い．また，筋皮神経は放散痛が正中神経に得られたときにブロック効果が最も高い[18]．

（3）腋窩法の合併症
（a）血管内注入
（b）血腫形成

5）肋間上腕・内側上腕皮神経のブロック

肋間上腕神経は腕神経叢の一部ではなく，T1とT2から起こる．内側上腕皮神経は内側神経束の側枝であり，腋窩ではすでに神経血管鞘から離れている．これらの神経の支配域は図16[19]のようであるが，いずれか一方が上腕尺側全体の皮膚知覚を支配することもある．腕神経叢ブロックではこれらの神経はブロックされにくいため，特に手術中に駆血帯を使用するときには，肋間上腕神経と内側上腕皮神経のブロックを追加する必要がある．肋間上腕神経と内側上腕皮神経は，筋膜の浅い部位を腋窩の神経血管鞘と平行に走行する．腋窩動脈の拍動を触れる部位の皮下に局所麻酔薬5-10mlを注入するとブロックされる．

【文献】

1) Urmey WF. Upper extremity blocks. In：Brown DL, editor. Regional anesthesia and analgesia. 1st ed. Philadelphia：W.B. Saunders；1996. p. 254-78.
2) Choyce A, Chan VWS, Middleton WJ, et al. What is the relationship between paresthesia and nerve stimulation for axillary brachial plexus block? Reg Anesth Pain Med

2001 ; 26 : 100-4.
3) Hadzic A, Vloka JD, Kuroda MM, et al. The practice of peripheral nerve blocks in the United States : a national survey. Reg Anesth Pain Med 1998 ; 23 : 241-6.
4) Brown DL, Brindenbaugh LD. The upper extremity : somatic blockade. In : Cousins MJ, Brindenbaugh PO, editors. Neural blockade. 3rd ed. Philadelphia : Lippincott-Raven ; 1998. p. 345-71.
5) Silverstein WB, Saiyed MU, Brown AR. Interscalene block with a nerve stimulator : a deltoid motor response is a satisfactory endpoint for successful block. Reg Anesth Pain Med 2000 ; 25 : 356-9.
6) Tonidandel WL, Mayfield JB. Successful interscalene block with a nerve stimulator may also result after a pectoralis major motor response. Reg Anesth Pain Med 2002 ; 27 : 491-3.
7) Winnie AP. Interscalene perivascular technique of brachial plexus block. In : Hakansson L, editor. Plexus anesthesia. Edinburgh : Churchill Livingstone ; 1983. p. 167-88.
8) Casati A, Fanelli G, Cedrati V, et al. Pulmonary function changes after interscalene brachial plexus anesthesia with 0.5% and 0.75% ropivacaine : a double blind comparison with 2% mepivacaine. Anesth Analg 1999 ; 88 : 587-92.
9) Winnie AP. Subclavian perivascular technique of brachial plexus block. In : Hakansson L, editor. Plexus anesthesia. Edinburgh : Churchill Livingstone ; 1983. p. 145-66.
10) Deleuze A, Genili ME, Marret E, et al. A Comparison of a single-stimulation lateral infraclavicular plexus block with a triple-stimulation axillary block. Reg Anesth Pain Med 2003 ; 28 : 89-94.
11) Winnie AP. Axillary perivascular technique of brachial plexus block. In : Hakansson L, editor. Plexus anesthesia. Edinburgh : Churchill Livingstone ; 1983. p. 121-44.
12) Goldberg ME, Gregg C, Larijani GE, et al. A comparison of three methods of axillary approach to brachial plexus blockade for upper extremity surgery. Anesthesiology 1987 ; 26 : 495-8.
13) Sia S, Lepri A, Ponzecchi P. Axillary brachial plexus block using peripheral nerve stimulator : A comparison between double-and tiple-injection techniques. Reg Anesth Pain Med 2001 ; 26 : 499-503.
14) Sia S, Bartoli M. Selective ulnar nerve localization is not essential for axillary brachial plexus block using a multiple nerve stimulation technique. Reg Anesth Pain Med 2001 ; 26 : 12-6.
15) 新田恵子, 山本 健, 伊藤博徳, 他. 動脈貫通法と放散痛法による腋窩部腕神経叢ブロックの効果. 麻酔 1998 ; 47 : 156-60.
16) Yamamoto K, Nomura T, Shibata K, et al. Failed axillary brachial plexus block techniques result in high plasma concentrations of mepivacaine. Reg Anesth 1997 ; 22 : 557-61.
17) Yamamoto K, Tsubokawa T, Ohmura S, et al. The effect of arm position on central spread of local anesthetics and on quality of the block with axillary brachial plexus block. Reg Anesth Pain Med 1999 ; 24 : 36-42.
18) Yamamoto K, Tsubokawa T, Shibata K, et al. Area of paresthesia as determinant of sensory block in axillary brachial plexus block. Reg Anesth 1995 ; 20 : 493-7.
19) Winnie AP. Anatomical consideration. In : Hakansson L, editor. Plexus anesthesia. Edinburgh : Churchill Livingstone ; 1983. p. 11-46.

II 応用編

神経ブロック
2) 指神経ブロック

1 指神経の解剖

各指は4本の知覚神経にて支配されており，うち2本は掌側枝，2本は背側枝である。近位指節間（proximal interphalangeal：PIP）関節より遠位背側の知覚は正中神経領域と尺骨神経領域では異なっている。すなわち正中神経支配域では掌側枝がPIP関節より遠位の掌側・背側の両知覚を支配するのに対して，尺骨神経支配である小指では背側枝が背側の知覚を，掌側枝は掌側の知覚を支配している（図1）。したがって示指や中指のPIP関節より遠位部の手術を行う場合は掌側枝の麻酔で十分であるが，小指においては背側枝の麻酔が必要である。環指については一般的にはその橈側が正中神経，尺側が尺骨神経支配であるため，環指の手術を行う場合，理論的には掌側枝・背側枝両方の麻酔が必要となる。

1) オベルスト法

指背側から麻酔を行う方法で，指の手術や脱臼・骨折の整復に最も多用される麻酔法である。麻酔したい指の基節骨基部で伸筋腱の両側から麻酔する（図2）。指神経損傷を考慮し，なるべく細い針を用いるほうが望ましい。筆者は26Gかそれより細い針を用いている。まず，麻酔したい指の橈側の背側皮下に1%リドカインを約1-2cc注入して背側枝をブロックする。次いで針をそのまま掌側へ進め，皮膚を貫通しないように注意しながら掌側皮下に約1-2cc注

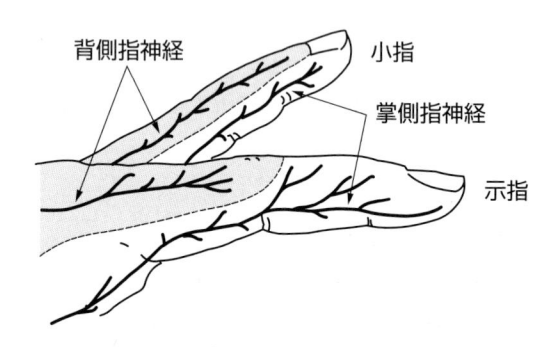

図1：指神経支配（示指と小指）
示指では掌側枝がPIP関節より遠位背側の知覚を支配しており，一方で小指では背側指神経が背側を，掌側指神経が掌側の知覚を支配している。

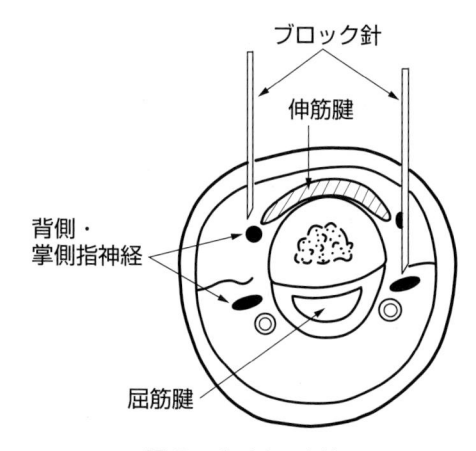

図2：オベルスト法
指背側から基節骨基部で伸筋腱の両端から麻酔する。

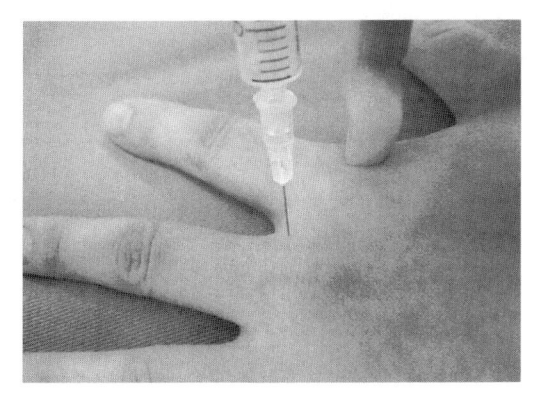

図3：オルベスト法のブロック部位
基節骨基部の背側から麻酔する。指神経損傷を避けるためなるべく細い針を用いる。

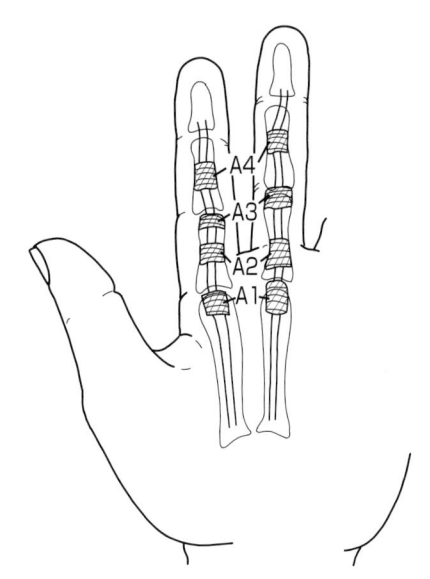

図4：屈筋腱線維性腱鞘
手指屈筋腱には図のような線維性腱鞘とその間に滑膜性の腱鞘が存在する。

入して掌側枝をブロックする（図3）。次に尺側に対しても同様の麻酔を行う。本麻酔法施行上の注意点は循環障害を避けるため，各指の麻酔に10cc以上の麻酔薬を用いないことである[1]。また，指全周性にわたって環状に麻酔薬を注入してはいけない。また，エピネフリン入り薬剤も用いてはならない。糖尿病など，末梢血管の循環障害がある場合では麻酔によってさらに悪化させる可能性がある。したがってより中枢からの麻酔法を選択するほうが安全といえよう。また本麻酔法では針で直接，指神経血管束を損傷する可能性もある。

本麻酔法は少なくとも2回は針を刺入（2回痛みを与える）しなければならない。近年，1回の刺入で麻酔するいくつかの方法が紹介されている。これらは特に幼小児においては痛みを与える機会が一度ですむため有用であるといわれている。また，使用薬液量が少なくてすみ，循環障害も生じ難い。そのいくつかを紹介する。

2) 経腱鞘指神経ブロック法 （Chiu法）

1990年，ChiuらはJ手指の新しい麻酔法を報告した[2]。刺入部位は中手骨頭上で屈筋腱を触知し，metacarpophalangeal (MP) 関節のやや近位A1線維性腱鞘レベルである（図4）。25G針，3cc注射器を用い，1%リドカイン2ccを屈筋腱鞘内にゆっくりと注入する。まず，屈筋腱を貫いて骨に針先を当てたあと，シリンジ内筒に軽く圧をかけながら針を抜いていく。腱鞘内に入ると抵抗がなくなるのでそこに薬液をゆっくりと注入する。ブロック後2-3分間はブロック部位より近位の皮膚を圧迫して薬液が遠位へ流れるようにする（図5）。3-5分で麻酔効果が得られ，その範囲は指全体に及ぶ。その麻酔効果発現機序はSarhadiら[3]によると，腱鞘内へ注入された薬液はその基部で指神経本幹へ直接浸潤するだけではなく，腱紐の血管（図6）を通じて遠位の神経血管束を含んだ軟部組織に浸透して背側知覚枝の麻酔効果も得られると考えられている。Chiuらは420症例（表1）に対して本麻酔法を行い，追加麻酔を要したのは4例（うち3例は母指）のみであったと報告した。諸家の報告によると本法では91-99%と高率に

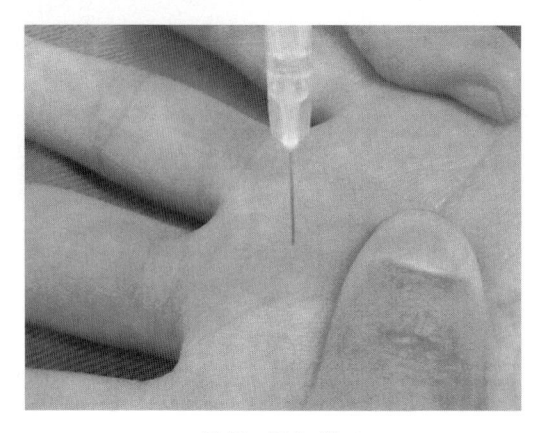

図5：Chiu 法
A1線維性腱鞘を触知し，腱鞘内に麻酔薬を注入する。

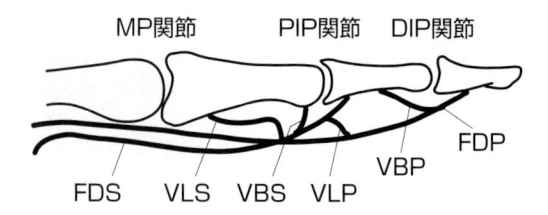

図6：vincula（腱紐）
屈筋腱同士や骨との間には図のような vincula が存在する。この腱紐を通じて栄養血管が腱へ入っていく。
FDP：深指屈筋腱，FDS：浅指屈筋腱，VLS：浅長腱紐，VBS：浅短腱紐，VLP：深長腱紐，VBP：深短腱紐

指全体に麻酔効果が得られたと報告されている。しかし，Chevaleraud[4] は本法の有用性を評価する反面，指背側神経の麻酔効果は一切得られなかったと報告している。その原因としては針がMP関節内に入ったり，近位へ麻酔薬が流れ出た可能性が推測されている。また，母指での有効率が低いことも指摘されているが，これは母指は他指より骨と軟部組織の結合が特にその橈側では強固であるので，麻酔薬は近位へ流れやすいと推測されている。これを改善するために Trok は母指末節部の処置に対しては指入部位をより遠位である基節骨中央レベルで本法を行い，母指症例の98％に麻酔効果が得られたと報告している[5]。

表1：Transthecal digital block 試行症例

軟部組織腫瘍切除	75例
爪床修復	67例
創デブリドメント	50例
異物除去	38例
DIP関節ピンニング	37例
裂傷処置	36例
基節骨ピンニング	36例
指神経修復	28例
PIP関節ピンニング	26例
伸筋腱縫合	13例
中節骨ピンニング	12例
中指切断指再接着	2例
計	420例

表に示したごとく，日常の外来で遭遇するかなりの疾患・外傷の処置に本法は有用である。
〔文献2) Chiu DTW. Transthecal digital block. Flexor tendon sheath used for anesthetic infusion. J Hand Surg 1990；15A：471-3 より引用〕

3）経腱鞘指神経ブロック法（Whetzel 法）

Whetzel は，Chui と同様の方法ではあるがブロック部位が明確な手掌指節皮線上中央（図7）でブロックを行うことにより，再現性が高くなり，Chiu 同様の効果が得られたと報告している[6]。指尖部切断や爪床損傷，末節骨や中節骨のピンニングに用いている。

4）皮線上皮下一回注入指ブロック法

2002年，園畑らは手掌指節皮線上での一回皮下ブロック法を発表した[7]。本法は26-27G針を用い，1％リドカイン3ml を手掌指節皮線上で皮下注入するものである（図8）。手技上の注意点としては可能なかぎり細い針を用い，30秒以上かけてゆっくり注入することである。

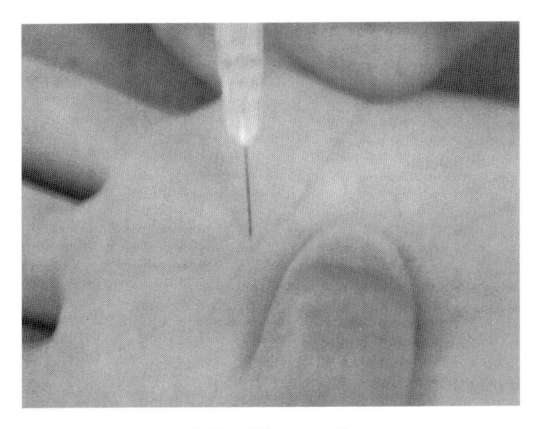

図7：Whetzel法
本法はChiuと同様の腱鞘内麻酔法であるが，そのブロック部位が手掌指節皮線上中央と明確である。

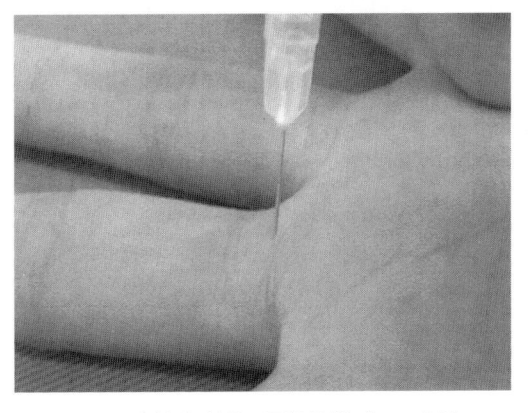

図8：皮線上皮下一回注入指ブロック法
手掌皮線上での麻酔法は一回の針刺入ですみ，その刺入部位は明確で使用薬液量も少量ですむという利点を有する。

特に初めの1mlはゆっくり入れると痛みが少ないようである。麻酔効果発現には3-5分かかるため，処置開始までは最低5分は待たねばならない。麻酔範囲は指掌側全体およびPIP関節以遠の背側である。したがって適応疾患は指尖部損傷，爪損傷，皮弁作成，末節・中節骨折，腱損傷，神経損傷および腫瘍切除というように幅広い。皮線上はピンプリックテストによる痛覚検査では疼痛を感じにくい部位であり，麻酔手技そのものによる疼痛は少ないと考えられている[8]。筆者は基節部での手術にはChiu法，PIP関節以遠の手術には本法を使い分けている。

【文献】

1) 恩地 裕, 吉矢生人. 麻酔科入門. 第6版. 大阪：永井書店；1993. p. 613.
2) Chiu DTW. Transthecal digital block. Flexor tendon sheath used for anesthetic infusion. J Hand Surg 1990；15A：471-3.
3) Sarhadi NS, Shaw-Dunn J. Transthecal digital block. J Hand Surg 1998；23B：490-3.
4) Chevaleraud E, Ragot JM, Dumontier C, et al. Local anesthesia of the finger using the flexor tendon sheath. Ann Fr Anesth Reanim 1993；12：237-40.
5) Torok PJ, Flinn SD, Shin AY. Transthecal digital block at the proximal phalanx. J Hand Surg 2001；26B：69-71.
6) Whetzel TP, Mabourakh S, Barkhordar R. Modified transthecal digital block. J Hand Surg 1997；22A：361-3.
7) 園畑素樹, 小河賢司, 浅見昭彦. 新しい指ブロック法—皮線上皮下1回注入法の実際. 日手会誌 2001；18：133.
8) 園畑素樹, 浅見昭彦, 肥後たかみ, 他. 遠位指節間皮線の知覚についての検討. 整形外科と災害外科 2000；49：1254-6.

II 応用編

3 神経ブロック
3) 肋間神経ブロック（小手術のための）

肋間神経ブロックは比較的手技が簡単で安全なブロックである。解剖の理解と，確実な手技を身に付けて，よい適応に対して積極的に試みてほしい。

1 解剖

胸椎椎間孔から出た胸神経は3本に分かれる。一つは交感神経節へ，一つは後枝，一つは前枝である。後枝は脊柱近傍の皮膚，筋肉に分布する。前枝は肋間神経であり，肋骨溝に沿って前方に進み，中腋窩線のあたりで分枝し外側皮枝となり胸壁，腹壁の皮膚，筋肉に分布する。その後，終末枝は前皮枝となる。したがって，肋骨角と後腋窩線の間でブロックすると，外側皮枝および前皮枝の麻酔が得られるが，前腋窩線より前方は前皮枝のみ麻酔される（図1）。

肋骨角の部位では肋間静脈(V)，動脈(A)，神経(N)は肋骨下縁裏の肋骨溝に頭側よりVANの順に位置する。肋骨下縁から3-4mmの深さでVANにいたる（図6参照）。この部位では，肋間神経は内側に壁側胸膜，最内肋間筋，外側に内肋間筋膜，外肋間筋がある。胸膜と神経の間隙が最も大きいので気胸の確率は低い。

肋間神経は第1-11で，第12は肋下神経という。第1は腕神経叢に，第2，3は上腕内側の皮膚に線維を送る。第4以下の肋間神経の外側皮枝は体幹外側の皮膚に分布する。前皮枝は体幹の前部の皮膚に分布する。第1-6肋間神経は肋間筋に，第7-12は肋間筋に加え腹壁の筋肉に分布する。第12は，腸骨鼠径神経および腸骨下腹神経に分枝する。通常，感覚神経の皮膚分布は上下で，また正中では左右で重複している。したがって，目的とする肋間神経の少なくとも上下一つずつの，また，正中に近い部位では両側のブロックが必要である。

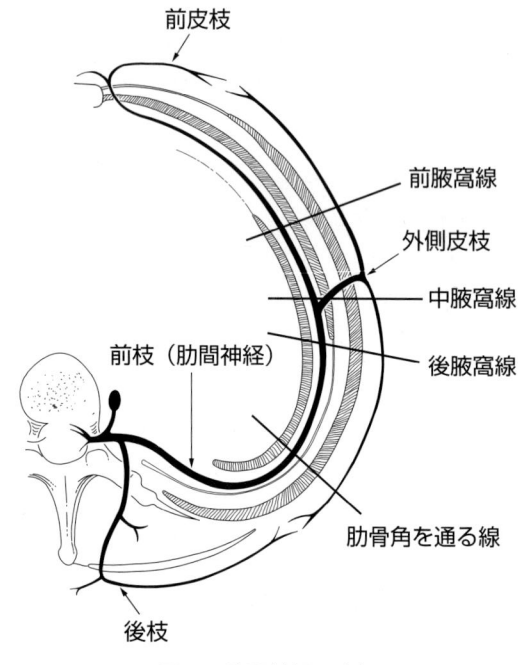

図1：肋間神経の走行

肋間神経は胸神経の前枝である。中腋窩線あたりで外側皮枝を分枝する。肋骨角の部位でブロックすると外側皮枝と前皮枝が麻酔される。

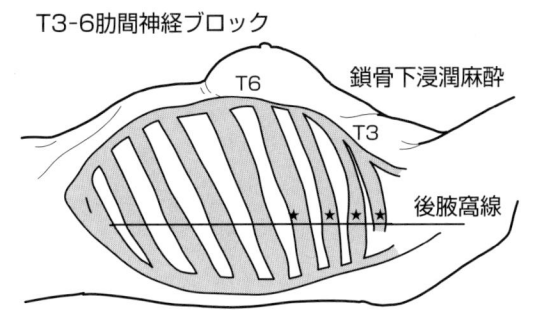

図2：乳房手術の麻酔
T3-6の後腋窩線上でのブロックと鎖骨と乳房の間で浸潤麻酔をする。

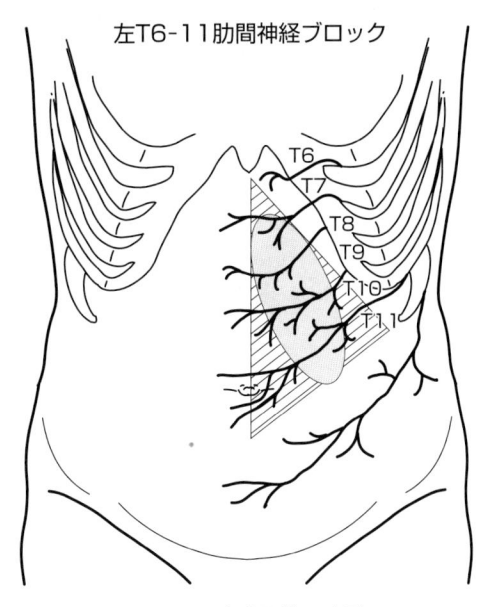

図3：胃瘻造設術の麻酔
左T6-11のブロックで左上腹部の皮膚と筋肉が麻酔される。

2 適応

　胸部，上腹部の手術は最近では硬膜外麻酔併用全身麻酔で施行されている。肋間神経ブロックのみによる手術はほとんど施行されていない。しかし，抗凝固療法や感染などにより硬膜外麻酔が禁忌となる場合や，合併症などで全身麻酔を行いたくない場合に適応となる。肋間神経ブロックを施行するためには，肋骨が触診できることが重要である。第1-5肋骨は肋骨角の部位では肩甲骨と僧帽筋，大菱形筋等の背部の筋により触診は困難である。特に肋骨を触診できないほどの肥満の患者には，気胸の合併症が起こりやすいので勧められない。痩せた患者の胸壁や乳腺の手術は第3-6肋間神経ブロックを後腋窩線の部位で行う（図2）。浸潤麻酔の追加も必要である。第7-12のブロックで腹壁の皮膚や筋肉の麻酔が可能である。腹腔神経叢ブロックを同時に施行すれば上腹部の手術が可能となる。胃瘻造設には左第7-11のブロックを行う（図3）。胸腹部の形成外科的な小手術や胸腔ドレナージの麻酔，肋骨骨折，その他胸腔鏡下手術などの術後鎮痛に使用する。

3 局所麻酔薬

　古くから，肋間神経ブロックは他のブロックと比較して，最も局所麻酔薬中毒を起こしやすいものといわれてきた。そのため局所麻酔薬の吸収を遅らせる目的と長時間作用のためにエピネフリンの添加を推奨している。一般的には0.25％ブピバカインが鎮痛の目的で，0.5％ブピバカインが筋弛緩と長時間ブロックが必要な場合に使用される。最近ではロピバカインが用いられる。1/20万エピネフリン添加0.5％ブピバカイン3-5mlで9-14時間の鎮痛が得られる。ロピバカインは1/3程度短時間で，筋弛緩の程度は弱い。ロピバカインとブピバカインの比較研究[1]で，両薬剤とも0.25％，56ml（140mg）を使用して，両側肋間神経T5-11ブロックをボランティア7名ずつに施行，その結果，知覚

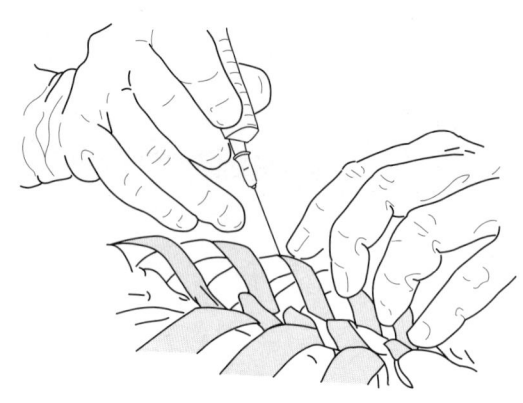

図4：肋骨表面に確実に針先を当てる
利き腕で注射器を持ち，頭側の示指で肋骨を触診し，針先を肋骨表面に丁寧に，確実に当てる。

神経ブロックはロピバカイン平均6時間，ブピバカインは10時間であった。tmaxはロピバカイン平均21分，ブピバカインは30分であった。術後鎮痛等の筋弛緩が不要な場合，0.25%ロピバカインが局所麻酔薬中毒予防のために有用である。局所麻酔薬中毒の症状はなかったが，tmaxから施行後30分間は観察が必要ということである。他のブロックを同時に施行する場合には，局所麻酔薬の投与量が極量を超えないよう，あらかじめ投与量を計算しておく。

4 手技

ブロックを行う前に，血圧計，心電図，パルスオキシメータを装着，輸液ルートを確保する。第6-11肋骨は背部正中線から5-7cmの部位で肋骨角を触診できる。その部位で肋間神経ブロックを施行する。それより上位の肋骨は肩甲骨と僧帽筋，大菱形筋等の背部の筋により触診は困難である。これらは後腋窩線での肋間神経ブロックあるいは傍脊椎ブロックが適応となる。体位は側臥位，坐位，仰臥位，腹臥位にて施行するが，腹臥位が基本である。

1) 胸椎を軽度屈曲位に保つために，腹部に枕を置く。上腕は肩甲骨を外側に移動させるため，手術台を抱くようにする。術者は利き腕が患者の尾側になるように患者の横に立つ。

2) 背部正中線から5-7cmの肋骨角の部位でブロックする。肋骨レベルはJacoby線から，あるいは第7頸椎から，前胸部で第2肋骨から計測する。目的とするレベルにマークする。

3) 少量のミダゾラム，フェンタニル等を投与後，消毒して肋骨下縁のマーク部位の皮膚に25G針でリドカインを用いて皮内丘疹を作る。

4) 術者は頭側の示指を目指す肋骨の真上に置き，指先で肋骨を確実に触れ，皮膚を頭側に軽く擦り上げる。22Gの4cmの鈍針を付けた注射器を利き腕に持って，皮膚に対して頭側10-20度の角度で穿刺し，肋骨に丁寧に当てる（図4）。

5) その後，擦り上げていた頭側の示指をゆるめ，針のハブを示指と母指でしっかりつかむ（図5）。利き腕の手で注射器を注入できる状態に持つ。

6) 肋骨に当てた針を少し戻し，穿刺角度を変えずに，肋骨の下縁まで尾側に移動する。下縁を過ぎ針を3-4mm進めると肋骨溝にいたる（図6）。血液，空気の逆流がないことを確認後，3-5mlの局所麻酔薬を注入する。

7) 注入が終わりしだい，針を肋骨の背面に移動し，利き腕の注射器の持ち方を変えて，針を抜く。次の肋間神経ブロックを同様に行う。

5 ブロックを成功させるコツ

1) 肋骨を触診できる患者に施行する。
2) 肋骨角と中腋窩線の間でブロックを行

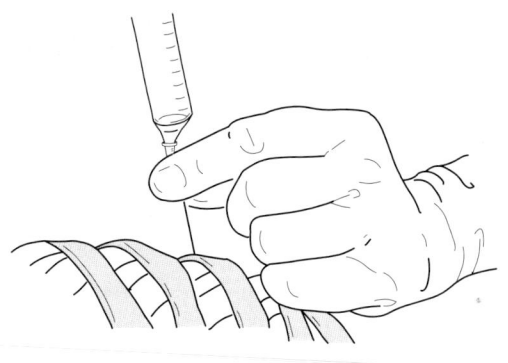

図5：肋骨の表面を walking
頭側の手で，針のハブをしっかり固定し，針の患者に対する角度を変えずに肋骨の表面をコツコツと当てながら尾側にゆっくりと"歩く"。

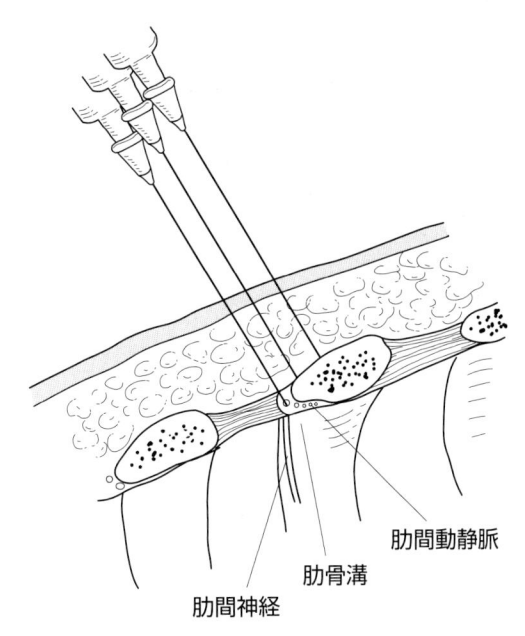

図6：肋間静脈，動脈，神経と角度を変えずに歩行（walk）する針
肋骨下縁を通過すると 3-4mm で肋間静脈，動脈，神経を包む鞘に入る。

3) 目的とするレベルの少なくとも上下1肋間のブロックを行う。

4) 複数のブロックを行う場合，尾側より順次，頭側にするのがやりやすい。

5) 利き腕は患者の尾側になるように術者は位置する。

6) 針先を肋骨の外側に当て，針の角度（頭側 10-20 度）を変えずに尾側に移動する。

7) 肋骨下縁を抜け，3-4mm 針を進めたところでしっかり固定して局所麻酔薬を注入する。

8) 薬液の注入時以外は針先は肋骨の外側表面に置いておく。

9) 胸腔ドレナージや開胸術後鎮痛のための肋間神経ブロックは気胸の心配をせずに施行できるので，ブロックの初期練習にはよい適応である。

胸膜の外側に空間を作成し，経皮的にカテーテルを留置し局所麻酔薬を投与して肋間神経ブロックを施行する。この手技は 1988 年に Sabanathan らにより報告[2]された。その後も改良され現在でも施行されているようである。術者による胸腔鏡下肋間神経ブロック[3]もよい方法である。

6
その他の手技

開胸術後鎮痛の目的で，術中に外科医が壁側

7
合併症

1) 気胸：手技を正確に行えば 1% 以下になる。薬液注入時，患者が咳をしたり胸痛を訴えたときは気胸の可能性がある。パルスオキシメータで SpO_2 の低下など臨床的に気胸が疑われるときは，胸部 X 線撮影し，気胸の状態により胸腔ドレナージ等治療が必要である。

2) 呼吸不全：慢性閉塞性肺疾患では肋間筋の抑制や鎮静薬の過量投与により呼吸不全となることもあり気胸との鑑別診断が必要である。

3) 正中に近い部位でブロックするとくも膜下穿刺や硬膜外穿刺となることがある。これらの合併症が起きると低血圧となる。全脊麻や目的とする範囲以外のブロックになっていないか注意しなければならない。急激な低血圧や意識消失は全脊麻の症状で，直ちに昇圧薬，人工呼吸が必要である。

4) 局所麻酔薬中毒：局所麻酔薬中毒を最も起こしやすいブロックである。血流が豊富なため吸収速度が速い。特に両側で多くの神経ブロックを行った際にはブロック後30分は中毒症状に注意が必要である。ブピバカインの場合には低血圧や不整脈の発症に注意する。痙攣などの中枢神経症状にはジアゼパムなどを投与する。挿管を含めた呼吸管理の準備は麻酔管理には当然である。

5) 投与量が多い場合，添加したエピネフリンの作用で，高血圧や不整脈，低カリウム血症が起きる。

6) 神経破壊薬を用いたブロックは肋間動脈に誤注入されると，逆流して根動脈から前脊髄動脈へ流入し，重篤な合併症を引き起こす[4]。血管内注入を避けるとともに，ゆっくりと注入する。

8 おわりに

以上，肋間神経ブロックに関する基本の解剖と手技を述べたが，本ブロックのみによる手術はほとんど施行されてない。硬膜外麻酔や全身麻酔が安全に行えるからである。しかし，最近の手術の傾向として侵襲を小さくする，入院期間を短くすることが求められている。このような手術には術後鎮痛も含め本ブロックを併用する適応があると考えられる。

【文献】

1) Kopacz DJ, Emanuelsson BM, Thompson GE, et al. Pharmacokinetics of ropivacaine and bupivacaine for bilateral intercostal blockade in healthy male volunteers. Anesthesiology 1994；81：1139-48.

2) Sabanathan S, Smith PJB, Pradan GN, et al. Continuous intercostal nerve block for pain relief after thoracotomy. Ann Thorac Surg 1988；46：425-6.

3) Temes RT, Won RS, Kessler RM, et al. Thoracoscopic intercostal nerveblocks. Ann Thorac Surg 1995；59：787-8.

4) 平田道彦, 上村聡子, 十時忠秀. 胸部の術後鎮痛. ペインクリニック 2003；24：25-31.

Ⅱ 応用編

神経ブロック
4）下肢のブロック

　下肢の手術は，通常，脊髄くも膜下麻酔や硬膜外麻酔により安全で確実に行われるため，下肢の神経ブロック単独で麻酔を行うことは少ない。しかし，出血傾向や腰椎の異常のために脊椎レベルでの麻酔が禁忌である場合，交感神経ブロックによる血圧低下を避けたい場合，心機能や呼吸機能の低下，敗血症などで循環が不安定，痴呆などの理由で全身麻酔を避けたい場合などは，下肢の神経ブロックが有用である。痛みのために脊髄くも膜下麻酔の体位をとれないときには，まず神経ブロックを行えば体位をとることができる。全身麻酔や脊髄くも膜下麻酔に神経ブロックを併用することで術後鎮痛への応用も可能であり，下肢の神経ブロックを習得することにより幅広い麻酔管理ができる。

1 解剖（図1，2，表1）

　下肢の神経支配は，腰部神経叢と仙骨神経叢に由来する。下肢の神経ブロックを行うには，腰部仙骨神経叢と下肢の神経の走行をよく理解することが重要である。
　腰部神経叢は，主に第1-4腰神経（L1-4），一部は第12胸神経（T12）の前枝から構成され，大腰筋と腰方形筋の間，すなわち大腰筋筋溝（psoas compartment）内にある。外側大腿皮神経（lateral femoral cutaneous nerve）はL2-3から，大腿神経（femoral nerve）は，L2-4から，閉鎖神経（obturator nerve）は，L2-4から形成される。
　外側大腿皮神経は，腰筋の外側縁から出て腸骨筋膜の中を走り，上前腸骨棘の内側1-2cmで鼠径靱帯の下を通り，腸骨棘の下7-10cmで大腿筋膜を突き抜け，前枝後枝に分かれる。前枝は，大腿前面外側から膝までの知覚を，後枝は，殿部から大腿中央の外側の知覚を支配する。
　大腿神経は，腰筋の外側縁から出て腰筋と腸骨筋の間の溝を下降し，大腿動脈の外側で鼠径靱帯の下を通って大腿に向かう。鼠径靱帯から膝までの大腿前面の知覚を支配する。終末枝は伏在神経（saphenous nerve）であり，膝から第1趾までの下腿内側の知覚を支配する。
　閉鎖神経は，腰筋の内側縁から出て，前下方に膀胱壁に接して走り，恥骨と坐骨から作られる閉鎖孔の外側上部にある閉鎖管を通過する。前枝は股関節に関節枝を出し，大腿内側部の知覚と浅部の内転筋の運動を支配する。後枝は膝関節と深部の内転筋に分布する。
　仙骨神経叢は，第4腰神経（L4）の一部，第5腰神経（L5），第1-3仙骨神経（S1-3），第4仙骨神経（S4）の一部から構成されている。後大腿皮神経（posterior femoral cutaneous nerve）はS1-3から，坐骨神経（sciatic nerve）はL4-S3から形成され，大腿後面の皮膚，下腿の内側以外の皮膚の知覚を支配する。
　坐骨神経は，下肢の神経のなかで最も太く，

図1：下肢の神経の走行

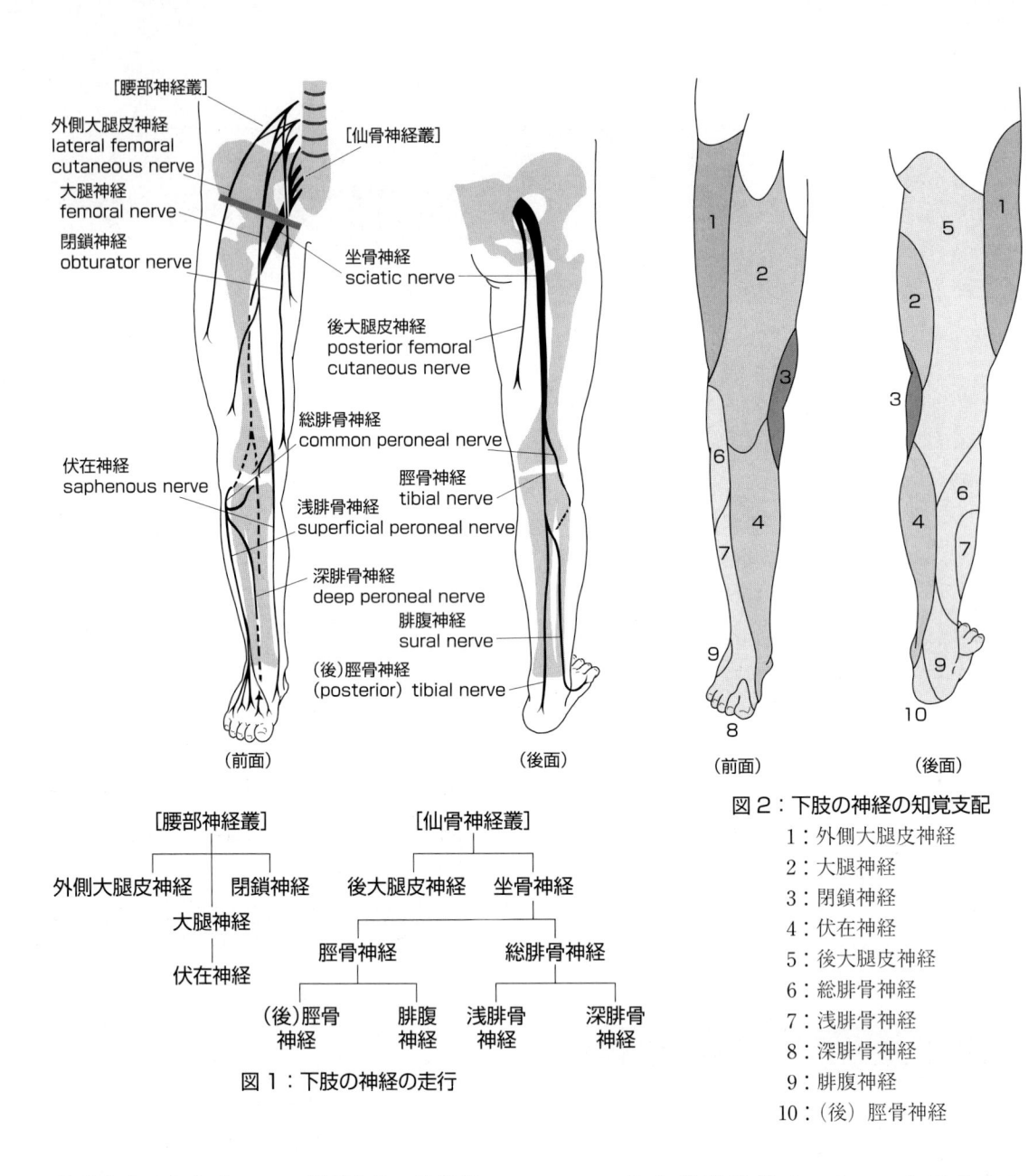

図2：下肢の神経の知覚支配
1：外側大腿皮神経
2：大腿神経
3：閉鎖神経
4：伏在神経
5：後大腿皮神経
6：総腓骨神経
7：浅腓骨神経
8：深腓骨神経
9：腓腹神経
10：（後）脛骨神経

骨盤を出るときは2cmの径がある。梨状筋の下を通り仙坐骨孔から骨盤壁を出て，坐骨結節と大腿骨大転子の間に位置する。大殿筋下縁で表在性となり大腿後面を下降し，膝窩部で内側の脛骨神経（tibial nerve）と外側の総腓骨神経（common peroneal nerve）に分かれる。総腓骨神経は，腓骨頭の外側を下降し浅腓骨神経（superficial peroneal nerve）と深腓骨神経（deep peroneal nerve）に分かれる。脛骨神経は，下腿で（後）脛骨神経〔(posterior) tibial nerve〕と腓腹神経（sural nerve）に分かれる。

2 神経ブロックの準備

a）前投薬

ブロックに協力が得られる程度の鎮静状態に

表1：下肢の神経の運動支配

神経	筋	作用
大腿神経	大腿四頭筋	股関節屈曲 膝の伸展
閉鎖神経	大腿内転筋	大腿の内転
脛骨神経	大腿二頭筋	膝の屈曲，下腿の外旋
	半膜様筋	膝の屈曲
	半腱様筋	大腿伸展，下腿の屈曲と内旋
	下腿三頭筋	足を足底側に曲げる
	長母趾屈筋	母趾の屈曲
	長趾屈筋	第2-5趾の屈曲
総腓骨神経 （浅・深腓骨神経）	前脛骨筋	足を背側に曲げ，内側縁を上げる
	長母趾伸筋	母趾を伸ばし，足を背側に曲げる
	長趾伸筋	第2-5趾を伸ばし，足を背側に曲げる
	腓骨筋	足の外側縁を上げる

する。ただし，放散痛を頼りにブロックを行うときは，前投薬をしないほうが無難である。

　b）モニター

　血圧計，心電図，パルスオキシメータを装着する。

　c）神経ブロックに使用する針

　神経損傷の危険性を減らすために，22-23Gで，短ベベルまたはペンシルポイント型の神経ブロック針を用いる。大きな注射器を用いることが多いので，神経ブロック針に延長チューブを接続し，助手に吸引や薬液注入を行ってもらうと針先が動かない。

　d）神経刺激装置

　神経ブロック針を神経に当てて放散痛を得る方法は，痛みが伴うことと麻酔後に神経障害が生じる可能性の高いことが問題である。神経刺激装置を用いる方法は，他覚的に神経の位置を確認できるので，ブロックをより正確かつ確実に行うことができる。絶縁電極注射針（ポール針）を用いる場合は，針を陰極に，皮膚に貼付した表面電極を陽極に接続し，刺激頻度1-2Hz，刺激電流1mA，パルス幅0.1msで刺激する。目的とする筋の収縮が得られたら0.2-0.3mAに下げて，最も収縮が強い所に針先を持っていく。パルス幅が0.15ms未満なら運動神経が選択的に刺激され痛みが少ない。ただし外側大腿皮神経のように運動神経を含まない神経はパルス幅が0.15ms以上に設定する。

　持続神経ブロック用のカテーテルを留置すれば長時間の鎮痛が得られる。

3
局所麻酔薬の選択（表2）

　希望する作用持続時間によって局所麻酔薬を選択する。短時間持続性（15-30分）のプロカイン，中等時間持続性（60-120分）のリドカイン，メピバカイン，長時間持続性（180-720分）のブピバカイン，ロピバカインなどがある。20万倍エピネフリンを添加すると作用時間が延長するが，ブピバカイン，ロピバカインのような長時間作用性の局所麻酔薬では添加の効果が少ない。

　作用発現時間は，リドカイン，メピバカインは10-20分，ブピバカイン，ロピバカインは15-30分である。下肢の神経ブロックにおける

表2：伝達麻酔に用いる局所麻酔薬

一般名	塩酸プロカイン	塩酸リドカイン		塩酸メピバカイン	塩酸ブピバカイン	塩酸ロピバカイン
商品名	塩酸プロカイン オムニカイン ロカイン	キシロカイン リドカイン	キシロカイン エピレナミン含有	カルボカイン	マーカイン	アナペイン
濃度	0.5% 1% 2%	0.5% 1% 2%	0.5%E, 1%E： (10万倍エピネフリン含有) 2%E： (8万倍エピネフリン含有)	0.5% 1% 2%	0.25% 0.5%	0.75%
作用発現時間	速い	速い	速い	速い	遅い	やや遅い
作用持続時間	短い	中等度	長い	中等度	長い	長い
基準最高用量	400mg	200mg	500mg	500mg	2mg/kg	300mg

0.75%ロピバカインの作用発現時間は，0.5%ブピバカインより短いとの報告[1]があるが，0.5%で両者を比較した研究では，作用発現時間に差はない[2]。

ブピバカインは光学異性体のR体とS体を1：1で含むラセミ体で製剤化されており，R体はS体に比べて心毒性が強く，麻酔効果が弱い。ブピバカイン中毒による心停止は蘇生が極めて困難である[3]。ロピバカインはブピバカインに代えて使用できる心毒性が少ない長時間作用性の局所麻酔薬として開発され，S体のみを製剤化している。海外では，ブピバカインの心毒性を軽減するためにS体のみを製剤化したレボブピバカインが開発されている。

運動神経を完全にブロックするには，高濃度，すなわち，プロカイン，リドカイン，メピバカインでは2%，ブピバカインでは0.5%，ロピバカインでは0.75%を用いるが，知覚のみをブロックする，または術後鎮痛を目的とするなら，より低濃度を使用する。使用量が増えると血中濃度が上昇し局所麻酔薬中毒をきたすので，基準最高用量を超えないように注意しなくてはならない。例えば，膝上での下肢切断術に対して，坐骨神経，大腿神経，外側大腿皮神経，閉鎖神経の4本をブロックする場合，0.75%ロピバカインを用いるなら，総量は40mlまでとなる。

4 神経ブロックの禁忌と合併症

患者の同意や協力が得られないとき，刺入部に感染があるときは禁忌である。

すべての神経ブロックに共通した合併症としては，血管内注入や過量投与による局所麻酔薬中毒，アレルギー反応，神経損傷，血腫形成などがある。局所麻酔薬の血管内への誤注入を防ぐために，注入前に必ず吸引する。

5 下肢手術に対する神経ブロックの選択 (表3)

下肢の神経支配は，腰部神経叢（大腿神経，

表3：下肢の手術に対する神経ブロックの選択

手術	神経ブロック
大腿骨頸部骨折	大腰筋筋溝ブロック*＋坐骨神経ブロック
膝関節形成，膝十字靱帯再建	大腰筋筋溝ブロック*＋坐骨神経ブロック
膝関節鏡	大腿神経ブロック＋坐骨神経ブロック
アキレス腱断裂	大腿神経ブロック＋坐骨神経ブロック
下肢軟部組織の手術（生検など）	手術部位により，外側大腿皮神経，大腿神経ブロック，または坐骨神経ブロック
膝上での下肢切断	大腰筋筋溝ブロック*＋坐骨神経ブロック
膝下での下肢切断	大腿神経ブロック＋坐骨神経ブロック
足関節の骨折	大腿神経ブロック＋坐骨神経ブロック
趾の切断	坐骨神経ブロック（前方到達法），第1趾は伏在神経ブロックを併用。または足関節でのブロック

*大腰筋筋溝ブロックの代わりに，大腿神経，外側大腿皮神経，閉鎖神経の3本をそれぞれブロックしてもよい。

外側大腿皮神経，閉鎖神経）と仙骨神経叢（後大腿皮神経，坐骨神経）に由来するので，下肢の完全な麻酔を得るには，腰部神経叢と仙骨神経叢の両者をブロックする必要がある。

　膝上での下肢切断術，大腿骨頸部骨折に対する人工骨頭挿入術，膝関節形成術，大腿でターニケットを使用する手術は，大腰筋筋溝ブロックと坐骨神経ブロックを併用する。大腰筋筋溝ブロックの代わりに，大腿神経，外側大腿皮神経，閉鎖神経の3本をそれぞれブロックしてもよいが，局所麻酔薬の使用量が増えるので，局所麻酔薬中毒に注意する。または，3-in-1ブロックと坐骨神経ブロックの併用でもよいが，閉鎖神経のブロックが不十分となりやすい。

　大腿骨頸部骨折に対して牽引手術台を用いて観血的骨接合術を行う場合，骨折部の痛みは大腿神経と閉鎖神経，外側大腿皮膚切開部の痛みには外側大腿皮神経をブロックすることで対応できるが，健側肢の牽引痛をとるためには，全身麻酔の併用などが必要である。

　膝関節鏡は，大腿神経ブロックと坐骨神経ブロックを組み合わせる。関節軟骨まで手術操作が及ぶ場合は閉鎖神経ブロックも必要である。

　ターニケットを使用しない下腿，足関節，趾の手術では，大腿神経ブロックと坐骨神経ブロックを行う。遠位での末梢神経ブロックでも可能である。

　趾の切断は，坐骨神経ブロックを行う。後大腿皮神経をブロックする必要がないので前方到達法でもよい。ただし第1趾の内側は伏在神経ブロックの併用を必要とする場合がある。または足関節部でのブロックを行う。

6 下肢の神経ブロックの手技

1）大腰筋筋溝ブロック (psoas compartment block，図3)

　大腰筋筋溝には，腰部神経叢由来の大腿神経，外側大腿皮神経，閉鎖神経の3本の神経が接近して存在するので，大腰筋筋溝ブロックにより，殿部と大腿前面外側が麻酔される。L4-5由来の坐骨神経の一部もブロックされるが，

効果は不十分であり，下肢すべての知覚をブロックするには坐骨神経ブロックを併用する。

後方到達法の原法は，1976年にChayenら[4]により報告された。患側を上にして，脊髄くも膜下麻酔と同じ側臥位をとる。L4棘突起の外側5cm，尾側に3cmの点から皮膚に垂直に10cmのブロック針を刺入し，L5横突起の上縁をすべらせて抵抗消失法を用いて進めていくと，腰方形筋を貫通したところで抵抗が消失し，大腰筋筋溝に到達する。または，神経刺激装置を用いて大腿四頭筋の収縮する点を探す。局所麻酔薬20-40mlを注入する。

合併症：針が内側に寄りすぎると硬膜外注入やくも膜下注入，深く入りすぎると腹腔穿刺となる。

2) 3-in-1ブロック，大腿神経ブロック（femoral nerve block，図4）

3-in-1ブロックは，Winnieら[5]により報告された方法で，その名前の由来は，1カ所の穿刺で3本の神経（大腿神経，外側大腿皮神経，閉鎖神経）をブロックできることにある。

仰臥位で鼠径靱帯上に大腿動脈の拍動を触れる。大腿動脈の外側1-1.5cm，鼠径靱帯の下方2-3cmの点から，4-5cmのブロック針を，30度の角度で頭側に進める。大腿神経に当たれば大腿前面から下腿内側への放散痛が得られる。神経刺激装置を用いる場合は大腿四頭筋と大腿直筋が収縮する。局所麻酔薬7-10mlを注入すれば大腿神経ブロックとなる。3-in-1ブロックを行うには，大腿鞘の遠位を圧迫して局所麻酔薬20-40mlを注入する。MRIを用いた研究によると，3-in-1ブロックで注入された局所麻酔薬は，頭側に広がって大腰筋筋溝で腰部神経叢をブロックするのではなく，大腿神経がブロックされたあと，局所麻酔薬が外側，尾側，やや内側に広がり，外側大腿皮神経と閉鎖神経の前枝がブロックされる[6]。閉鎖神経のブロックは不十分である[7]。

3) 外側大腿皮神経ブロック（lateral femoral cutaneous nerve block，図4）

25G，25mm針を用い，上前腸骨棘の内側2cm，尾側2cmから垂直に大腿筋膜を穿刺し，扇状に局所麻酔薬10-15mlを注入する。放散痛を探す必要はなく，浸潤ブロックを行う。

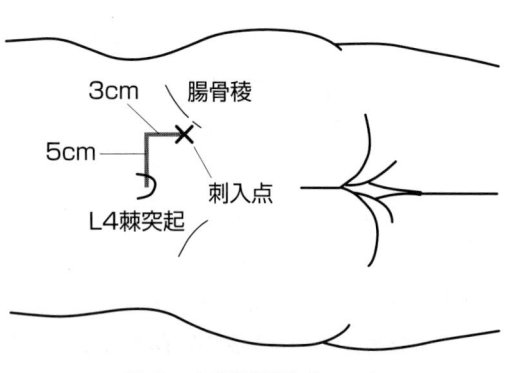

図3：大腰筋筋溝ブロック

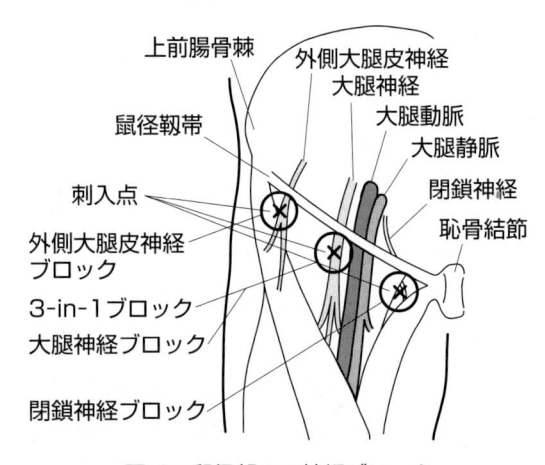

図4：鼠径部での神経ブロック

4）閉鎖神経ブロック（obturator nerve block，図4, 5）

閉鎖神経ブロックは，経尿道的膀胱切除の際，閉鎖神経の刺激による下肢の内転筋運動を遮断するために脊髄くも膜下麻酔に併用してよく用いられる。閉鎖神経の皮膚への分布は狭く，放散痛が得られにくいので，神経刺激装置を用いる。仰臥位で，恥骨結節の1-2cm外側，1-2cm尾側から垂直やや内側に向けて10cmのブロック針を刺入し，恥骨下枝に当たれば，針先が恥骨下枝の外縁を通り抜けて閉鎖管に入るようにやや外側頭側に向けて再刺入し，大腿内側の内転筋が最も収縮する位置を求め局所麻酔薬10-15mlを注入する。

Wassef[8]は，内転筋間到達法として，内転筋が恥骨に付着する部位で内転筋の背部に針を刺入し，神経刺激装置を用いて，大腿動脈内側1-2cmで鼠径靱帯の下に位置する閉鎖管の方向に進める方法を報告している。

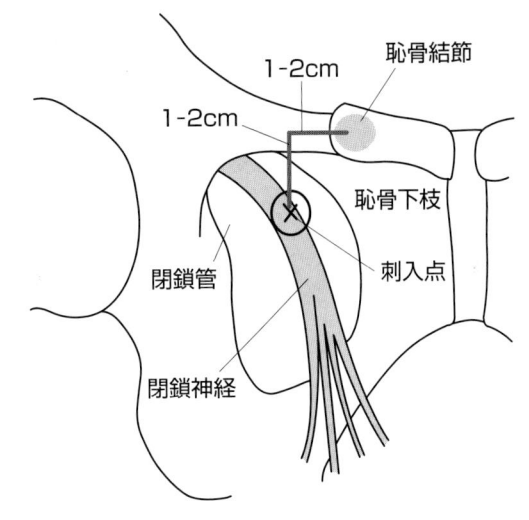

図5：閉鎖神経ブロック

5）坐骨神経ブロック（sciatic nerve block）

a）後方到達法（図6）

Labatの原法は，Winnie[9]により修正された。ブロック側を上にした側臥位をとり，非ブロック側の下肢は伸展，ブロック側の股関節，膝関節は屈曲し，膝内側をベッド上につける（Sims体位）。上後腸骨棘と大腿骨大転子を結ぶ線の中点から尾側に引いた垂線上5cmの点が穿刺点となる。この点は，大転子と仙骨裂孔を結ぶ線との交点とほぼ一致する。10cmのブロック針を垂直に刺入し，5-8cmで下腿への放散痛が得られる。神経刺激装置を使用した場合は，下腿後面の筋収縮，足底の屈曲，足の背屈などがみられる。局所麻酔薬20-30mlを注入する。同じ刺入部から脛骨神経領域と総腓骨神経領域に，別々に2回に分けて注入すれば，作用発現が速く，成功率が高いが，手技にやや時間を要する。Mansour[10]は，大腿骨大転子を指標としない傍仙骨法を報告している。刺入点は，上後腸骨棘と坐骨結節を結ぶ線の，上後腸骨棘から6cmの点である。傍仙骨法は，Winnieの一回注入法と同じ施行時間で，より作用発現が速く成功率も高い[11]。

b）前方到達法（図7）

痛みや非協力のために，側臥位による後方到達法ができない場合，仰臥位で行うことができる前方到達法は有用である。Beck[12]により報告された原法では，上前腸骨棘と恥骨結節を結ぶ鼠径靱帯と平行で，大腿骨大転子から始まる線を引き，上前腸骨棘と恥骨結節を結ぶ線の内側1/3から引いた垂線と交わる点を刺入点とする。大腿直筋と内側広筋の間を大腿骨に向かって押さえると，神経血管鞘は内側に寄るので，血管を穿刺しにくい。10cmのブロック針を，やや外側よりに刺入し，大腿骨小転子に当たれば，少し内側に向け，放散痛が得られたところで局所麻酔薬20-30mlを注入する。肥満患者で大腿骨大転子が触れにくい場合，Chellyら[13]

は，上前腸骨棘の下縁と恥骨結合の上の角を結ぶ線の中点から垂線を引き，尾側8cmの点を刺入点とする方法を報告している。Van Elstraeteら[14]の新しい前方到達法は，骨を指標とせずに，大腿動脈の内側2.5cmで鼠径部皮膚のしわから2.5cm遠位の点を刺入点とする。15cmのブロック針を用い，10-15度外側に向けて刺入し，約10cmで坐骨神経に到達する。これらの前方到達法は，後方到達法に比べて遠位でブロックするため，後大腿皮神経がブロックされにくい。

6）膝窩での神経ブロック

a）後方到達法（図8）

膝上7-10cmの膝窩上部で，坐骨神経が脛骨神経と総腓骨神経に分かれる付近でブロックする。Rorie[15]により報告された原法と比べて，より中枢側を狙う変法のほうが成功率は高い。腹臥位で，膝窩の屈曲によりできる線（底辺）と内側の半腱様筋と外側の大腿二頭筋を辺とする三角形で，この底辺の中点から頂点に向かって5-6cm，外側に1cmの点を刺入点とする。膝窩動脈が触れる点より外側である。5-6cmの

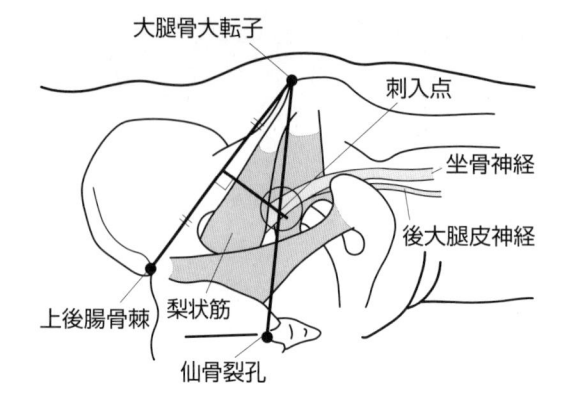

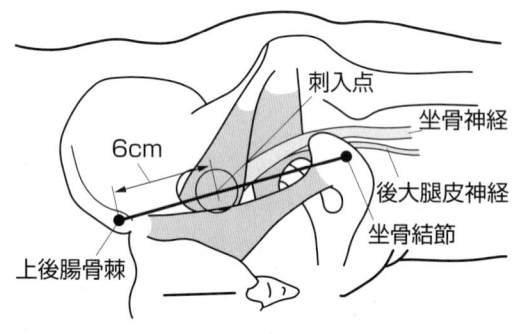

図6：坐骨神経ブロック（後方到達法）
上：Labatの方法[9]，下：傍仙骨法[10]
〔文献9）Winnie AP. Regional anesthesia. Surg Clin North Am 1975；55：861-92．文献10）Mansour NY. Reevaluating the sciatic nerve block：another landmark for consideration. Reg Anesth 1993；18：322-3 より引用〕

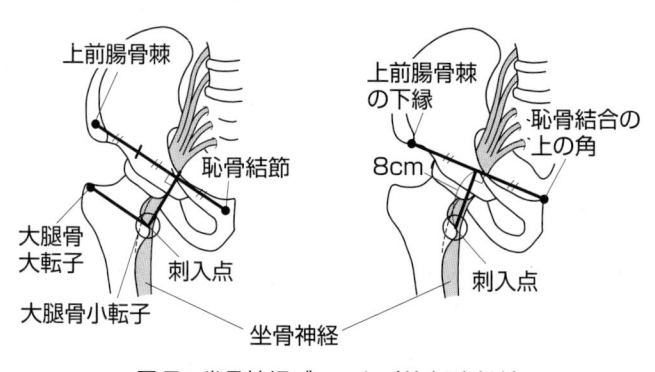

図7：坐骨神経ブロック（前方到達法）
左：Beckの方法[12]，右：Chellyらの方法[13]
〔文献12）Beck GP. Anterior approach to sciatic nerve block. Anesthesiology 1963；24：222-4．文献13）Chelly JE, Delaunay L. A new anterior approach to the sciatic nerve block. Anesthesiology 1999；91：1655-60 より引用〕

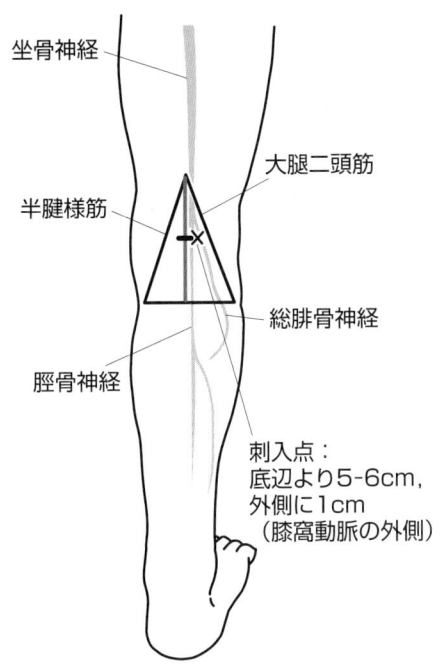

図8：膝窩での坐骨神経ブロック

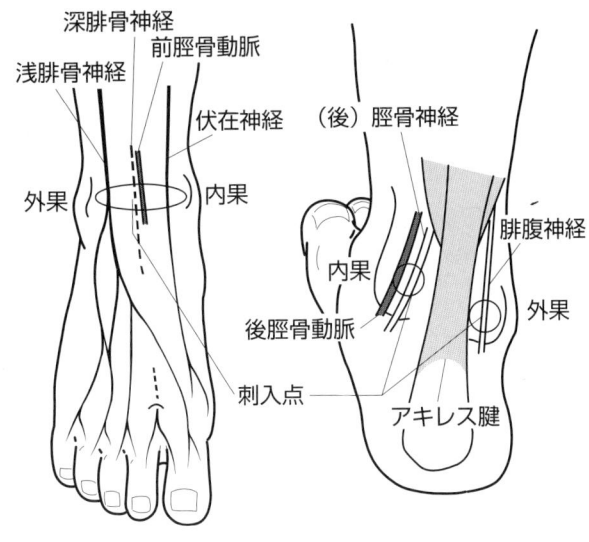

図9：足関節部での神経ブロック

ブロック針を45-60度頭側に傾け，皮膚と大腿骨の中間付近で，下腿への放散痛が得られたところで局所麻酔薬10mlを注入する。神経刺激装置を使用した場合は，下腿後面の筋収縮と足の背屈がみられる。

　b）側方到達法

　腹臥位がとれないときは，仰臥位で，大腿二頭筋腱と外側広筋の間の溝で，大腿骨外側果から頭側7cmの点を刺入点とし，針を水平に進める。大腿骨に当たれば，針を後方に向け，坐骨神経に，または最初に総腓骨神経，次いで脛骨神経に当たれば，局所麻酔薬をそれぞれ10-15ml注入する。

　c）伏在神経ブロック（saphenous nerve block）

　下腿内側の麻酔を得るには，伏在神経ブロックの併用が必要である。25G，25mm針を用い，大腿骨内側上果の皮下に局所麻酔薬5-10mlを浸潤注入する。

7) 足関節部での神経ブロック
（図9）

　足関節部には5本の神経が走っている。（後）脛骨神経，腓腹神経，深腓骨神経，浅腓骨神経の4本は坐骨神経の終末枝であり，伏在神経は大腿神経の終末枝である。

　a）（後）脛骨神経ブロック〔(posterior) tibial nerve block〕

　25G，25mm針を用い，アキレス腱と内果の間で，後脛骨動脈の後方に局所麻酔薬5mlを注入する。

　b）腓腹神経ブロック（sural nerve block）

　アキレス腱の外側で，外果と踵骨の間のくぼみに局所麻酔薬5mlを注入する。

　c）伏在神経ブロック（saphenous nerve block），深腓骨神経ブロック（deep peroneal nerve block），浅腓骨神経ブロック（superficial peroneal nerve block）

　内果と外果を結ぶ高さで，前脛骨筋腱と長母趾伸筋腱の間の，前脛骨動脈が触れるすぐ外側を刺入点とし，皮下で針の方向を変えることで3本の神経を同時にブロックする。深腓骨神経

は，針を垂直に刺入して，浅腓骨神経は，針を外側に向けて前脛骨動脈と外果の間に，伏在神経は，針を内側に向けて伏在静脈が内果の前方を通る点に，局所麻酔薬をそれぞれ3-5mlを注入する。

【文献】

1) Fanelli G, Casati A, Beccaria P, et al. A double-blind comparison of ropivacaine, bupivacaine, and mepivacaine during sciatic and femoral nerve blockade. Anesth Analg 1998 ; 87 : 597-600.
2) Marhofer P, Oismuller C, Faryniak B, et al. Three-in-one blocks with ropivacaine : evaluation of sensory onset time and quality of sensory block. Anesth Analg 2000 ; 90 : 125-8.
3) Albright GA. Cardiac arrest following regional anesthesia with etidocaine or bupivacaine. Anesthesiology 1979 ; 51 : 285-7.
4) Chayen D, Nathan H, Chayen M. The psoas compartment block. Anesthesiology 1976 ; 45 : 95-9.
5) Winnie AP, Ramamurthy S, Durrani Z. The inguinal paravascular technic of lumbar plexus anesthesia : the "3-in-1 block". Anesth Analg 1973 ; 52 : 989-96.
6) Marhofer P, Nasel C, Sitzwohl C, et al. Magnetic resonance imaging of the distribution of local anesthetic during the three-in-one block. Anesth Analg 2000 ; 90 : 119-24.
7) Bouaziz H, Vial F, Jochum D, et al. An evaluation of the cutaneous distribution after obturator nerve block. Anesth Analg 2002 ; 94 : 445-9.
8) Wassef MR. Interadductor approach to obturator nerve blockade for spastic conditions of adductor thigh muscles. Reg Anesth 1993 ; 18 : 13-7.
9) Winnie AP. Regional anesthesia. Surg Clin North Am 1975 ; 55 : 861-92.
10) Mansour NY. Reevaluating the sciatic nerve block : another landmark for consideration. Reg Anesth 1993 ; 18 : 322-3.
11) Cuvillon P, Ripart J, Jeannes P, et al. Comparison of the parasacral approach and the posterior approach, with single- and double-injection techniques, to block the sciatic nerve. Anesthesiology 2003 ; 98 : 1436-41.
12) Beck GP. Anterior approach to sciatic nerve block. Anesthesiology 1963 ; 24 : 222-4.
13) Chelly JE, Delaunay L. A new anterior approach to the sciatic nerve block. Anesthesiology 1999 ; 91 : 1655-60.
14) Van Elstraete AC, Poey C, Lebrun T, et al. New landmarks for the anterior approach to the sciatic nerve block : imaging and clinical study. Anesth Analg 2002 ; 95 : 214-8.
15) Rorie DK, Byer DE, Nelson DO, et al. Assessment of block of the sciatic nerve in the popliteal fossa. Anesth Analg 1980 ; 59 : 371-6.

II 応用編 4 — 局所静脈内麻酔

　近年，day surgery 件数の増加に伴って，安全かつ容易，しかも確実に麻酔効果が得られる麻酔方法が望まれる。種々の上肢の麻酔法のなかで，局所静脈内麻酔法は上腕ブロックやクーレンカンプ麻酔に比して，特殊な技術は要せず，静脈さえ確保できれば誰にでも容易に行える麻酔法である。麻酔後数分で無痛状態となり，この状態は1–2時間持続する。したがって外来で行う手術には便利であり，必ず均等に麻酔効果が得られる。手術以外に拘縮手指のマニプレーションにも利用されている。本麻酔法は1908年，ベルリンの外科教授であった Karl Alfred Bier によって報告されたのが最初であるといわれている[1]。本法は麻酔薬を静脈を介して軟部組織に浸潤させる局所浸潤麻酔の一種といえよう。

1 方法

　手術前に非手術肢側で静脈確保を行う。また，患者の頭側には麻酔器を置いて後述する合併症に備えておく。ターニケットによる虚血時間をできるだけ少なくするために，皮切のデザインや手術プランはターニケットのカフを inflate にする前に済ませておく。今回は Zimmer 社製ターニケット（図1）を用いて説明する。

　まず，手術を行う上腕にストッキネットあるいはギプス固定に用いられる巻き綿を巻いて，ターニケットが直接皮膚と接しないようにする（図2）。このことにより皮膚や神経への圧迫が緩和される。そのあとデュアルターニケット（図3）を装着する（図4）。もし，なければシングルターニケットを2つ用いる（図5）。ターニケットがない場合は血圧計マンシェットで代用することもあるが，手術途中でカフがゆるむこともあり，勧められない。近位のターニケットを inflate して前腕の静脈を怒張させ，手背部において20–22Gの静脈留置針を用いて静脈を確保し，テープで固定する。このとき翼状針を用いてもかまわない。そのあと，いったん，

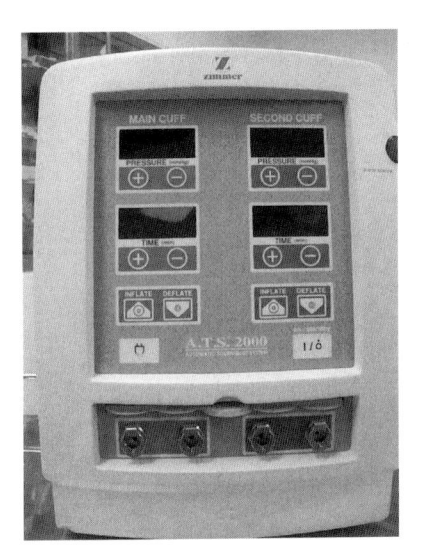

図1：デュアルターニケット本体
今回は Zimmer 社製ターニケットを使用した。

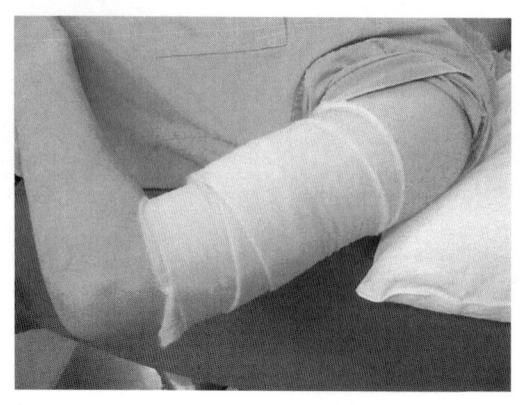

図2：巻き綿を巻いて上腕を保護
上腕に直接，ターニケットを巻くと皮膚を傷めることがあるため，ギプスの巻き綿を上腕に巻いて保護する。

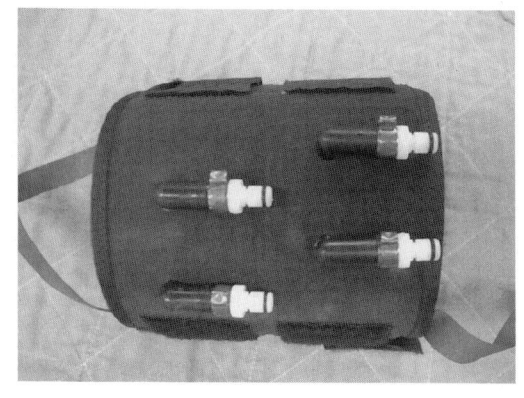

図3：デュアルターニケット
独立した2つのカフから構成されている。

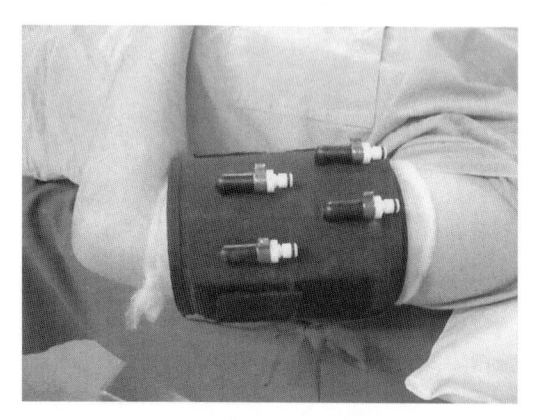

図4：デュアルターニケット装着
カフの接続プラグは頭側・外側に向けてタイトに装着することが大切である。

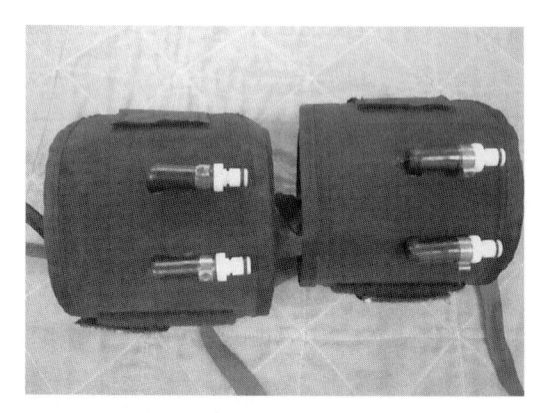

図5：シングルターニケット
デュアルターニケットがない場合は，シングルターニケットを2つ用いる。

ターニケットを deflate する。続いて上肢を挙上し，確保した静脈を傷つけないようにしてエスマルヒを遠位から近位方向へ巻いていく（図6）。近位のターニケットを再度 inflate したあと，エスマルヒを取り除き，麻酔薬を静脈投与していく（図7）。ターニケットの圧は成人では 250–300mmHg，小児では 150–250mmHg が望ましいといわれている[2]。筆者は 1% リドカイン 20ml を用いている。エピネフリン入りは用いてはいけない。極量は 1% リドカインで 7mg/kg といわれているが[2]，筆者はその約 1/2 である 4mg/kg でほとんどの手術に対応している。したがって体重 50kg なら 200mg である。静脈内投与後数分で前腕全体にまんべんなく麻酔効果が得られる。この点が上肢伝達麻酔との違いである。近位のターニケットが巻かれている上腕部は麻酔薬が浸潤しないため麻酔効果が得られない。よって inflate してから約 30–40 分でその部位の痛みを患者は訴え始める。この場合，遠位のターニケットを inflate し，それを確認してから近位のターニケットを deflate する。遠位のターニケットが巻かれている上腕部分は麻酔薬が浸潤し，麻酔が効いているので痛みを訴えることはない。静脈投与さ

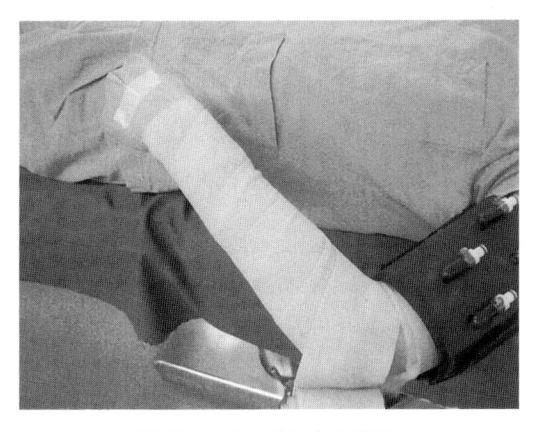

図6：エスマルヒにて瀉血
遠位よりエスマルヒを巻いて瀉血する。このとき，確保した静脈をつぶさないように注意する。

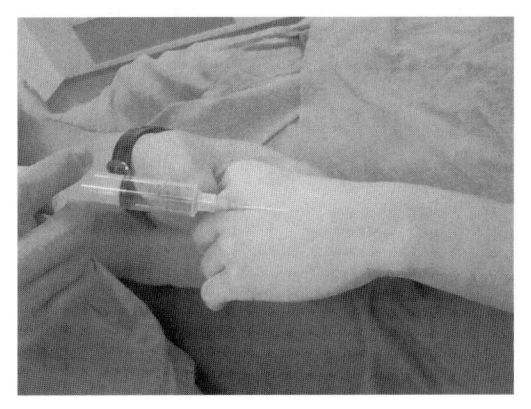

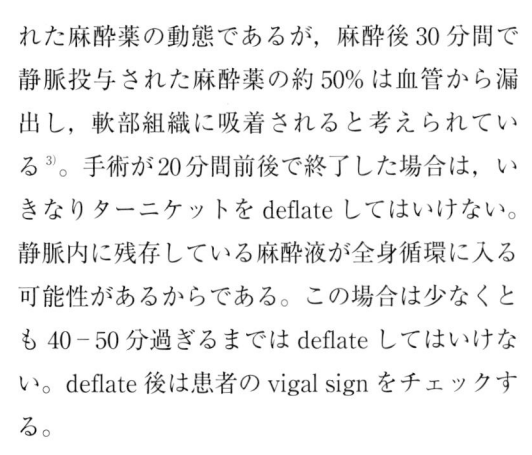

図7：麻酔薬投与
瀉血後，近位のターニケットをinflateしたあと，麻酔薬を投与する。

れた麻酔薬の動態であるが，麻酔後30分間で静脈投与された麻酔薬の約50%は血管から漏出し，軟部組織に吸着されると考えられている[3]。手術が20分間前後で終了した場合は，いきなりターニケットをdeflateしてはいけない。静脈内に残存している麻酔液が全身循環に入る可能性があるからである。この場合は少なくとも40-50分過ぎるまではdeflateしてはいけない。deflate後は患者のvigal signをチェックする。

原法では手背で静脈確保することになっている。しかし，コーレス骨折など，手関節周囲の骨折では手背が腫脹しており静脈確保が困難である。なるべく遠位で静脈確保を行うようにしているが，肘関節レベルでしか確保できないこともある。しかし，静脈確保が容易である正肘皮静脈から麻酔薬を注入した場合でも同等の麻酔効果が得られるのだろうかという懸念が生じる。Blythらの報告では，麻酔効果については手背で確保した場合と同じであったと報告されている[4]。手背との違いは，肘で注入した場合は麻酔効果発現が5分ほど遅いことであった。また，麻酔投与時の注意としては，約90秒かけてゆっくり注入することを提唱している。その理由は急激に注入するとカフ下から漏れ出て全身循環に入る危険性があるからである。

2 注意事項と合併症

麻酔薬が全身循環に入った場合，中枢神経系の症状としては興奮，多弁，耳鳴り，振戦等が現れる。進行すると意識消失や痙攣が現れ，重篤な場合は呼吸停止をきたすことがある。心血管系の症状としては血圧低下，徐脈，不整脈，心停止等の症状が現れる。処置としては呼吸を維持し，酸素投与し，必要に応じて人工呼吸を行う。痙攣が著明な場合は超短時間作用型バルビツール製剤を投与する。血圧低下に対しては昇圧薬を用いる。短時間で手術が終了した場合は，先述した方法でターニケットリリースの時間をおくことにより，中毒症状の発現を抑えることが大切である。

ターニケットの圧は成人では250-300mmHg，小児では150-250mmHgが神経・筋損傷を生じない安全な圧域であるといわれてい

る[5]。しかし肥満した患者や高血圧が合併する場合は，増圧せねばならない場合もある。また，痩せた患者では短時間の止血帯使用でも，神経麻痺が生じることがあるので注意を要する。直接，ターニケットを上腕に巻くのではなく，ギプスの巻き綿などを巻いて神経や血管を保護する。筆者の経験では1時間30分を超えるとなんらかの神経麻痺が生じる可能性がある。

虚血許容時間については諸家の報告があるが，一般的には2時間がその限界といわれている[5]。虚血時間が長くなると静脈血のアシドーシスが進む。例えば90分間虚血するとpHは7.04となり，その補正には10-15分間（breather periods）必要といわれている[6]。一度，血行を回復させると麻酔効果は消失して疼痛を訴える。したがって2時間を超える場合には，上腕ブロックやクーレンカンプ麻酔，あるいは全身麻酔を行う。

【文献】

1) Bier A. A new method for anesthesia in the extremities. Ann Surg 1908 ; 48 : 780-1.
2) Wilgis EFS. Tourniquet in reconstructive surgery of the hand. Handchirurgie 1972 ; 4 : 99-102.
3) 讃岐美智義. 麻酔と救急のために，第5版. 広島大学医学部麻酔蘇生学教室「麻酔と蘇生」編集部. 2002. p. 161.
4) Blyth MJG, Kinninmouth AWG, Asante DK. Bier's block : A change of injection site. J Trauma 1995 ; 39 : 726-8.
5) Van Roekel HE, Thurston AJ. Tourniquet pressure : The effect of limb circumference and systolic blood pressure. J Hand Surg 1985 ; 10B : 142-4.
6) Wilgis EFC. Observation on the effects of tourniquet ischemia. J Bone Joint Surg Am 1971 ; 53 : 1343-6.

Ⅱ 応用編 5　表面麻酔

1　気道の表面麻酔

気管挿管の刺激は強く，愛護的に操作しても痛み，咳，違和感，体動，血圧や心拍数の変動，不整脈，頭蓋内圧上昇，眼圧上昇，胃内容逆流，喉頭痙攣，気管支痙攣などが引き起こされる。そして通常，静脈麻酔薬，吸入麻酔薬，麻薬，筋弛緩薬，リドカイン，$α_2$刺激薬，$β$遮断薬，Ca拮抗薬などの全身投与により，刺激と反応を抑え，円滑な気管挿管を目指す。しかし，上気道の表面麻酔も効果的であり，特に前述の薬剤投与が制限される場合や，冠動脈疾患，動脈瘤，頭蓋内圧亢進症などを合併する場合には有用となる。表面麻酔に必要なわずかな手間と時間を惜しむべきではない。意識下挿管には必須である。当然ながら，表面麻酔の技量が上達すると，気管挿管の技量は必ず上達する。また，患者だけでなく操作者にとっても気管挿管が楽になる。各施設により多様な工夫がされており，確立された標準はないため，筆者が行っている手技を中心に述べる[1)～4)]。鼻腔内の麻酔，上喉頭神経ブロック，経皮気管内注射，気管支ファイバースコープなどを併用することも多いが，「Ⅱ．応用編10．内視鏡の麻酔」を参照されたい。

1) 口腔からの操作

抗コリン作動薬により口腔内分泌物が減り，視野がよくなると同時に局所麻酔薬が希釈されずにすむが，分泌物が特に多くなければ必須ではない[5)]。局所麻酔薬をうがいしたり，嚥下せずに舌根部に溜めておくと，2分ほどで舌根部が麻酔される。苦味を訴えるほか，咳込むこともあるが，これだけで経口エアウェイや喉頭鏡の使用が円滑となる。ラリンジアルマスク挿入も容易となる。以下の噴霧は，意識下でも麻酔下でも行える。開口して，見える範囲に薬液を噴霧する。2分待ったのち，初めは喉頭鏡を浅く挿入してその先に噴霧する。この操作を数回に分けて，徐々に麻酔範囲を深くする。この方法で舌根部から咽頭壁や喉頭蓋の腹側まで麻酔されると，円滑に喉頭展開が行える。その後に喉頭蓋背側から声門，気管内まで噴霧しておくと，気管挿管後の刺激も最小限となる。また，口腔内と舌根部と咽頭を丁寧に表面麻酔すれば，意識下にラリンジアルマスクを挿入することも困難ではない。ジャクソンスプレー（図1上段）は，ノズルが長いので思いどおりの部位に届き，前方へのみ霧状の薬液を噴霧するので狙った部位だけに噴霧し，不必要な投与を避けることができる。しかし，交差感染を避けるための洗浄と滅菌が必要である。また，ノズル先端が詰まりやすい。ディスポーザブル気管内スプレーチューブ（図1下段）は，ノズルの遠位壁に多数の噴霧孔が全周性に開いており，前方

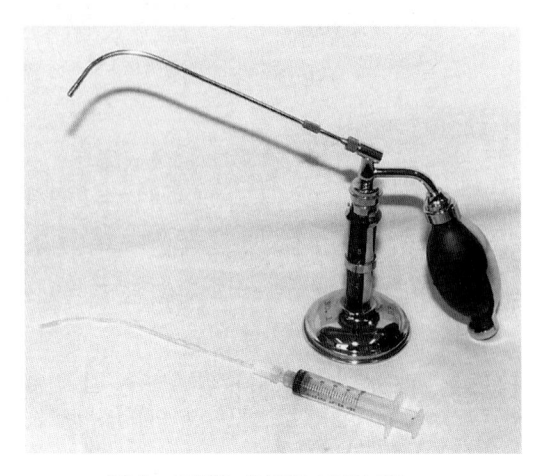

図1 口腔から使用するスプレー
上段：ジャクソンスプレー
下段：ディスポーザブル気管内スプレーチューブ

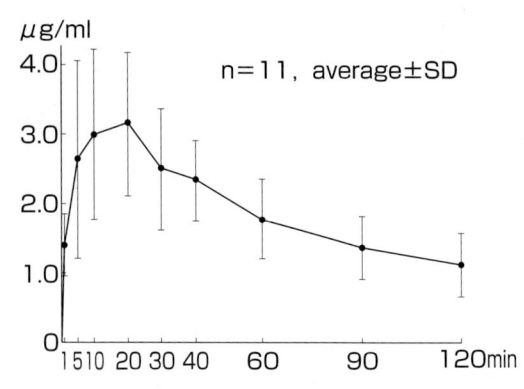

図2：表面麻酔後のリドカイン血中濃度
1分間4%リドカイン5mlを経皮気管内注射し、続けて4分間4%リドカイン5mlをジャクソンスプレーで喉頭と気管に噴霧した。
〔文献7）浅田 章、尾原正博、久保田行男、他．リドカインによる喉頭および気管の表面麻酔後の血中濃度の推移．麻酔 1978；27：719-26 より引用〕

ではなく側方全周に薬液を出すので、喉頭展開したのちに声門や気管内へ噴霧するのに適する。8%キシロカイン®ポンプスプレーは、1押しでリドカイン8mgの霧状の薬液を前方に吹き出すので用いやすいが、ノズルの長さと形状に不自由を感じることがあること、ノズル先端が交差感染の原因となりうること[6]に、注意が必要である。気管支ファイバースコープでは、観察しながら先端の吸引孔から薬液を噴射し、麻酔範囲を前へ広げながらスコープを進める（spray as you go）。なお、筆者は、意識下挿管の前には必要性と安全性を説明し、少量のミダゾラム静注により鎮静と健忘を得て、患者の協力のもとに行っている。

2) 薬液

安全性と、粘膜への効果の強さと早さに優れたリドカインがよい。粘膜の表面麻酔は低濃度では効かないため、2-4%リドカインが用いられる。用量は200mgまでとする。噴霧には液を、うがいにはビスカスやゼリーも用いられる。体温まで温めておくと、冷刺激を避けることができる。効果発現まで2分、持続時間は20分程度である。気管挿管前の2分は長く感じられるが、この時間を待てるかどうかも、表面麻酔成功の鍵の一つである。エピネフリンを添加しても粘膜からの血管内吸収は遅くならず、作用時間も延びない。鼻腔の血管収縮には、エピネフリンがよく用いられる。

3) 合併症

慎重に行えば気道の表面麻酔の安全性は高い。麻酔そのものが強い刺激とならないように注意する。

(1) 局所麻酔薬中毒

気道粘膜は血管が豊富なため、局所麻酔薬の血中濃度は極めて速やかに上昇し、中毒域まで達することがある（図2）[7]。また、末梢気道まで薬液が到達した場合は、吸収面積が広くなるうえ、肺静脈から体循環に直接流入することも考えなければならない。盲目的な投与を避けて必要な部分にのみ投与すること、総投与量を常

に考慮することにより，予防する．意識，呼吸，循環など全身状態も監視して早期発見に努める．蘇生物品や人員の乏しいところでは表面麻酔もすべきでない[8]．

(2) 気管支喘息

リドカインは，正常粘膜に対して気管支攣縮を抑制するが，過敏な粘膜に対しては気管支攣縮を起こすことがある．小児期に気管支喘息が治癒した成人でも，吸入薬や内服薬でたとえ良好な状態に保たれている例でも，気管内に噴霧した直後の自覚症状や胸壁の動きの低下や，麻酔下ではバッグの固さや喘鳴から発見される．予防のためには，β_2刺激薬をあらかじめ吸入しておく[9]．

(3) 喉頭痙攣

浅麻酔下に，器具や薬液で喉頭を刺激すると起こる．

(4) 器具破損による気道または食道異物

スプレー先端のノズルが異物となることがある[10]．現在の8%キシロカイン®ポンプスプレーは，ノズルが飛び出さないように根元と一体化されている．

(5) 呼吸困難

自発呼吸の吸気時に陰圧となっても上気道が開通しているのは，咽頭と周辺の骨格筋が緊張しているためである．これは，上気道粘膜からの求心性刺激が関与する神経性反射により保たれている[11]．このため，上気道の表面麻酔により，上気道が狭窄して換気抵抗が増すことがある．健常者で問題となることはないが，呼吸機能が低下している場合や上気道閉塞のある場合は，注意が必要である[12]．

(6) 咳反射消失による誤嚥

フルストマック時の誤嚥予防に，意識下挿管が選択されることがある．もし喉頭から気管内が麻酔されていると，逆流した胃内容物が喉頭から気管内に入っても咳反射が起こらず，誤嚥を許すことになる．もちろん，鼻腔や口腔の表面麻酔は十分に行い，胃内容逆流を防ぎたい．

2 結膜と角膜の表面麻酔

点眼用の4%リドカインや0.4%オキシブプロカインを1回1-5滴点眼する．点眼の刺激を和らげるには，希釈して体温まで温めた薬液を1-2滴点眼し，その後1分ほど待ってから必要な薬液を追加する．効果発現まで15-20秒，持続時間は10-15分である．薬液は眼内まで浸潤しないので，効果が及ぶのは結膜と角膜だけであり，眼球運動，瞳孔径，調節能，光覚，眼圧などには影響しない．まれに結膜充血を起こす．また，頻回点眼は角膜混濁の原因となりうる．眼圧測定や異物除去などは1回の表面麻酔で十分である．眼科手術では10分おきに追加するが，他の局所麻酔に併せて行われることが多い．低侵襲化が進む眼科手術では，簡便で安全性の高い表面麻酔は重要な手技となっている．条件が整えば，表面麻酔単独で白内障手術を行うことができる．

3 尿道の表面麻酔

2%リドカインや0.2%オキシブプロカインが用いられる．液でもよいが，潤滑を兼ねるゼ

リーが好まれる。外尿道口を消毒し，尿道粘膜が破れないようにゆっくりと薬液を注入する。男性なら，初めの数mlを注入したあと，残りの10-15mlを注入するときに排尿するようにいきませると，内括約筋が弛緩するので尿道前立腺部まで薬液が到達する。亀頭直下でクランプし，10-15分尿道内に貯留させる。女性なら3-5ml注入してガーゼ圧迫や綿栓を施して待つか，挿入するカテーテルなどに局所麻酔薬のゼリーを塗る。男女とも，カテーテル挿入などは表面麻酔単独で行われる。しかし，ブジーなどで尿道を刺激したり膀胱を拡張する操作は強い痛みを伴うので，他の麻酔が併用される。単に膀胱鏡検査だけなら，特に女性では，表面麻酔だけで十分である。

【文献】

1) Ovassapian A. Topical anesthesia of the airway. In：Ovassapian A, editor. Fiberoptic endoscopy and the difficult airway, 2nd ed. Philadelphia：Lippincott-Raven；1996. p. 47-60.
2) Sanchez A, Trivedi NS, Morrison DE. Preparation of the patient for awake intubation. In：Benumof JL, editor. Airway management：principles and practice. St Louis：Mosby；1996. p. 159-82.
3) Benumof JL. Management of the difficult adult airway with special emphasis on awake tracheal intubation. Anesthesiology 1991；75：1087-110.
4) 浅田　章．咽頭・喉頭の表面麻酔．花岡一雄編．臨床麻酔のコツと落とし穴PART 2．東京：中山書店；1996. p. 40-1.
5) Cowl CT, Prakash UBS, Kruger BR. The role of anticholinergics in bronchoscopy. Chest 2000；118：188-92.
6) Williams OA, Wilcox MH, Nicol CD, et al. Lignocaine spray applicators are a potential source of cross-infection in the anaesthetic room. Anaesthesia 1993；48：61-2.
7) 浅田　章，尾原正博，久保田行男，他．リドカインによる喉頭および気管の表面麻酔後の血中濃度の推移．麻酔 1978；27：719-26.
8) Adriani J, Campbell D. Fatalities following topical application of local anesthetics to mucous membranes. JAMA 1956；162：1527-30.
9) Groeben H, Silvanus MT, Beste M, et al. Combined lidocaine and salbutamol inhalation for airway anesthesia markedly protects against reflex bronchoconstriction. Chest 2000；118：509-15.
10) 久保田行男．私の経験した合併症．日臨麻会誌 1985；5：109-22.
11) DeWeese EL, Sullivan TY. Effects of upper airway anesthesia on pharyngeal patency during sleep. J Appl Physiol 1988；64：1346-53.
12) Shaw IC, Welchew EA, Harrison BJ, et al. Complete airway obstruction during awake fibreoptic intubation. Anaesthesia 1997；52：582-5.

II 応用編

6 術後痛

痛みはその原因によって侵害受容性，神経因性および心因性疼痛の3つに大きく分けられる。術後痛は神経傷害や交感神経を介する痛みがその要素となる場合もあるが，多くは手術操作によるさまざまな侵害刺激や組織傷害，それに伴う炎症反応により生じるものである。

また痛みを急性痛と慢性痛の2つに分ける場合，急性痛はその原因とそれによって発生した痛みの関係が明確で，しかもその痛みの持続期間が一時的なものをいう。急性痛の多くは組織損傷が原因であり，それが除去されれば痛みも自然になくなるのが原則である。したがって急性痛は組織損傷や疾病の存在を知らせる生体防御サインでもある。術後痛は手術侵襲の大きさや手術部位，あるいは個人によってその程度が大きく異なるが，時間的な経過によって軽減していくのが特徴であり，代表的な急性痛の1つである。

術後数日間に限って感じる痛みとはいえ，患者にとって術後痛は最大の問題である。さらに，術後鎮痛は単に痛みの苦痛から患者を解放し，術後患者の満足度を向上させるだけでない。術後も持続する侵襲に対する過剰な反応を抑えることで，術後痛に起因する術後合併症を減少させうる。術後疼痛管理を行うにあたって，術後痛の発生メカニズム，生体に及ぼす影響を理解し，複数の鎮痛手技を修得しておくことが必要である。

1 術後痛の発生機序

1) 疼痛伝達経路

末梢組織に侵害刺激が加わると，一次求心ニューロンのAδ線維およびC線維の自由神経終末で侵害刺激が電気信号に変換され，神経興奮が起こる。侵害受容器には閾値が高く機械的刺激で興奮する高閾値機械受容体と，機械的・化学的および熱刺激など多様な刺激によって興奮するポリモーダル受容体がある。前者は皮膚のAδ線維終末に存在し，後者は皮膚周辺のC線維や内臓および深部組織のAδ線維に存在する。痛覚の一次求心ニューロンのうち，Aδ線維は有髄で比較的太く，伝導速度が速く（10-30m/sec），局在が明瞭な鋭い痛みを伝える。C線維は無髄で細く，伝導速度が遅く（0.5-2m/sec），局在が不明瞭な鈍く不快な痛みを伝える。

知覚神経の一次求心ニューロンは，脊髄後角のI，II，V層で二次ニューロンへ接続し，脊髄の前側索を上行する。伝達速度が速く，局在が明瞭な疼痛インパルスは主に外側脊髄視床路を経由して視床後外腹側核でシナプスを変え，大脳皮質体性感覚野に終わる。もう一方の経路は前脊髄視床路・脊髄網様体を上行し，視床髄

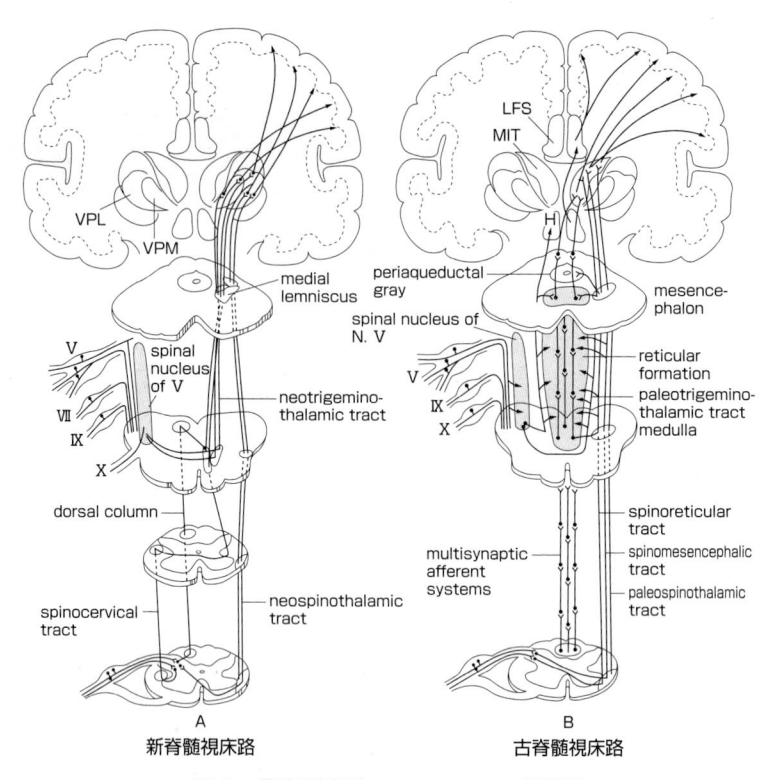

図 1：侵害受容性ニューロンの上行経路
VPL：後外側腹側核，VPM：後内側腹側核，LFS：大脳辺縁・前脳系，
MIT：内側，髄板内核，H：視床下部
〔文献 1）Bonica JJ. The Management of pain, 2nd ed. Philadelphia：Lea & Febiger；1990. p. 89 より引用〕

板内核・視床下部を経て大脳皮質や辺縁系などに広く投射される（図1）[1]。

2）侵害受容性疼痛

術後痛の原因の多くは侵害受容性疼痛である。侵害受容性疼痛とは機械的刺激や熱刺激などの組織を損傷する侵害刺激により生じる痛みや炎症反応に伴う痛みである。

手術によって組織が損傷されると，損傷された組織細胞や周囲の炎症細胞，血小板，神経線維から種々の炎症性化学伝達物質が放出される。これらのなかで炎症による痛みと最も関係の深いのがブラジキニンである。

ブラジキニンは組織損傷により血漿中キニノゲンから産生される。侵害受容線維自由終末のB_2受容体と結合し，Gタンパクを介してホスホリパーゼC，さらにプロテインキナーゼCを活性化し，Na^+チャネルを開放して侵害受容線維を脱分極させることで発痛作用を発揮する（図2）[2]。またB_2受容体との結合によりNO合成酵素を活性化して血管平滑筋を弛緩させ，血管拡張作用を発揮したり，プラズマキニンの内皮細胞への結合により血管透過性亢進作用を発揮する[2]。その結果，局所の発熱・発赤・腫脹などの炎症症状が発現する。

その他，血小板から放出されるセロトニン，肥満細胞から放出されるヒスタミン，傷害された細胞から放出される水素イオン（H^+）やカリウムイオン（K^+）も発痛作用をもっている。

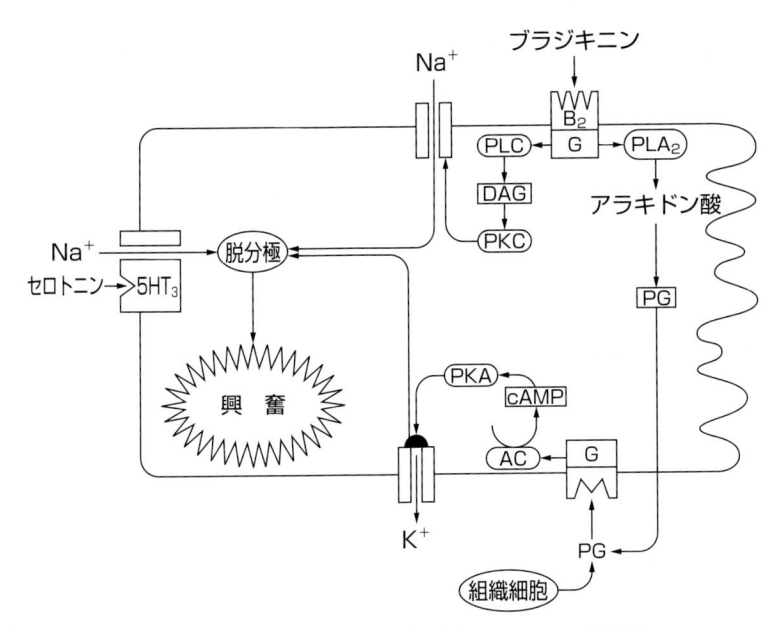

図2：発痛物質に対する侵害受容ニューロンの反応
B_2：ブラジキニン2受容体，G：Gタンパク，PLC：ホスホリパーゼC，
PLA_2：ホスホリパーゼA_2，PG：プロスタグランジン，PKC：プロテインキナーゼ，DAG：ジアシルグリセロール，PKA：プロテインキナーゼA，AC：アデニル酸シクラーゼ，CAMP：サイクリックAMP
〔文献2）横田敏勝．急性侵害受容性疼痛．痛みのメカニズム．東京：南江堂；1997．p.44．より引用〕

また組織損傷による細胞内Ca^{2+}濃度の上昇や，ブラジキニン，炎症細胞から遊離されるサイトカインによってホスホリパーゼA_2が活性化される。活性化されたホスホリパーゼA_2は細胞膜リン脂質からアラキドン酸を遊離し，これはシクロオキシゲナーゼ（COX）によってプロスタグランジン（PG）となる。PGE_2やPGI_2は発痛増強作用と血管拡張作用を有している。これらの種々の化学伝達物質によって一次求心ニューロンが刺激され痛みが伝えられる。

3） 末梢性感作

一次求心ニューロンはサブスタンスP，カルシトニン遺伝子関連ペプチド（CGRP），ソマトスタチン，グルタミン酸などの多くのアミノ酸および神経ペプチドを合成，保有している。これらの多くは侵害刺激により一次求心ニューロンの中枢端から遊離され，脊髄後角で受容体に結合し，さらに上位中枢へ痛みを伝える。また一次求心ニューロンに入力された侵害刺激は軸索反射により逆行性に末梢へも伝播し，末梢組織の軸索終末からサブスタンスP，ニューロキニンA，CGRPなどが放出される。これらのペプチド放出は結果として知覚神経や交感神経の興奮性を変化させ，血管拡張，タンパク分子血管外漏出とともに炎症細胞にも作用して炎症性メディエーター（K^+，セロトニン，ブラジキニン，ヒスタミン，サイトカイン，など）を放出させる（図3）[3]。これらは"sensitizing soup"と呼ばれ，主にポリモーダル受容体の興奮性を低下させ，通常では痛みとして感じなかった程度の刺激でも痛みを伝えるようになる。すなわ

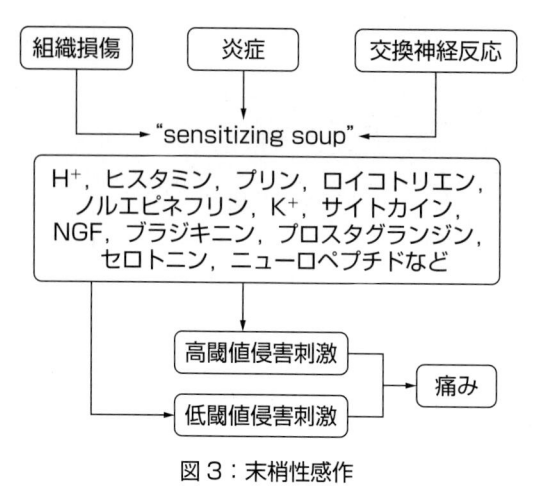

組織損傷 / 炎症 / 交換神経反応
↓
"sensitizing soup"
↓
H⁺, ヒスタミン, プリン, ロイコトリエン, ノルエピネフリン, K⁺, サイトカイン, NGF, ブラジキニン, プロスタグランジン, セロトニン, ニューロペプチドなど
↓
高閾値侵害刺激 / 低閾値侵害刺激 → 痛み

図3：末梢性感作

〔文献 3）Woolf CJ, Chong MS. Preemptive Analgesia-Treating Postoperative Pain by Preventing the Establishment of Central Sensitiztion. Anesth Analg 1993；77：362-79 より引用〕

ち疼痛刺激に対する反応が亢進した状態である痛覚過敏や，通常では痛みを生じない刺激によって痛みを感じる現象を起こす。この疼痛感受性の変化を末梢性感作という。

4） 中枢性感作

前述のように知覚神経の一次求心ニューロンは脊髄後角のⅠ，Ⅱ，Ⅴ層で二次ニューロンと接続する。ここで侵害刺激を上位中枢に伝え，また介在線維により交感神経に接続し，下行性抑制系線維との間にも相互作用を及ぼす。接続部では神経伝達物質により刺激伝達が行われている。脊髄後角での侵害刺激伝達は興奮性アミノ酸であるグルタミン酸やアスパラギン酸がNMDA受容体やAMPA受容体，カイニン酸受容体，代謝型グルタミン酸受容体に作用することで行われる。炎症が惹起された末梢から遷延する高頻度の侵害刺激が脊髄後角に伝えられると，一次求心ニューロン末端から大量のグルタミン酸やサブスタンスPが放出される。さらにAMPA受容体やニューロキニン受容体の活性化によりシナプス後膜に大きな脱分極が生じ，通常はNMDA受容体に栓をしているMg^{2+}が外れてCa^{2+}の流入が起こる。これが引き金となり，細胞内のさまざまなセカンドメッセンジャーが活性化されて直接脊髄後角細胞の興奮性を変化させて中枢性感作を引き起こす。中枢性感作が起こり脊髄後角細胞の興奮性が増大すると，閾値の高いAδ線維やC線維で伝えられた刺激はより増幅されて痛みとして感じ，これまでは無害な感覚として伝わったAβ線維からの刺激も痛みとして伝わってしまう。

5） 先制鎮痛

手術による侵害刺激が脊髄後角細胞へ伝達されないように，硬膜外麻酔による局所麻酔や麻薬で侵害刺激インパルスを手術侵襲が加わる前にブロックしておくと中枢性感作が予防される。これにより術後疼痛が最小限に抑制され，術後鎮痛を容易にすることがわかっている[3]。この先制鎮痛の概念は多くの動物実験で証明されており，また臨床研究でも支持されている。一方で，効果を疑問視する報告も多く，現時点でその優位性は確立していない。これは"先制"鎮痛の定義が報告によって定まっておらず，鎮痛期間が異なることが一因と考えられる。

手術中の侵害刺激だけでなく，術後も炎症性反応による各種メディエーター放出などによる侵害刺激によっても知覚神経の過敏性（hypersensitivity）が生じる（図4A）[3]。術前に局所麻酔薬を投与して手術中の侵害刺激入力をブロックすると，引き続き術後もhypersensitivityの形成が抑制される。この効果は手術終了後に局所麻酔薬を投与した場合よりはるかにhypersensitivity形成を抑制する（図4B，C）[3]。しかし術前の単回投与のみでは十分ではない。図4D[3]のように術後も引き続き局所麻酔薬を

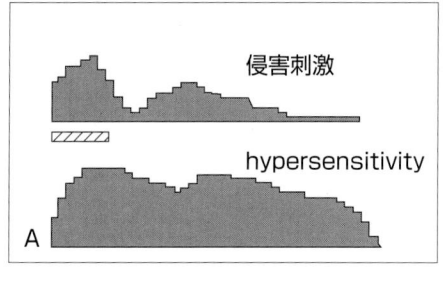

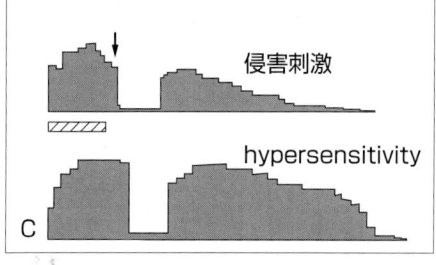

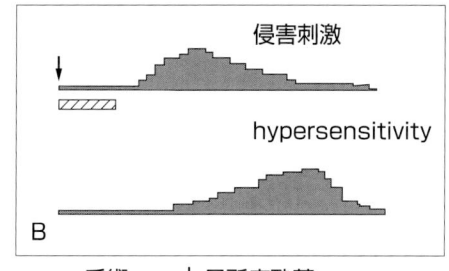

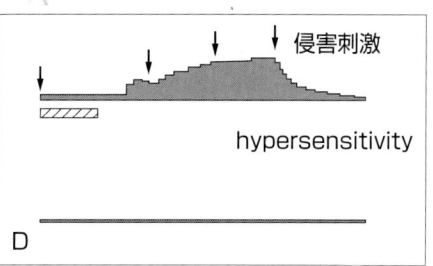

図4：先制鎮痛モデル

A：手術の侵害刺激は脊髄後角のhypersensitivityを生ずる。術後も侵害刺激入力が持続する。
B：術後に投与された局所麻酔薬による効果は一過性である。
C：術前に投与された局所麻酔薬は術中の侵害刺激によるhypersensitivity形成を抑制するが，術後のそれには十分でない。
D：術前，術中，術後をとおして侵害刺激を抑えることで完全な中枢性感作を抑えることができる。

〔文献3）Woolf CJ, Chong MS. Preemptive Analgesia-Treating Postoperative Pain by Preventing the Establishment of Central Sensitiztion. Anesth Analg 1993；77：362-79 より引用〕

投与して侵害刺激をブロックすることにより完全に中枢性感作が抑制される。

2 術後痛の生体への影響

痛みは患者にとって不快なものであるだけでなく，以下に挙げる様なさまざまな有害な生理的影響を及ぼす[4]。適正な鎮痛管理はこれらの影響を抑えることにより，術後の合併症を軽減することにつながる。

1）呼吸器系への影響

呼吸機能障害は術後合併症のなかでも最も頻度が高くかつ重要であり，特に上腹部手術や開胸手術後に問題となることが多い。術後患者の多くは低い一回換気量，高い吸気・呼気圧の換気パターンを呈する（図5）[5]。この変化は深呼吸時にさらに著明となる。上腹部手術や開胸手術では，術後の疼痛刺激が呼気時の腹筋の緊張を反射性に増加させ，また横隔膜機能を低下させる。麻薬の静注による鎮痛では呼気圧の上昇は抑えられるが換気パターンの改善は十分ではない。硬膜外麻酔による鎮痛では一回換気量が増加し，安静時呼吸のみでなく深呼吸時でも改善がみられる[5]。これは反射性筋攣縮の消失に

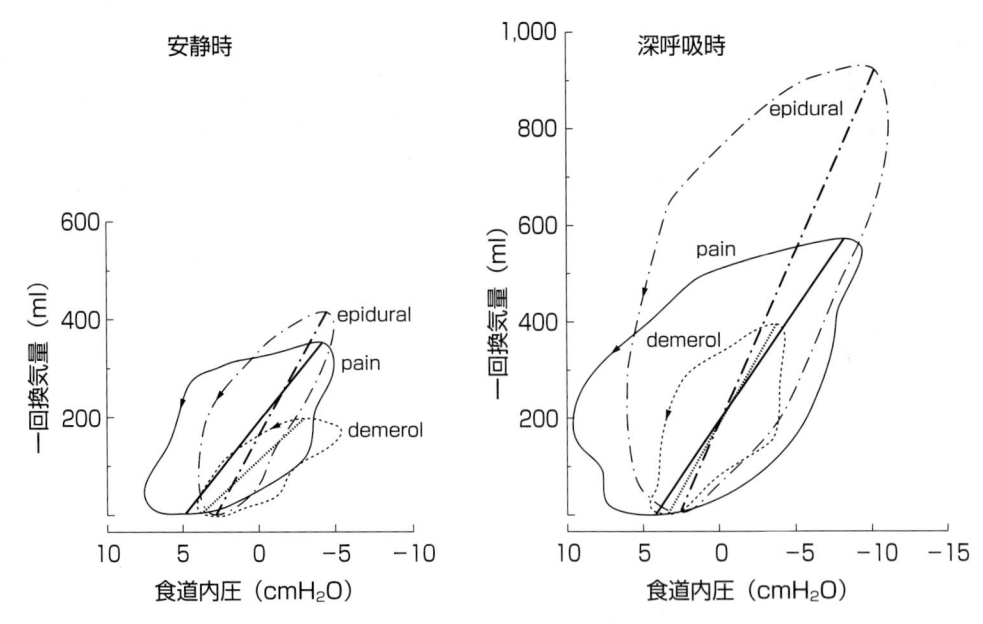

図5：胆嚢摘出術2-6時間後の安静時および深呼吸時の胸腔内圧-容量曲線

術後痛により換気パターンは低い一回換気量と高い呼気圧を呈している。メペリジン静注では呼気圧の上昇は抑えられるが一回換気量は疼痛時より低下している。リドカインによる硬膜外鎮痛では一回換気量が増加し，呼気圧の上昇も改善している。この効果は深呼吸時に著明である。
――― 疼痛時（pain），……… メペリジン静注（demerol），―・― 硬膜外鎮痛（1%リドカイン）（epidural）

〔文献5）Bromage PR. Epidural Analgesia. Philadelphia：W.B. Saunders；1978 より引用〕

よるところが大きい。

　一回換気量の低下に加え，術後痛は分時換気量，機能的残気量，肺胞換気量も低下させる。肺コンプライアンス低下，深呼吸や喀痰の排出困難を招き，低酸素血症，高炭酸ガス血症，無気肺，肺炎などの呼吸器合併症を引き起こす[4]。特に高齢者，喫煙者，術前より呼吸器疾患を伴っている患者では起こりやすい。これらの呼吸機能低下は術当日が最も大きく経過とともに徐々に改善されるが，術前のレベルに回復するには1週間程度が必要である。

2）循環器系への影響

　疼痛は交感神経を過剰に刺激し，心拍数，末梢血管抵抗，血圧，心拍出量を増加させる。その結果，心仕事量や心筋酸素消費量を増加させ，術後痛は周術期の心筋虚血や心筋梗塞の危険性を増加させる。術後鎮痛が心筋梗塞の発生を防止できるかどうかについては議論のあるところであるが，硬膜外鎮痛法では侵害刺激の予防により酸素供給を改善させ，心筋虚血や心筋梗塞の発生を減少させるといわれている[6]。また鎮痛効果そのものによる影響か，NSAIDsのトロンボキサン生成抑制効果が影響したものか明らかでないが，硬膜外鎮痛法以外でもモルヒネを用いたPCA（patient-controlled analgesia）にNSAIDsの持続的投与を加えた鎮痛により血圧や心拍数が減少し，心筋虚血の発生が抑えられるという報告もみられる[6]。

　また術後は血液凝固能の亢進がみられることから，術後痛の遷延による術後患者の活動性の

低下は，静脈うっ滞や血小板凝集による深部静脈血栓の危険性の増大につながる。

3) 胃腸・尿路系への影響

術後のイレウス，嘔気・嘔吐はさまざまな原因によって起こるが，侵害刺激もその一つである。特に開腹手術後では術後痛による交感神経活動の亢進により腸管分泌増加，平滑筋の緊張亢進，腸管蠕動抑制が起こり，麻痺性イレウスを増悪させる。局所麻酔薬を用いた硬膜外鎮痛は腸管蠕動を回復する方向に働く。また疼痛刺激は尿管・膀胱の運動性を低下させ，排尿困難を招く。しかしオピオイドの投与によってもこれらの症状は起こりうるため，疼痛刺激との因果関係が明確でない場合もある。いずれにしてもこれらの症状は術後患者にとって極めて不快なものであり，特にイレウスは入院期間の延長にもつながるため十分な対策が必要である。

4) ストレス反応

疼痛刺激に対する反応として，交感神経緊張の亢進，視床下部の刺激，カテコールアミンや異化ホルモン分泌の増加，同化ホルモン分泌の減少が起こる。これらの変化は，Na・水分の貯留，血糖・遊離脂肪酸・ケトン体・乳酸の増加をまねく[4]。代謝や酸素消費量が増加し，代謝の基質となる物質が体内の貯蓄部位から動員される。この状態が続くと異化の亢進や負の窒素バランスを招く[4]。

オピオイドの全身投与を併用した全身麻酔とオピオイドの硬膜外投与を併用した全身麻酔では，術中・術後の血漿コルチゾルの上昇を抑制できないが，局所麻酔薬による硬膜外麻酔では術中・術後をとおしてコルチゾルの上昇がみられずストレス反応を十分に抑制することが示されている（図6）[6]。

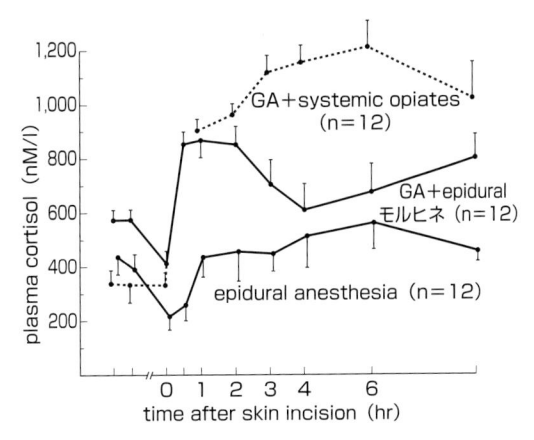

図6：血中コルチゾル濃度変化

オピオイドの全身投与による鎮痛では術後（2-9時間）もコルチゾル高値が持続する。モルヒネの硬膜外投与による鎮痛では術後のコルチゾルの変化は抑えられるが正常レベルよりも高い。局所麻酔薬による硬膜外鎮痛では術中，術後ともコルチゾル値はほとんど変化しない。

〔文献6）Cousins M, Power I. Acute and Postoperative. In：Wall PD, Melzack R, editors. Pain. Textbook of Pain 4th ed. London：Churchill Livingstone；2000；1999. p. 452 より引用〕

5) 心理学的反応

術前から手術に対する恐怖心や不安感の強い患者では，術後痛の訴えも強い傾向にある。適切な鎮痛がなされず，術後の痛みに耐えなければいけない状況が続くとますます恐怖・不安が広がり，術後痛も強くなる悪循環に陥り，鎮痛薬の必要量を増大させ術後鎮痛を複雑なものにする。このような状況が長期間持続すると情緒不安定や精神異常を招くことにもなり，適切な術後鎮痛は精神面からも重要である[7]。

表 1：各術式における術後痛発生頻度と持続期間

手術部位 / 術式	疼痛発生率（％）		持続日数（日）
	安静時 中等度 / 強度	体動時 中等度 / 強度	
胸腔内			
胸骨切開術	40-50/30-40	20-30/60-70	8 (5-12)
開胸術	25-35/45-65	20-30/60-70	4 (3-7)
上腹部			
胃切除術	20-30/50-75	20-30/60-70	4 (3-7)
胆嚢摘出術その他	25-35/45-65	30-40/60-70	3 (2-6)
下腹部			
子宮全摘術，腸切除術	30-40/35-55	40-50/50-60	2 (1-4)
虫垂切除術	35-45/20-30	70-80/20-30	1 (0.5-3)
腎臓			
腎臓摘出術，腎盂切石術	10-15/70-85	30-40/60-70	5 (3-7)
椎弓切除術	30-40/40-50	30-40/60-70	6 (5-9)
大関節			
股関節置換術	30-40/40-50	20-30/70-80	3 (2-6)
膝関節置換術	25-30/55-65	30-40/60-70	3 (2-6)
肩または肘関節再建術	25-35/45-60	30-40/60-70	3 (2-6)
四肢			
手足の手術	15-20/65-70	40-50/50-60	3 (2-6)
観血的整復術―移植，切断	20-30/50-60	20-30/30-40	2 (1-4)
非観血的整復術	40-50/15-30	15-20/25-35	2 (0.5-3)
血管手術	35-40/20-35		2 (1-3)
膀胱・前立腺	15-20/65-75		2 (0.5-4)
会陰部			
直腸・肛門	25-30/50-60		2 (1-5)
膣	35-40/15-20		1 (0.5-3)
陰嚢	35-45/15-35		1 (0.5-3)
顎顔面手術	25-35/35-55		2 (1-6)
皮膚			
広範皮膚移植術	30-40/40-55		2.5 (1-5)
頭頸部	35-45/5-15		1 (0.5-3)
腹壁	35-45/15-25	40-50/25-35	1.5 (1-3)
胸壁			
定型的乳房切断術	40-50/10-30	50-60/20-35	1.5 (1-3)
乳房切除術	40-45/5-15		0.5 (0-1)

〔文献 8）Bonica JJ. Postoperative pain. The Management of pain. In：Bonica JJ, editor. Philadelphia：Lea & Febiger；1990. p. 461-80 を改変〕

痛みなし |———————————————————————| 想像できる最も強い痛み

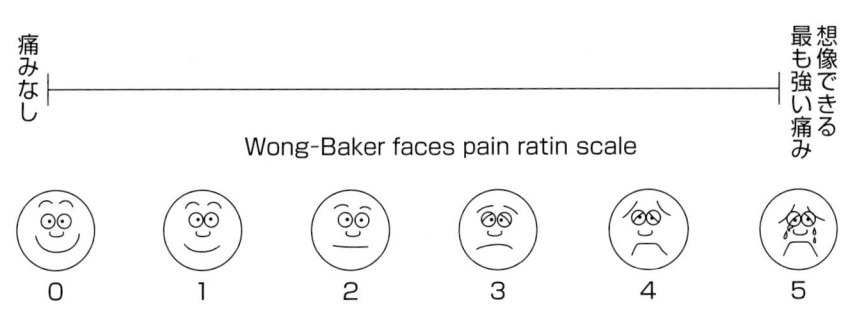

Wong-Baker faces pain ratin scale

0　1　2　3　4　5

図7：visual analogue scale（VAS）
0：痛みが全くなく，とても幸せである，1：わずかに痛みがある，2：もう少し痛い，3：もっと痛い，4：とても痛い，5：これ以上考えられないほど強い痛み

3 術後痛の評価

1） 術後痛の術式・部位による違い

　術後痛は手術侵襲の程度，手術部位の違いや術後の時期によって大きく異なるといわれている。Bonicaによって各術式ごとの安静時と体動時の中等度以上の疼痛発生頻度，持続日数が示されている（表1）[8]。開胸手術，開腹手術，特に上腹部手術は非常に強く，疼痛の持続日数も他の手術より長い。また脊椎手術や大関節の手術後の痛みも強いが，頭頸部，胸腹壁など体表面の手術後の痛みは比較的軽いといわれる。

　また世界疼痛学会（IASP）の定義によれば，「痛みとは実質的あるいは潜在的な組織の傷害を伴った不快な感覚的および情動的な体験」であり，同じ刺激に対しても患者自身の個性によって大きく異なってくる。したがって，手術侵襲の程度，手術部位の違いに加えて患者自身の個性も大きく影響する。そのため，術式，手術部位の違いが術後痛に与える影響のみを単純にコントロールスタディで評価することは難しい。比較的軽度の痛みと考えられている術式のあとでも十分な鎮痛処置を必要とする場合も多く経験する。

2） 評価方法

　痛みの程度を客観的に評価することは難しいが，実際に術後鎮痛を行う際にはまず痛みの程度を知ることが大切である。実際に術後痛の評価に使用されている方法の多くは，患者の主観的な判断によるものである。したがって患者間で痛みの差を比較する目的にはあまり適していないが，同一患者の痛みの変化を経時的に評価し，治療効果の判定には有用である。

　VAS（visual analog scale）は10cmの直線を引き，全く疼痛がない状態を0cm，想像できる最も強い痛みを10cmとして，現在の疼痛を直線上に表示させる視覚的評価法である（図7）。ほとんどの患者が理解可能であり，また測定，評価が簡便であるため術後患者の疼痛評価にも最も広く利用されている。VASが理解できない患者あるいは小児の場合は，同様の目的でフェイススケールが利用される。マクギル疼痛質問表（McGill pain questionnaire）は「ビリビリする」「割れるような」などの痛みの関連する多数の言葉を3つのカテゴリー（感覚的，情動的，評価的）に分類した質問表で，これを5

表2：Prince-Henry pain score

0	咳嗽時にも痛みはなし
1	深呼吸時に痛みはないが，咳嗽時にはある
2	安静時には痛みはないが，深呼吸時にはある
3	安静時に弱い痛みがある
4	安静時に強い痛みがある

体動時の痛みの評価など術後痛の評価に適している。

段階に点数化する。信頼性も高く，患者の言葉から痛みの程度を評価できるが，質問項目がやや煩雑であり術後患者には用いにくい。

また術後痛においては安静時のみでなく体動時，咳嗽時，歩行時といった重要な機能に対する痛みの影響を評価することも必要である。この目的に Prince-Henry pain score（表2）が用いられる。

3）副作用の評価

術後痛管理には有効性の評価のみでなく副作用の評価も重要である。局所麻酔薬による硬膜外鎮痛時の下肢運動遮断の評価には Bromage score が用いられる。呼吸抑制，嘔気・嘔吐，掻痒感などの副作用も評価されるべきである。

4 術後鎮痛の実際

1） APS（acute pain service）

術後鎮痛は術後管理のなかでも重要な要素であるという認識は以前からあったにもかかわらず，実際にはNSAIDsや麻薬の間歇的投与のみで管理する方法が長年行われてきた。中等度以上の侵襲を伴う手術後においては，この方法で至適な鎮痛効果を得ることは難しく，患者の満足度も低かった。近年術後痛をはじめとした急性痛に対する関心の高まりから，急性痛管理を組織的に行う APS の概念が生まれている。これは手術手技や合併症を熟知する麻酔科医を中心に看護師，薬剤師などでチームを構成し，鎮痛方法，薬剤選択，投与量の設定，さらには追加鎮痛処置，副作用の対処法など明確なプロトコールを設けて 24 時間体制でサービスを提供することである。実際，欧米の多くの施設で導入され，患者の満足度の向上，合併症の軽減や入院期間の短縮などにおいて APS 導入前より改善したという報告がみられる。また American Society of Anesthesiologists（ASA）によりガイドラインも示されている[9]。わが国においては麻酔科医不足などの理由から欧米に比べ遅れているが，APS を組織する施設も増え始めている。

2） 鎮痛法

術後鎮痛法は，鎮痛薬の種類，投与経路，さらにその投与形態の組み合わせによって非常に多くの方法が考えられ，また実際に行われている[7]（図8）。しかし前述したように術後痛の発生機序は単一ではなく，非常に複雑な要因が組み合わさっており，一つの方法で鎮痛を図ろうとすることは必ず副作用を伴い，安全性を損なう結果を招く。特に中等度以上の手術侵襲において一つの方法で十分な鎮痛効果が得られない場合は，その方法のみに固執することなく，作用部位や作用機序の異なる複数の鎮痛法を組み合わせた"マルチモーダル"あるいは"バランス"鎮痛法を図ることが重要であり推奨される[10]。実際にも以下に説明する方法のうちいくつかを組み合わせて行われることが多い。

図8：術後鎮痛法

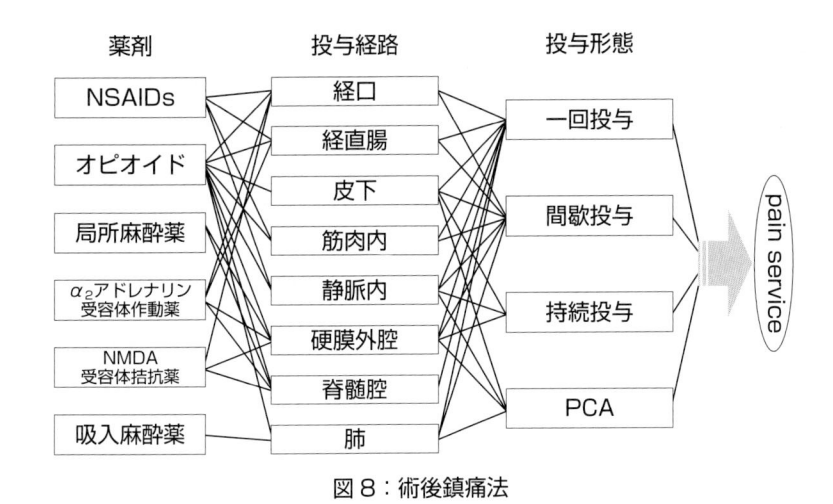

(1) NSAIDs

NSAIDsはシクロオキシゲナーゼ経路をブロックすることでアラキドン酸からプロスタグランジンなどの各種炎症性メディエーターが生成されるのを抑え，鎮痛作用と抗炎症作用を発揮し，一般に"末梢性"鎮痛として用いられる。術後に用いる場合は主に坐薬の形で広く使用されているが，静注薬，経口薬としても使用可能である。単独では鎮痛効果が不十分なことも多く，使用量，使用回数が増えると副作用が問題となるため，他の鎮痛法と組み合わせて術後鎮痛に用いられることが多い。

シクロオキシゲナーゼにはCOX1とCOX2の2つのサブタイプが知られている。COX1は胃粘膜や腎臓，血小板などほとんどの組織中に常に存在している。これに対しCOX2は炎症部位において急速に誘導され，プロスタグランジンの合成を増加させて炎症を引き起こす。したがってCOX2選択性の高いNSAIDsは胃粘膜障害や腎障害などの副作用を起こさずに鎮痛効果を発揮することが期待される。

(2) 硬膜外鎮痛法

硬膜外腔にオピオイドを投与することが優れた鎮痛効果をもたらすことが知られて以来，硬膜外麻酔による術後痛管理法が大きく進歩した。また先に述べたように硬膜外麻酔は，手術前から開始することで手術による侵害刺激を遮断し，中枢感作を防ぎ術後鎮痛効果を高めることが期待される。局所麻酔薬のボーラス投与では鎮痛持続時間が比較的短く，また交感神経遮断による血圧低下や運動神経遮断による運動麻痺などが問題となる。低濃度溶液を少量持続投与することで，これらの望ましくない症状を回避し，さらには安定した鎮痛効果も得ることができる。

また術後疼痛管理に硬膜外腔へ投与される局所麻酔薬としては，術後のリハビリテーションや早期離床の面からも運動神経遮断作用の少ないものが望ましい。硬膜外麻酔に使用される局所麻酔薬としては，リドカイン，ブピバカイン，ロピバカインなどがあるが，運動神経遮断作用が知覚神経遮断作用に比べて弱い低濃度（0.125%）ブピバカインや，最近では0.2%ロピバカインが広く用いられている。これらの溶液を時間あたり2-6mlの速度で投与するためシリンジポンプが必要であるが，最近は各種の携帯型ディスポーザブル注入ポンプも発売されている。注入速度を可変式で数段階に調節できるポンプもあり有用である。

オピオイドは脊髄後角においてシナプス前およびシナプス後の両者に効果をもち，侵害刺激入力を抑制するが運動神経や交感神経のブロックは起こさない。さらにその脂溶性の程度により作用様式が異なる。水溶性のモルヒネは作用発現がゆっくりで，作用持続時間が長い。一方，脂溶性の高いフェンタニルは作用発現が速く，持続時間が短く，鎮痛効果は分節性である。硬膜外腔へ投与されたオピオイドは優れた鎮痛効果をもたらす一方で，呼吸抑制，掻痒感，尿閉などの副作用が問題となる。低濃度の局所麻酔薬に少量のオピオイドを加えて投与することでそれぞれの副作用を減らし，鎮痛効果に相乗効果が期待できる。

(3) PCA（patient-controlled analgesia）

麻薬の容量反応曲線は急峻なS字カーブを描き，鎮痛の有効血中濃度域の幅は狭い。鎮痛に必要な麻薬の量は個々の患者間で大きく異なり予測できない。術後経過によっても変化し同一患者でも一定ではない。これを一定間隔あるいは一定量の処方で行うと，効果が不十分であることから，逆に過量投与で副作用を起こしやすい。PCAはモルヒネ，フェンタニルなどの麻薬の投与を患者自身に任せることで，常に鎮痛薬の血中濃度を有効域に維持することを可能にする方法である（表3)[4]。患者自身がボタンを押すことによって鎮痛が得られること，投薬までの時間が節約できることによっても患者の満足度が高まる。

投与ルートとしては静脈内，筋肉内，皮下または硬膜外腔があるが，経静脈ルートが最も簡便で確実である。しかも硬膜外麻酔が禁忌の症例でも使用可能である利点がある。PCAを行うにはまず患者の鎮痛薬血中濃度を有効濃度に上げておくことが必要である。これをローディングドーズといい，患者自身の感受性，術後痛

表3：PCA静注-オピオイド

薬物(濃度)	ボーラス量(mg)	ロックアウト時間(分)
モルヒネ(1mg/ml)	0.5-2.5	5-10
フェンタニル(0.01mg/ml)	0.01-0.02	3-10
スフェンタニル(0.002mg/ml)	0.002-0.005	3-10
ペンタゾシン(10mg/ml)	5-30	5-15
ブプレノルフィン(0.03mg/ml)	0.03-0.1	8-20

〔文献4〕Resdy LB. Acute Perioperative Pain. In：Miller RD, editor. Anesthesia, 5th ed. Philadelphia：Churchill Livingstone：2000. p. 2323-50 を改変〕

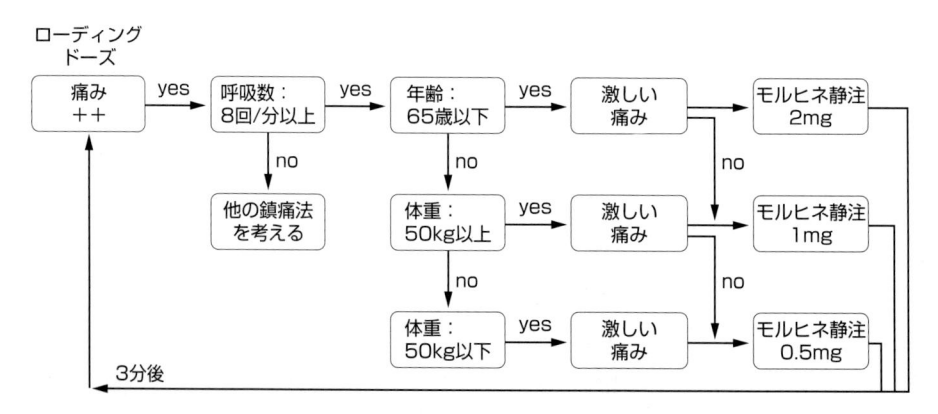

図9：モルヒネ静注PCAのローディングドーズの決定

の程度により個々で異なるものである（図9）。PCAにはマイクロプロセッサーを備えたポンプが必要で，数社から発売されているが，基本的には持続投与量，一回投与量，ロックアウトタイム，最大投与量を設定することで行われる。一定間隔で一定量を投与する方法に比べ，麻薬の使用量も少なくてすみ，呼吸抑制などの副作用の発生も抑えることができる。ただし大手術後の動作時痛・咳嗽痛の改善は少なく，合併症の発生頻度も低下させないという報告もある[11]。

(4) PCEA(patient-controlled epidural analgesia)

前述のように術後の硬膜外鎮痛法はボーラス投与による血圧低下などの副作用を抑え，また安定した効果を得るためにも持続投与で行われることが多いが，持続投与のみではその効果がしだいに減弱してくることがある。多くの場合，術後痛は時間経過とともに軽減するため問題となることは少ないが，侵襲度の高い手術後では，静注で行うPCAと同様に患者自身がスイッチを押すことによって，鎮痛薬を硬膜外腔へ投与するPCEAの有用性が評価されている。

【文献】

1) Bonica JJ. Anatomic and physiologic basis of nociception and pain. The management of pain, 2nd ed. Philadelphia：Lea & Febiger；1990. p. 89.
2) 横田敏勝．急性侵害受容性疼痛．痛みのメカニズム．東京：南江堂；1997. p. 39-51.
3) Woolf CJ, Chong MS. Preemptive analgesia-treating postoperative pain by preventing the establishment of central sensitiztion. Anesth Analg 1993；77：362-79.
4) Resdy LB. Acute perioperative pain. In：Miller RD, editor. Anesthesia, 5th ed. Philadelphia：Churchill Livingstone：2000. p. 2323-50.
5) Bromage PR. Epidural analgesia. Philadelphia：W.B. Saunders；1978.
6) Cousins M, Power I. Acute and postoperative. In：Wall PD, Melzack R, editors. Pain. Textbook of pain 4th ed. London：Churchill Livingstone；2000；1999. p. 452.
7) 森田　潔，佐藤健治，中塚秀輝．術後鎮痛法．弓削孟文編．看護のための最新医学講座，第26巻．麻酔科学．東京：中山書店；2002. p. 231-40.
8) Bonica JJ. Postoperative pain. The management of pain. In：Bonica JJ, editor. Philadelphia：Lea & Febiger；1990. p. 461-80.
9) Practice guidelines for acute pain management in the perioperative setting. A report by the American Society of Anesthesiologys Task Force on pain management, Acute pain section. Anesthesiology 1995;82:2816-26.
10) Kehlet H, et al. The value of "multimodal" and "balanced analgesia" in postoperative pain treatment. Anesth Analg 1993；77：1048-56.
11) Kehlet H, Holte K. Effect of postoperative analgesia on surgical outcome. Br J Anaesth 2001；87：62-72.

小児の神経ブロック

Ⅱ 応用編

　小児では，通常は全身麻酔を併用して神経ブロックを施行する．合併症に対処するにも全身麻酔の技術が必須である．したがって，小児の全身麻酔の経験のない麻酔科医は，小児神経ブロックを行ってはいけない．

　アミド型の局所麻酔薬（リドカイン，ブピバカイン，ロピバカイン）は，新生児では代謝クリアランスが低く体内に蓄積しやすいため，小児に比べて治療域が狭い，さらに血漿中のα_1-acid glycoprotein 濃度が低く，非結合型の局所麻酔薬の濃度が高い．

　新生児の使用量は，エピネフリン添加なしリドカイン 4mg/kg，エピネフリン添加リドカイン 5mg/kg，エピネフリンの添加の有無にかかわらずブピバカイン 2mg/kg，小児ではエピネフリン添加リドカイン 5-7mg/kg，エピネフリンの添加の有無にかかわらずブピバカイン 2.5mg/kg である．

1 中枢側での神経ブロック（脊髄くも膜下麻酔，硬膜外麻酔）

1） neuroaxial blockade の解剖生理

　硬膜嚢下端は，成人では S2 であるが，生下時は S3-4 に位置している．また，脊髄下端は成人では L1 であるが，生下時は L3 に位置している．左右の腸骨稜を結んだ線（いわゆる Jacoby 線）は，成人では L3-4，L4 を通るが，若年になるほど尾側となり，小児では L5，新生児では L5-S1 を通っている．小児の硬膜外腔の脂肪は粗であり，硬膜外腔に注入した局所麻酔薬は広がりやすい．脳脊髄液の量が体重あたり，成人よりも多い（小児 4ml/kg，成人 2ml/kg）．このことも，同レベルの無痛域を得るのに必要とされる脊髄くも膜下麻酔/硬膜外麻酔の局所麻酔量が，小児では成人よりも多く必要であることに関係していると考えられている．神経線維が細く，髄鞘化が不完全であるため，低濃度の局所麻酔薬で伝達が遮断される．脊髄くも膜下麻酔/硬膜外麻酔後，循環動態が安定している．これは，交感神経系が未熟である，または交感神経遮断に対して圧受容反射を介して副交感神経系活動が減弱するためとされている．仙骨は癒合していないので仙椎椎間から硬膜外麻酔が可能である．

2） 小児脊髄くも膜下麻酔

（1） 歴史

　小児脊髄くも膜下麻酔は，1899 年にドイツの August Bier が大腿部腫瘍切除を受ける 11 歳の男児に，コカインをくも膜下腔に注入したのが最初と思われる．乳児では，アメリカの Bainbridge が，1901 年 3 月 19 日午前 11 時 32

分に，4カ月の男児の左嵌頓鼠径ヘルニアの手術にL4-5よりコカインを用いて脊髄くも膜下麻酔を施行した．小児の脊髄くも膜下麻酔は1950-60年代までは頻用されていたが，ハロタンの普及で小児局所麻酔は欧米ではほとんど忘れ去られてしまった．しかし，日本においては脊髄くも膜下麻酔は有用な麻酔方法であり，1979年にはDohiらが小児ではくも膜下腔にテトラカインを投与しても血圧が安定していることを報告した．乳児の脊髄くも膜下麻酔は1984年のAbajianらの論文で，欧米では再発見されたことになっている．high-risk infantsに脊髄くも膜下麻酔を施行したことで，一躍世界中の注目を浴びた．現在では，高位脊髄くも膜下麻酔を小児開心術に応用している報告さえある．

(2) 適応

術後の無呼吸を避けるために低出生体重児の鼠径ヘルニア手術で全身麻酔を併用しない脊髄くも膜下麻酔が試みられている．しかし，脊髄くも膜下麻酔は乳児では効果時間が短いので，術者の腕を考慮して適応を決定する．通常は，浅い全身麻酔を併用して下肢の手術，鼠径部，腹部の手術に適応となる．

(3) 手技

通常側臥位で穿刺するが，坐位で穿刺することも可能．小児用のスパイナル針を使う．

L4-5，またはL5-S1で穿刺．正中法で，皮膚に直角に穿刺する．皮膚からくも膜下腔までの距離は新生児で約10mm，3歳で16mmである．脳脊髄液の逆流を確認して，局所麻酔薬をゆっくりと投与する．

(4) 投与量

幼少になるほど体重あたりの必要量は多くなる．これは，体重あたりの脳脊髄液量が多く，身長/体重比が幼少になるほど大きくなることなどが関係していると考えられている．効果時間は，乳幼児では小児よりも短い．

通常投与量

体重5kg未満：テトラカインまたはブピバカイン　0.5mg/kg

体重5-15kg：テトラカインまたはブピバカイン　0.4mg/kg

体重15kg以上：テトラカインまたはブピバカイン　0.3mg/kg

手術部位により量を適宜増減する．

(5) 合併症

全脊髄くも膜下麻酔（乳幼児では，血圧の変動は少なく自発呼吸の回復は早い），硬膜穿刺後頭痛（頻度は乳幼児で少なく年長児で多くなってくる），腰痛，神経学的後遺症（極めてまれ）．

3) 小児仙骨硬膜外麻酔

仙骨裂孔から硬膜外腔に局所麻酔薬を投与する方法である．手技的に成人よりも小児において容易で，横隔膜より下の手術においては小児区域麻酔で最も頻用されているブロックである．

(1) 歴史

最初の小児仙骨硬膜外麻酔のシリーズは1933年にCampbellにより報告されている．1960年代にブラジルより100例を超える臨床経験が報告され，1970年代には投与量の研究が行われた．1982年には，ジンバブエのMcGownが500例の臨床経験を報告している．最近では，日帰り麻酔で頻用されている．日本では，1950年代に西邑が小児の硬膜外麻酔を報告した．1984年に上腹部の手術への利用がSatoyoshiらにより報告された．

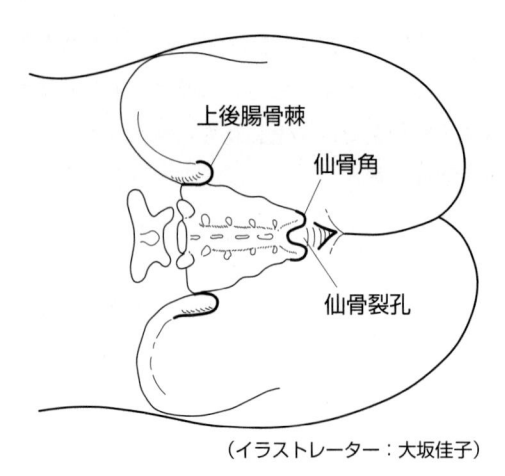

図1：仙骨裂孔の解剖
左右上後腸骨棘と仙骨裂孔で二等辺三角形を形成する。

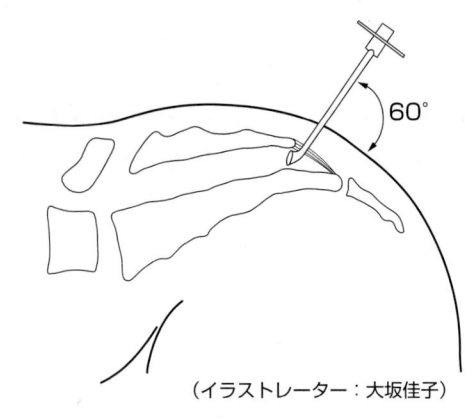

図2：仙骨硬膜外麻酔
仙骨裂孔の上端付近で，皮膚に対し60度の角度で穿刺。針を深く進めない。

(2) 適応

通常は，下肢・肛門・会陰・鼠径部・陰茎・下腹部の手術。局所麻酔薬の量を多くしたり硬膜外カテーテルを挿入して先端を胸部域に持っていくと胸部や上腹部の手術の鎮痛にも利用できる。

(3) 手技

特別な例を除いて，全身麻酔下で穿刺する。体位は，下肢を屈曲させた側臥位（腹臥位でも可能）。仙骨裂孔は，左右の上後腸骨棘を結んだ線を底辺とする下向きの二等辺三角形の頂点にある（図1）。清潔操作で穿刺する。右利きの術者では，左示指で仙骨角を触れ，仙骨裂孔の上端を探す。仙骨裂孔の上端付近で皮膚に対して60度の角度で穿刺する（図2）。穿刺は，明確な仙尾靱帯通過感を得るために短い硬膜外針を用い，血管穿刺を避けるために頭側にベベルを向ける。針先が仙尾靱帯を越えると通過感がある。血液，脳脊髄液が吸引されないことを確認して，局所麻酔薬をゆっくりと注入する。注入に抵抗があれば針先は，硬膜外腔には入っていないので，穿刺をやり直す。硬膜外カテーテルを仙骨裂孔から挿入し，長時間手術に対応することもできる。しかし術後長くカテーテルを留置することは感染の危険もあり勧められない。

(4) 投与量

局所麻酔薬の投与量は，0.25％ブピバカイン，1％リドカイン（いずれもエピネフリン添加）で仙骨腰部域の手術は0.5ml/kg，腰胸部の手術では1ml/kg，が目安となる。

ロピバカインは0.2％を1ml/kg投与で，良好な術後鎮痛が得られ運動麻痺の頻度が低いとされている。

最近，クロニジン，S(+)-ケタミンを局所麻酔薬に添加して鎮痛効果の延長を図る試みがなされている（まだ臨床的に確立している段階ではない）。硬膜外腔にモルヒネやブプレノルフィンを投与する方法でも，比較的長時間の鎮痛が得られ，ある程度の鎮静が得られる。

(5) 合併症

感染，局所麻酔薬皮下投与，血管穿刺，血管内局所麻酔薬誤注入，硬膜誤穿刺，尿閉。

4) 小児椎間硬膜外麻酔

成人で，硬膜外麻酔は仙骨硬膜外麻酔しかできないとしたら非常に不便と思われるが，小児領域では伝統的に仙骨硬膜外麻酔が頻用され，医育機関の一部では腰部胸部硬膜外麻酔はあたかも禁忌のような取り扱いを受けている。これは，日本の多くの麻酔科医が小児の硬膜外麻酔を経験することなく研修期間を終了してしまうことに起因しているものと思われる。

(1) 歴史

カナダの Ruston は 1949 年より，幽門狭窄症等の乳児麻酔に硬膜外麻酔を導入した。欧米ではこの報告は長い間評価されなかった。しかし，北京小児病院の麻酔科部長の Zhan は Ruston の論文を読み，小児の硬膜外麻酔に興味を示した。彼は，遺体解剖で新生児，乳児，小児の硬膜外腔周囲組織を観察したのち 1957 年より小児椎間硬膜外麻酔をはじめ，1961 年には 1,000 例以上の臨床経験を報告した。1980 年後半から欧米でも小児椎間硬膜外麻酔の再評価がなされ，多くの論文が発表されている。

(2) 用具

扱いやすい小児用の硬膜外針（針の長さが 3.5cm，5cm）が市販されており，成人用の太く長い針は使用すべきでない。

(3) 皮膚から硬膜外腔までの距離

小児腰部硬膜外麻酔 341 例での測定で，乳児，3 歳児，6 歳児，および 9 歳児でそれぞれ平均 18.94mm，22.58mm，24.37mm および 30.09mm と報告されている（小坂 1974）。

乳幼児を含む 355 例での計測から，体重をもとに皮膚から硬膜外腔までの距離（L3-4）を予想する式が下記のように求められている[1]。

$$距離（mm）＝\{体重（kg）＋10\}×0.8$$

例えば，体重 5kg の患児では，$(5+10)×0.8=12$mm と予想できる。この式は，主として乳幼児を対象にして作られていることもあり，年長児では予想値が深すぎる傾向がある。

(4) 硬膜外腔の穿刺

全身麻酔下で穿刺するため，気道を確実に確保し，硬膜外麻酔施行中にバイタルサインを監視する介助者が必要である。

(5) 抵抗消失法

空気塞栓の危険や気泡が硬膜外腔にとどまりブロックされない部分を残すことが知られており，空気を用いた抵抗消失法は小児では勧められない。一方，空気を用いた抵抗消失法に比べて生理食塩水を用いた抵抗消失法では，黄色靱帯通過の抵抗消失感が劣るので，硬膜誤穿刺率が高い。注射筒の生理食塩水中に小さな気泡を残しておいての抵抗消失法が小児で試みられているが，最初の穿刺での成功率は体重 5kg 未満，5-10kg，10-20kg，20-30kg でそれぞれ 50％，66％，75％，81％であった（Roelans 2000）。小児ではともかく，乳児・新生児では片手で針を進め，片手で注射器の内筒に圧をかけるのは，なかなか微調整が困難である。

5) 小児用点滴セットを利用した方法 (図3)[2]

介助者が，小児用点滴セットを生理食塩水で満たしておく。術者（硬膜外麻酔を施行する者）は硬膜外トレイに清潔な点滴延長管を加えておく。通常の方法で背部を消毒し，ドレープをかける。小児では椎間は容易に触れることが多い。硬膜外針を正中到達法で棘間靱帯まで進める。ここで，硬膜外針のスタイレットを抜く。点滴延長管を点滴セットに接続し，点滴延長管内を生理食塩水で満たす。ここでいったん

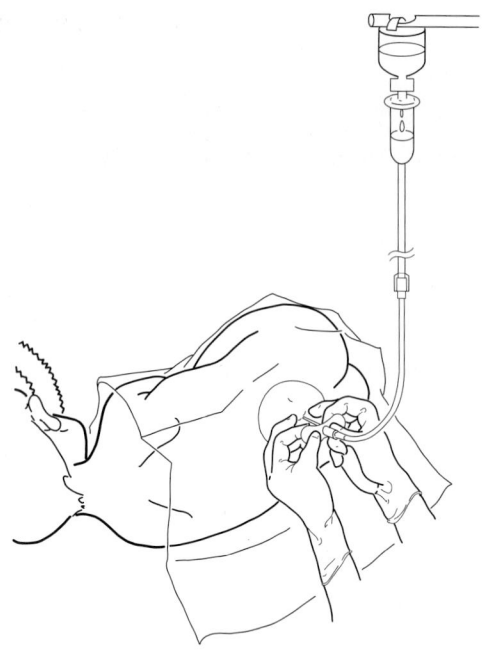

図3：小児点滴セットを利用した硬膜外腔確認法
両手で硬膜外針を保持できる。
〔文献2〕Osaka Y, Yamashita M. Intervertebral epidural anesthesia in 2050 infants and children using drip and tube method. Reg Anesth Pain Med 2003；28：103-7 より引用〕

介助者に点滴セットのレギュレーターを閉じてもらう。点滴セットの滴下チャンバーは穿刺部位から100cm程度の高さに保っておく。

　点滴延長管を硬膜外針のハブに接続し，レギュレーターを全開にする。術者はハブに残った微少気泡を見ながら，両手で硬膜外針を保持して，慎重に進める。介助者は滴下チャンバーを見る。硬膜外針の先端が黄色靱帯を通過すると，ハブ内の微少気泡が硬膜外腔に向かって消失し，滴下チャンバー内の生理食塩水の滴下が始まる。滴下を確認したら，介助者はレギュレーターを閉じる。術者は，硬膜外針に延長管先端を接続したままで点滴セットからはずす。大気に開放した延長セットを穿刺部から30－40cm高く保つと，心拍・呼吸に同調して液面の上下が認められる。これは，硬膜外腔圧を反映している。さらに，大気に開放した端を穿刺部から20cm程度下にしてみて，血液が逆流したり，脳脊髄液が漏れてこないことを確認する。この方法では，成功率は96.4%であり，1回目の穿刺での成功率がほぼ90%である[2]。

(1) 投与量

局所麻酔薬の初回投与量は，0.25%ブピバカイン，1%リドカイン（いずれもエピネフリン添加）で胸部0.5ml/kg，腰部0.75ml/kg，が目安となる。

(2) 硬膜外カテーテル挿入

小児用の持続硬膜外セットが市販されているので，適切な用具を用いる。小児用カテーテルは細くてハブの部分で曲がってしまい硬膜外針の先端をなかなか越えないことがある。以下の方法で，硬膜外カテーテルの挿入成功率は改善する。6フレンチの気管内サクションチューブを3cm程度の長さに切って作り再滅菌したイントロデューサを利用する。硬膜外カテーテルが通過する太さの静脈留置カニューラの管の部分を切断して利用してもよい。硬膜外カテーテルをイントロデューサに通して，ハブから硬膜外針の先端に向けて進める。抵抗が感じられたところで，イントロデューサのみを5mm程度引き抜き，母指と示指で硬膜外カテーテルとイントロデューサとを一緒に把持して，進める（図4）[3]。この方法で，硬膜外カテーテル挿入成功率は，1歳未満で95%，1歳以上で98.6%である。

(3) 術後硬膜外持続注入

ブピバカイン：新生児では0.2-0.25mg/kg/hr，乳児期後半から小児では0.4-0.5mg/kg/hrを超えない量で使用する。新生児では，0.08%ブピバカイン0.1-0.2ml/kg/hr，乳児から小児では0.1%ブピバカイン0.2-0.3ml/kg/hrを目安に開

始して，反応をみて調節する（0.25%ブピバカイン 5mlに生理食塩水を 11ml加えると，0.08%ブピバカイン 16mlとなる。また，0.25%ブピバカイン 8mlに生理食塩水 12mlを加えると 0.1%ブピバカイン 20mlができる）。

ロピバカイン：0.1%ロピバカイン 0.2ml/kg/hr，小児 0.4ml/kg/hr以内で，48時間を超えない。

6） 仙椎椎間硬膜外麻酔[4]

小児では，仙椎はまだ癒合しておらず，仙椎椎間から硬膜外腔を穿刺することが可能である。左右上後腸骨棘を結んだ線が第2仙椎（S2）を通過するので，それを目安に S2–3 より穿刺する。ここでは，黄靱帯通過感が腰部よりも明瞭である。仙骨には異形が多く，仙骨裂孔の触知が困難なことがあるが，ここでの異形は少なく椎間の確認は容易である。

この方法では，腰部胸部硬膜外麻酔に比べて脊髄損傷の危険は少なく，椎間硬膜外麻酔の第一ステップとして適している。

仙骨裂孔から硬膜外カテーテルを留置するのは，肛門から近く汚染されやすく，感染の点から問題があるが，この位置ではさほど問題がないとされている。

局所麻酔薬の投与量は，0.25%ブピバカイン，1%リドカイン（いずれもエピネフリン添加）で 0.8ml/kgが目安であるが，手術部位，筋弛緩の必要性等に応じて濃度，投与量を調節する。

（1） 合併症

硬膜誤穿刺，全脊髄くも膜下麻酔（乳幼児では，血圧の変動は少なく自発呼吸の回復は早い），硬膜穿刺後頭痛（頻度は乳幼児で少なく年長児で多くなってくる），腰痛，神経学的後遺症（極めてまれ），血管穿刺，血管内局所麻

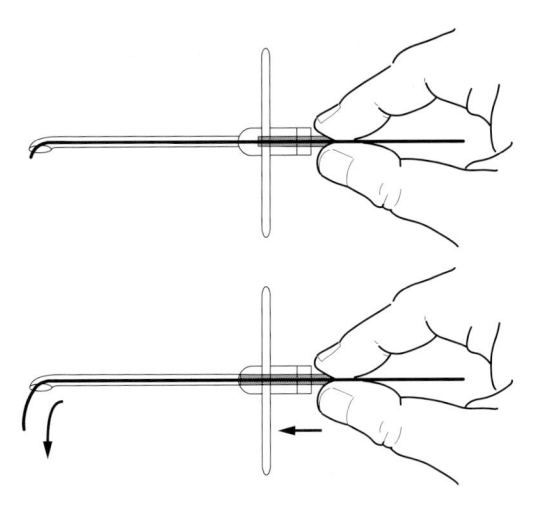

図4：イントロデューサを用いた硬膜外カテーテルの挿入法
〔文献 3）Yamashita M, Osaka Y. Some hints to make neonatal epidural anaesthesia less difficult. Paediatr Anaesth 2000；10：114–5 より引用〕

酔薬誤注入，硬膜外血腫，神経麻痺，脊髄損傷，など。

7） 小児硬膜外/脊髄くも膜下麻酔併用麻酔[5]

乳児の経肛門的 Hirschsprung 病根治術など，肛門括約筋の十分な弛緩が必要な手術の麻酔で利用できる。全身麻酔下で，最初に S2–3 より尾側に向けて硬膜外カテーテルを挿入留置する，この時点では局所麻酔薬は投与しない。次に，L5–S1 でくも膜下腔を穿刺する。手術時間を考慮して，テトラカインまたはブピバカイン 0.8–1.0mg/kg を用いる。術中に脊髄くも膜下麻酔の効果が減弱してきたところで，硬膜外カテーテルから局所麻酔薬を注入する。0.1%ブピバカイン 0.1–0.2ml/kg/hr の持続投与で，術後鎮痛に硬膜外麻酔を利用する。

2 末梢側での神経ブロック

小児においても末梢神経ブロックの報告がなされているが，小児の手術において比較的多く使用されており，かつそれほど手技が困難でないブロックを下記に述べる。

小児では，成人と違い，全身麻酔下にブロックを施行する場合が多いので，ブロック中の全身管理を怠ってはいけない。また，術中麻酔管理目的よりは術後鎮痛に比重を置いてブロックを施行する。

1) 眼窩下神経ブロック[6)7)]

眼窩下神経は三叉神経第2枝末端の一つで，眼窩下孔から頬部皮下に現れ，下眼瞼，上口唇，鼻翼の知覚を支配する。知覚の支配領域から，口唇裂，鼻形成手術術後鎮痛に眼窩下神経ブロックが利用できる。

眼窩下神経ブロックはまず眼窩下孔を確認することが最重要である。眼窩下孔は，瞳孔の中心と眼窩上孔，オトガイ孔をそれぞれ結んだ線上にある。

(1) 口腔内からのアプローチ（図5A)[8)]

眼窩下孔の位置を確認後，上唇を上方に翻転する。上犬歯の上部から27G針を眼窩下孔の方向に進める。この時，頬部の触診により針を感じながら針が間違って眼窩に侵入しないように針を進めていく。吸引テスト後，0.5-1ml（0.1ml/kg，最大3ml）の0.25%ブピバカイン（20万倍エピネフリン入り）を注入する。

(2) 皮膚表面からのアプローチ（図5B)[8)]

顔面を正面にし眼窩下縁に触れながら，上顎に対して45度の角度で，眼窩下孔から外側方向に27G針を進めていく。吸引テスト後，0.5-1ml（0.1ml/kg，最大3ml）の0.25%ブピバカイン（20万倍エピネフリン入り）を注入する。

成人，年長児の眼窩下孔を触れることは難しくないが，新生児，乳児ではしばしば困難である。Bosenbergら[9)]は，乳児の遺体から解剖学的指標を求めた。彼らは眼窩下孔と眼窩下神経を直接確認し，皮膚から垂直に針を刺してこの位置の印として，図5[8)]Bに示した部分の長さを測定した。その結果，眼窩下神経は眼瞼の中心と口角とを結んだ線の中点で，鼻翼から約7.5 mmの付近を通ることが予測された。右と左では若干位置が異なるようである。

起こりうる合併症として血腫，複視などがある。血腫防止には，抜針後十分に圧迫をする。複視は，眼窩下孔を通って眼窩内に局所麻酔薬が入ったり，血腫によって眼筋が一時的に麻痺することにより起こる。また，針が上顎洞内に入ることもあるため，必ず吸引テストを行い，空気や血液が吸引されないことを確認する。

2) 腕神経叢ブロック[10)11)]

腕神経叢ブロックは腋窩，鎖骨上，斜角筋内側からの3通りのアプローチがある。小児には手技の容易さ，成功率の高さ，合併症発生率の低さなどから通常腋窩アプローチで行われる。このブロックは，整形外科，形成外科の手，前腕の手術時に施行され，特に患児が受傷時フルストマックで全身麻酔を行うことが危険な場合に有用である。

腕神経叢はC5，C6，C7，C8，T1の脊髄神経根から始まり，鎖骨と第1肋骨間で上神経幹，中神経幹，下神経幹と3つの神経幹に編成される。さらにこの3つの神経幹から神経が分岐，再編成され，腋窩動脈を囲むようにして腋窩に達する。神経と血管は鞘の中を，一般に腋窩動

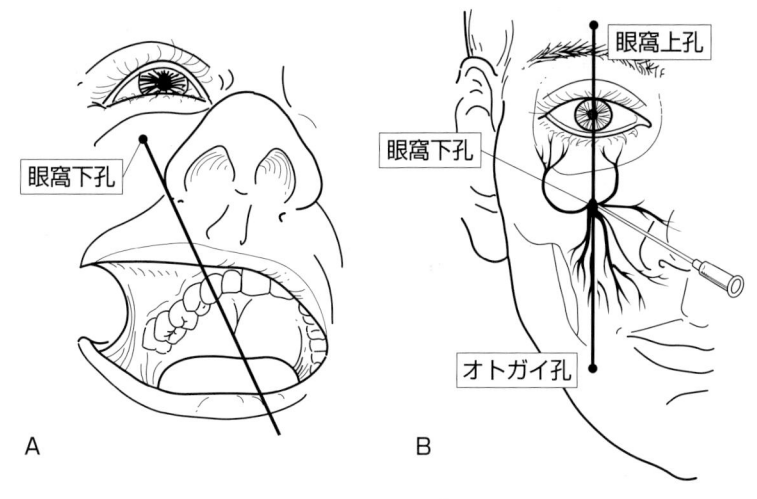

図5：眼窩下神経ブロック

A：口腔内からのアプローチ
眼窩下孔の位置を確認後上唇を上方に翻転し，上犬歯の上部から針を眼窩下孔の方向に進める。

B：皮膚表面からのアプローチ
眼窩下縁に触れながら，上顎に対して45度の角度で眼窩下孔から外側方向に針を進めていく。

〔文献8〕Dalens B. Regional anesthesia in infants, children, and adolescents. 1995. p. 432 Fig. 16. 19 より改変して抜粋〕

脈を中心に尺骨神経は内側，正中神経は外側，橈骨神経は後方に位置する（図6）[12]。

仰臥位で，外転させた上肢を体幹に対して垂直にする。さらに前腕と上腕が90度になるように屈曲し，顔の近くに手を置き軽く握るようにする。この時上肢を外転しすぎないように注意する。

腋窩動脈を触れながら，その上縁から皮膚に対して45度の角度で針を刺す。腋窩動脈に平行して血管の中枢に向かって針を進めると，血管，神経の収まった鞘を針が貫通すると「プツッ」という感触がある。針を固定し，血液などが吸引できないことを確認後局所麻酔薬を注入する。

一方，腋窩動脈を直接穿刺する方法もある。動脈の拍動に向かって針を進める。一度動脈に針を当てると，その位置で血液が吸引される。さらに，その位置から動脈を貫いて針を進める。動脈を貫いた位置で血液が吸引されないことを確認後，半量の局所麻酔薬を注入する。さらにその位置から動脈の前面まで針を引き抜いてきて，そこで血液が吸引されないことを確認後，残りの半量の局所麻酔薬を投与する。

針の進める深さは，体重5-20kgでは，5kgで5mm，10kgで10mm，とほぼ体重と比例する傾向がある[13]。体重が20-30kgになると，およそ20mmと一定になる傾向がある[13]。

麻酔の効果範囲は，アプローチの方法にかかわらず薬剤の投与量で決まる。

局所麻酔薬については，以前はリドカイン，ブピバカインがよく使用されていたが，最近では作用時間が長く毒性の少ないロピバカインに移行しているようである。筋皮神経まで確実にブロックをするならば，局所麻酔薬の量を増やすことが有効であるが，中毒を防止するために生理食塩水で局所麻酔薬を希釈して全量を増やすこともある。0.2-0.4%ブピバカインを使用するときは，投与量を0.6ml/kgとして少

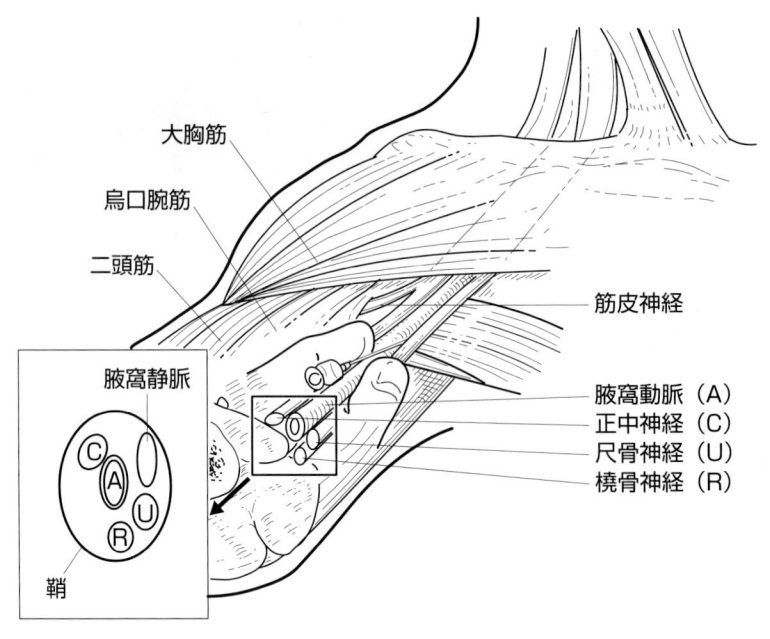

図6：腕神経叢ブロック
上腕の血管，神経の走行。神経と血管は鞘の中に走っており，腋窩動脈を中心に図のように位置する。小児ではこの神経鞘と腋窩動脈を容易に確認することができる。
〔文献 12〕Miller RD. Anesthesia, 5th ed. Philadelphia：Churchill Livingstone；2000. p. 1526 Fig. 43-7 より改変して抜粋〕

量ずつ注入していく。この時ブピバカインの量は2.5mg/kgを超えないように注意する。Fleischmannらは，24G, 40mmのSprotte needleを用いて，0.5%ロピバカイン0.5ml/kgを注入してブロックしている[14]。

合併症は，盲目的に穿刺するため血管内誤注入が比較的多い。さらに，針の刺入が深すぎると気胸をも起こす可能性がある[15]。そのほかは感染，血腫などがあり，ブロック前に凝固機能を確認しておくことが必要である。

3）腸骨鼠径，腸骨下腹神経ブロック[16]

腸骨鼠径，腸骨下腹神経ブロックは，鼠径ヘルニア，陰嚢水腫，停留精巣などの手術の術後鎮痛として施行される。仙骨麻酔に比べて下肢の痺れ，尿閉などの合併症が少ないので，日帰り手術の術後鎮痛にも有用である。

鼠径部は腸骨下腹神経，腸骨鼠径神経，および陰部神経の分枝である陰部大腿神経の3本の末梢神経が分布している（図7）[17]。腸骨鼠径神経は第1腰神経根から始まり，上前腸骨棘付近で内腹斜筋と腹横筋の間を通る。鼠径輪付近で体表に近くなり，最終的に陰部，大腿内側部に分布する。腸骨下腹神経も腸骨鼠径神経と同様第1腰神経根から始まり，上前腸骨棘付近では腸骨鼠径神経よりやや表面に近い部分を通る。そして鼠径靱帯上の皮膚に分布する。

腸骨鼠径，腸骨下腹神経ブロックは，上前腸骨棘内側から腹壁に局所麻酔薬を浸潤させるという比較的簡単な手技である[16]。穿刺点は上前腸骨棘と臍を結んだ線の外側1/4の位置とし[18]，その点から皮膚に垂直に25G針を用いて

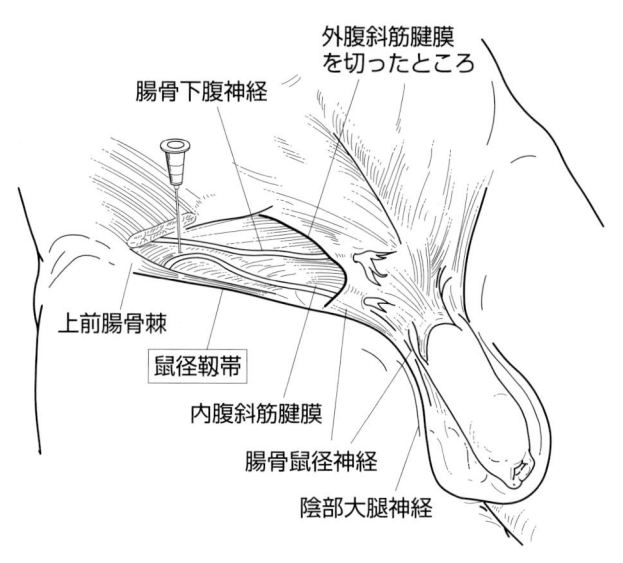

図7：腸骨鼠径，腸骨下腹神経ブロック

腸骨鼠径神経，腸骨下腹神経の走行。腸骨鼠径神経は上前腸骨棘付近で内腹斜筋と腹横筋の間を通り，鼠径輪付近で体表に近くなり，最終的に陰部，大腿内側部に分布する。腸骨下腹神経は，上前腸骨棘付近で腸骨鼠径神経よりやや表面に近い部分を通る。

〔文献 17）Gregory GA. Pediatric Anesthesia, 3rd ed. New York：Churchill Livingstone；2001. p. 305. Fig. 11-14 より改変して抜粋〕

穿刺する。外腹斜筋腱膜を貫く「プツッ」という感触を感じたら，局所麻酔薬（0.25% ブピバカイン 0.5ml/kg 程度）を注入する。鈍針（Beckton Dickinson 社のAxillary Block Needle® 25G，など）を用いると，この感触がよくわかる。教科書によっては，さらに針を進め内腹斜筋と腹横筋との間の層に局所麻酔薬を追加投与する方法が記載されている。

また，閉創前に外科医が術野から局所麻酔薬を散布してこれらの神経をブロックする方法もある。Casey ら[19]，0.25% ブピバカイン 0.25 ml/kg を用いて術野への散布と腸骨鼠径，腸骨下腹神経ブロックとで比較した結果，術野への散布も腸骨鼠径，腸骨下腹神経ブロックと同様の効果が得られたと報告した。

使用薬剤の投与量と濃度は，施行者によってさまざまである。

Shandling らは乳幼児に対して，20万倍エピネフリン入り 0.5% ブピバカインを 2mg/kg 投与することを推奨した[20]。Epstein らは，13カ月以上の小児に対して同じ濃度のブピバカインを 2mg/kg 投与したときのブピバカイン血中濃度を測定したところ，最高濃度でも成人における中枢神経中毒量まで達しないことを報告した[21]。一方 Smith らは，体重 10-15kg と 15-30 kg の群で，0.5% ブピバカイン 1.25mg/kg を用いて腸骨鼠径，腸骨下腹神経ブロックを施行したときのブピバカイン血中濃度を比較した。その結果，体重が少ないほうがブピバカイン血中濃度が高く，彼らは 15kg 未満では 0.5% ブピバカイン 1.25mg/kg は過量投与になることを示唆した[22]。

腸骨鼠径，腸骨下腹神経ブロックは，安全で効果的なブロックであるといわれてきた。しか

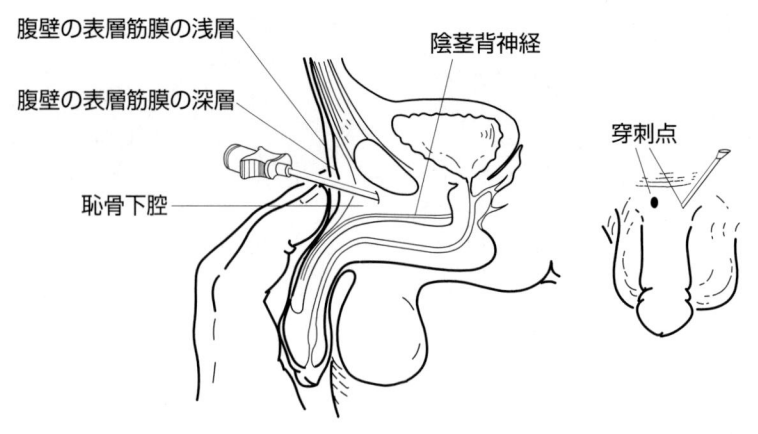

図8：陰茎ブロック

陰茎ブロック穿刺法。恥骨結合の正中下端から左右0.5-1cm，さらにその位置からそれぞれ0.5-1cm下方とする。

〔文献27）Miller RD. Anesthesia, 5th ed. Philadelphia：Churchill Livingstone；2000. p. 1574. Fig. 44-14より改変して抜粋．文献28）Steward DJ, Lerman J. Manual of pediatric anesthesia, 5th ed. Philadelphia：Churchill Livingstone；2001. p. 142. Fig. 5-5より改変して抜粋〕

し，他のブロックと同様に吸引テストは行うべきであるし，穿刺部に血腫を作る可能性もある。Amoryらは，腸骨鼠径，腸骨下腹神経ブロック施行時に作ったと思われる血腫により腸管閉塞が起こった症例を報告した[23]。このように手技的に安全なブロックでも，時に大きな合併症につながる危険性はいつも頭においておくべきである。

4） 陰茎ブロック[24)25)]

陰茎ブロックは包茎の環状切開，尿道拡張，または尿道下裂手術の麻酔および術後鎮痛に用いられる。陰茎の知覚は，左右の陰茎背神経によって支配される。陰茎背神経は，陰部神経叢の枝にあたる。陰茎背神経は内陰部動静脈と同じ鞘の中を通り，恥骨結合の下を通過して枝を出し，その枝は陰茎表面や亀頭に達する。

恥骨下腔内は正中で2分割されており，2つの空間はお互い交通がないため，一回穿刺法で2本の陰茎背神経をブロックすることは困難になる。穿刺点は患者を仰臥位にし，恥骨結合の正中下端から左右0.5-1cm，さらにその位置からそれぞれ0.5（乳児の場合）-1（幼児以上の場合）cm下方とする（図8）[27]。23-25G針を用いて皮膚に対して約70-80度の角度をつけ，やや中心，尾側方向に針を進める。表在層を針が通過したのちさらに進めると，Scarpa筋膜を貫く感触がわかる。この位置で針先は恥骨下腔内に到達している。ここで吸引テストを行い局所麻酔薬を注入する。

使用する局所麻酔薬は，ブピバカイン，ロピバカインが一般的である。ただし，陰茎背動脈がエピネフリンにより収縮を起こし，組織の壊死を起こす危険があるため，エピネフリン入り局所麻酔薬は使用してはいけない。陰茎ブロックの場合は，0.5％ブピバカインを左右それぞれ0.1ml/kgずつ注入する。

合併症として，上記のエピネフリン入り局所麻酔薬使用による組織壊死以外に，血腫，局所麻酔薬の静脈内投与などがある。

【文献】

1) Uemura A, Yamashita M. A formula for determining the distance from the skin to the lumbar epidural space in infants and children. Paediatr Anaesth 1992 ; 2 : 305-7.
2) Osaka Y, Yamashita M. Intervertebral epidural anesthesia in 2050 infants and children using drip and tube method. Reg Anesth Pain Med 2003 ; 28 : 103-7.
3) Yamashita M, Osaka Y. Some hints to make neonatal epidural anaesthesia less difficult. Paediatr Anaesth 2000 ; 10 : 114-5.
4) Kumagai M, Yamashita M. Sacral intervertebral approach for epidural anaesthesia in infants and children. Application of "drip and tube" method. Anaesth Intensive Care 1995 ; 23 : 469-71.
5) Yamashita M, Osaka Y. Spinal and sacral intervertebral continuous epidural anesthesia for transanal one-stage Soave procedure for infants with Hirschsprung's disease. J Pediatr Surg 2000 ; 38 : 1274-5.
6) 新井としみ．末梢神経ブロック．堀本洋編．実践小児麻酔（第1版）．東京：真興交易医書出版部；2003．p. 250-2.
7) Polaner DM, Suresh S, Cote CJ. Pediatric regional anesthesia. In : Cote CJ, Todres ID, Ryan JF, editors. A practice of anesthesia for infants and children, 3rd ed. Philadelphia : W.B. Saunders ; 2001. p. 654-5.
8) Dalens B. Regional anesthesia in infants, children, and adolescents. London : Williams & Wilkins ; 1995. p. 432.
9) Bosenberg AT, Kimble FW. Infraorbital nerve block in neonates for cleft lip repair : anatomical study and clinical application. BJA 1995 ; 74 : 506-8.
10) Polaner DM, Suresh S, Cote CJ. Pediatric regional anesthesia. In : Cote CJ, editor. A practice of anesthesia for infants and children, 3rd ed. Philadelphia : W.B. Saunders ; 2001. p. 659-60.
11) Dalens B. Proximal block of upper extremity. In : Dalens B, editor. Regional anesthesia in infants, children, and adolescents, 1st ed. Maryland : Williams & Wilkins ; 1993. p. 280, 299-308.
12) Miller RD. Anesthesia, 5th ed. Philadelphia : Churchill Livingstone ; 2000. p. 1526.
13) Dalens BJ. Regional anesthesia in children. In : Miller RD, editor. Anesthesia, 5th ed. Philadelphia : Churchill Livingstone ; 2000. p. 1565-7.
14) Fleischmann E, Marhofer P, Greher M, et al. Brachial plexus anaesthesia in children : lateral infraclavicular vs axillary approach. Paediatr Anaesth 2003 ; 13 : 103-8.
15) Wedel DJ. Nerve Blocks. In : Miller RD, editor. Anesthesia, 5th ed. Philadelphia : Churchill Livingstone ; 2000. p. 1525-7.
16) Rice LJ. Regional anesthesia and analgesia. In : Motoyama EK, Davis PJ, editors. Smith's anesthesia for infants and children, 6th ed. St. Louis : Mosby Year SMITH'S Anesthesia for Infans and Children. Inc ; 1996. p. 410-2.
17) Gregory GA. Pediatric anesthesia, 3rd ed. New York : Churchill Livingstone ; 2001. p. 305.
18) 新井としみ，山下正夫．腸骨鼠径・腸骨下腹神経ブロックに必要な解剖．麻酔科診療プラクティス5麻酔科医に必要な局所解剖．東京：文光堂；2002．p. 252-3.
19) Casey WF, Rice LJ, Hannallah RS, et al. A comparison between bupivacaine instillation versus ilioinguinal/iliohypogastric nerve block for postoperative analgesia following inguinal herniorrhaphy in children. Anesthesiology 1990 ; 72 : 637-9.
20) Shandling B, Steward DJ. Regional analgesia for postoperative pain in pediatric outpatient surgery. J Pediatr Surg 1980 ; 15 : 477.
21) Epstein RH, Larijani GE, Wolfson PJ, et al. Plasma bupivacaine concentrations following ilioinguinal — iliohypogastric nerve blockade in children. Anesthesiology 1988 ; 69 : 773.
22) Smith T, Moratin P, Wulf H. Smaller children have greater bupivacaine plasma concentrations after ilioinguinal block. BJA 1996 ; 76 : 452-5.
23) Amory C, Mariscal A, Guyot E, et al. Is

ilioinguinal/iliohypogastric nerve block always totally safe in children? Paediatr Anaesth 2003 ; 13 : 164-6.
24) Polaner DM, Suresh S, Cote CJ. Pediatric regional anesthesia. In : Cote CJ, Todres ID, Ryan JF, et al editors. A practice of anesthesia for infants and children, 3rd ed. W.B. Saunders ; 2001. p. 658-9.
25) 新井としみ．末梢神経ブロック．堀本　洋編．実践小児麻酔（第1版）．東京：真興交易医書出版部；2003．p. 253-5.
26) Dalens B, Vanneuville G, Dechelotte P. Penile block via the subpublic space in 100 children. Anesth Analg 1989 ; 69 : 41-5.
27) Miller RD. Anesthesia, 5th ed. Philadelphia : Churchill Livingstone ; 2000. p. 1574.
28) Steward DJ, Lerman J. Manual of pediatric anesthesia, 5th ed. Philadelphia : Churchill Livingstone ; 2001. p. 142.

産科麻酔

1 妊婦の生理学的特徴

母体のあらゆる臓器は妊娠の早期から生理学的に変化する。多くはプロゲステロンをはじめとするホルモンによる変化であり、さらにはこれに子宮の増大が複雑に影響する。

1) 心血管系 （図1, 2）[1)~3)]

心拍出量は，妊娠30週前後までに非妊娠時と比べて30-40%程度増加し，以後満期近くまで増加した心拍出量は維持される。これは主として心拍数の増加（妊娠初期より20-30%, 10-15回/min増加）と後負荷の減少（20%前後）の結果であり，妊娠20週くらいまでは，一回拍出量の増加もこれに加わる。後負荷の減少の結果，平均動脈圧は低下，特に拡張期血圧が10-20%低下する。この変化にはプロスタグランジン，心房性利尿ホルモン（ANP），血管内皮性一酸化窒素が影響を及ぼしている。エストロゲンの影響で心収縮力自体はわずかに増加する。これらは多胎妊娠ほど著しい。また分娩中には子宮収縮による自己血輸血が加わり心拍出量は2倍にまで増加する。ただし，これらはあくまでも増大した子宮が大動静脈を圧迫していない状態の変化であり，後述のごとく仰臥位により血圧は容易に低下する。また上肢で測定した血圧が正常でも子宮，胎盤血流が保たれているとはかぎらないことに注意を要する。

アンギオテンシンII，イソプロテレノール，エピネフリンなどの血管収縮薬に対する反応性の低下も知られている。この原因としてαおよびβ受容体のダウンレギュレーションが示唆されている。

循環血液量も非妊娠時と比べて約35-40% （1,200-1,600ml）増加するが，妊娠中期までは，血漿量の増加（30-40%）が赤血球数の増加（20-30%）を上回る。そのために，妊娠30週までヘマトクリットは減少する（生理学的貧血）が，やがて赤血球数の増加が追いつくようになる。これらにはアルドステロン，プロゲステロン，プロスタグランジンが関与している。これらの生理学的貧血にもかかわらず，過呼吸（後述）や心拍出量の増加，腎や子宮の血管拡張により，重要臓器への酸素運搬量は増加している。一方，血液希釈に伴い収縮期雑音が聴診されたり，頻脈性不整脈がみられることはよくあり，また循環血液量の増加とともに胸部X線写真上，心臓のシルエットが拡大，心電図では左軸変位やST-T変化，T波の平坦化，逆転T波などがみられる。

2) 心血管系の変化と区域麻酔

硬膜外腔の血管床（Batson's plexus）が怒張しているために，硬膜外麻酔や脊髄くも膜下硬膜外麻酔併用法に際しての硬膜外穿刺時，また

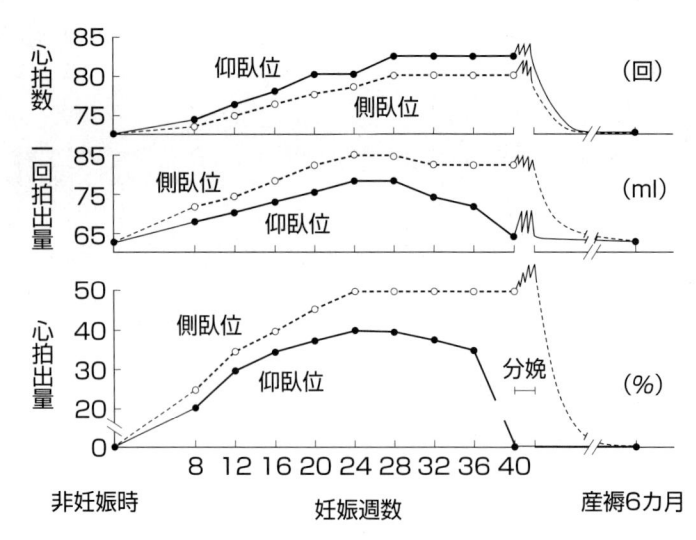

図1：妊娠週数による仰臥位および側臥位での母体心拍数，一回拍出量，心拍出量の変化

妊娠30週前後までに非妊娠時と比べて心拍数，一回拍出量は20%程度増加し，心拍出量は30-40%程度増加する。これらの変化は仰臥位では子宮の大動静脈圧迫で減弱される。

〔文献1) Cheek TG, Gutsche BB. Maternal physiologic alterations during pregnancy. In：Shnider SM, Levinson G, editors. Anesthesia for Obstetrics 3rd ed. Philadelphia：Williams & Wilkins；1993. p. 3-17 より引用〕

はカテーテル挿入時には血管穿刺や血管内カテーテル迷入の確率が，非妊娠時よりも高いので注意を要する。また抵抗消失法を行う際に，硬膜外腔圧は非妊娠時より陽圧に傾いていることを認識して行う必要がある。

これら硬膜外腔の血管の怒張は，陣痛がすでに始まっている場合は，子宮収縮時のほうが間歇期よりも著しい。したがって，この時に局所麻酔薬を注入した場合は，局所麻酔薬の広がりがより広くなる可能性がある。

区域麻酔に伴って生じる交感神経遮断効果は，増大した子宮による大動脈・大静脈圧迫に対する代償機転を妨げ，低血圧を生じやすくする（区域麻酔下での低血圧とは，収縮期血圧の30%以上の減少か，絶対値で90mmHg以下と定義されることが多い）。特に，多胎妊娠，羊水過多，糖尿病合併妊娠では注意を要する。そのために，これを予防する目的で子宮転位を図ったり，交感神経遮断効果に伴う血圧低下を予防する目的で十分な輸液負荷を行う。子宮の転位は基本的には左方転位させ，椎体の右側にある下大静脈の圧迫を解除することを目的とするが，患者によって，または血圧の低下が回復されない場合は右方転位が有効な場合もしばしばみられる。輸液負荷に関しては，近年の研究で晶質液を急速負荷しても血管外漏出が多く，むしろ膠質液を負荷したほうが効果的であるとの報告が多数みられるようになった[4]。しかし，循環血液量が多い多胎妊娠，重症妊娠中毒症や子宮内感染，あるいは早産治療目的でβ刺激薬を用いている妊婦など肺水腫を起こしやすい病態では注意して行わなければならない。

3) 血液系の変化

血漿量としては1.5*l*，細胞外液としては6.5*l*

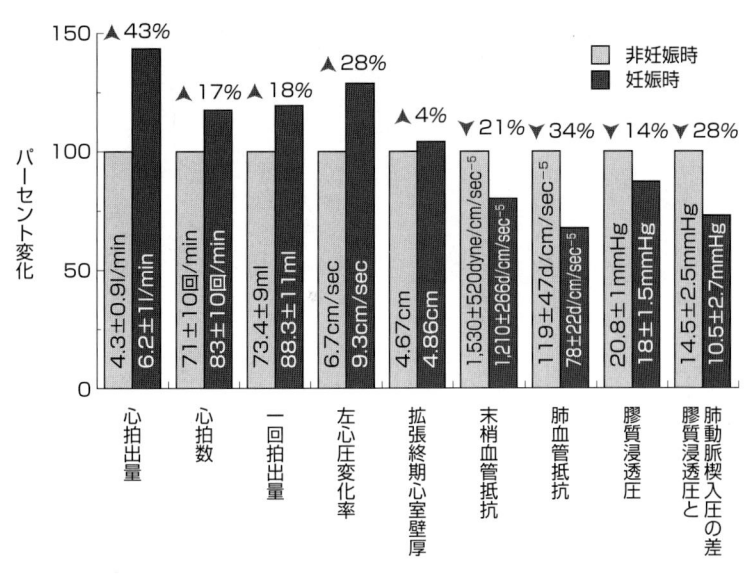

図2：妊娠時の循環器系の変化

超音波ドプラーおよび肺動脈カテーテルにより計測した結果，妊娠時は非妊娠時と比べて末梢血管抵抗，肺血管抵抗が約20－30％減少し，心拍数，一回拍出量は約20％増加，心拍出量は約30-40％増加する。

〔文献2）Robson SC, Hunter S, Moore M, et al. Haemodynamic changes during the puerperium：a Doppler and M-mode echocardiographic study. Br J Obstet Gynaecol 1987；94：1028-39．文献3）Clark SL, Cotton DB, Lee W, et al. Central hemodynamic assessment of normal term pregnancy. Am J Obstet Gynecol 1989；161：1439-42 を改変〕

増加する。アルブミン濃度の低下に伴い膠質浸透圧は低下する。

前述のごとく血液希釈による生理学的貧血が起こるため，血液の粘稠度の低下と酸素含量の低下が起こるが，血液凝固因子Ⅰ（フィブリノーゲン），Ⅶ，Ⅷ，Ⅸ，Ⅹ，Ⅻ，TAT，Dダイマー，tPA，活性型PAI-1 などが増加するため，妊婦は「凝固亢進状態」となり，血栓性合併症（深部静脈血栓症，脳静脈洞血栓症）などを起こしやすい。

4）呼吸系の変化と区域麻酔（図3）[5]

妊娠中は全身同様，上気道や声帯に浮腫状変化および毛細血管のうっ血をきたす。増大した子宮が横隔膜を頭側へ数cm押し上げるために機能的残気量（FRC）は15-20％程度減少し，容易に低酸素状態になりやすい。これに対して最大吸気量は増加している。横隔膜の頭側移動の代償として肋骨下が数cm広がり胸郭前後径が大きくなるため全肺気量，肺活量はあまり変化しない。一回換気量の増加（約40％）によって満期では肺換気量も増加する。呼吸数の増加はわずかであるが，これにより肺胞換気量はさらに増加する（約50％）。これらは，プロゲステロンの上昇により二酸化炭素に対する反応性が増加しているためで，この増加は妊娠に伴う酸素需要の増加を上回っている。これらによって，$PaCO_2$ は 28-34mmHg 程度まで低下し，呼吸性アルカローシスとなっている。このため酸素解離曲線は左方移動し，これを代償すべく 2,3-DPG は約30％まで増加する。また，腎での重炭酸イオンの排泄は増加するためpHは部分

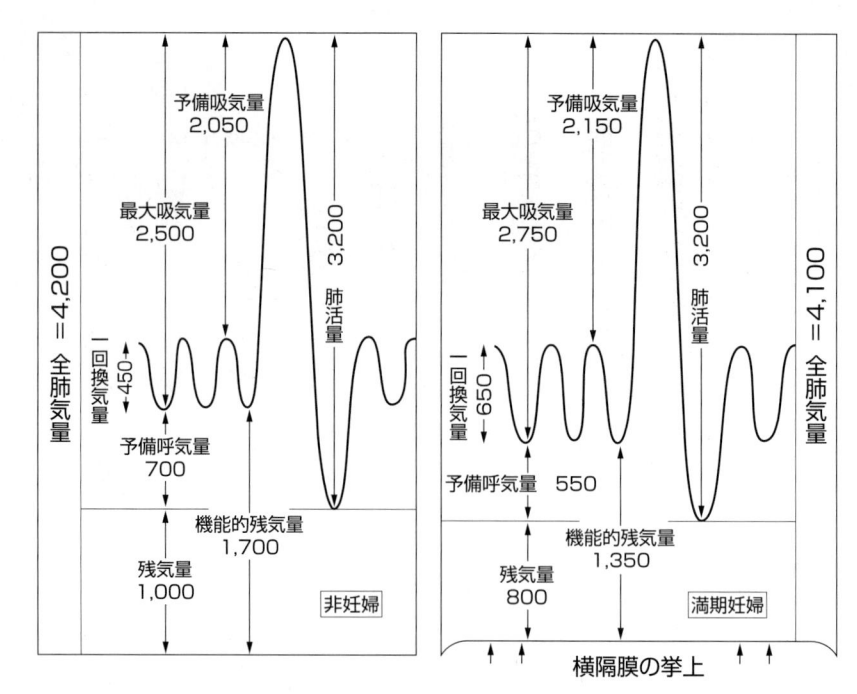

図３：非妊婦と満期妊婦の肺気量変化

増大子宮により横隔膜は挙上し，予備呼気量，残気量，機能的残気量が約 20% 減少する。逆に，一回換気量は約 40% 増加する。全肺気量，肺活量はあまり変化しない。

〔文献 5）Bonica JJ. Maternal anatomic and physiologic alterations during pregnancy and parturition. In：Bonica JJ, McDonald JS, editors. Principles and Practice of Obstetric Analgesia and Anesthesia 2nd ed. Philadelphia：Williams & Wilkins；1995. p. 45-82 より引用〕

的に代償される。満期では，心拍出量の増加に伴い，肺上部での換気血流均衡が改善され，生理学的死腔が減少し，Pao_2 が非妊娠時よりわずかに増加している。

　FRC の変化自体は母体に大きな変化をきたさないが，1/3 の妊婦では仰臥位で通常の換気中，気道閉塞が生じているとされ，クロージングキャパシティー（CC）が増加する状態，例えば喫煙，肥満，側彎症などでは妊娠の進行に伴い分娩中や手術中，仰臥位や砕石位をとることで気道閉塞と低酸素血症が悪化する。

　一般的には，呼吸系の変化が直接区域麻酔に影響する度合いは低い。しかし，陣痛に対して鎮痛手段をとらない場合，母体の分時換気量は非妊娠時の 3 倍以上，$Paco_2$ は 20mmHg 以下，pH 7.55 以上となり，これを代償するため，陣痛の間歇期には低換気となる。これが母体の低酸素血症を引き起こしやすい状況を作る。したがって，区域麻酔は，このような陣痛が母体の呼吸循環に及ぼす弊害を断ち切る意味でも有用である。

5）　中枢神経系の変化と区域麻酔

　妊娠中は血中のプロゲステロンおよび内因性エンドルフィン濃度の上昇により，区域麻酔で用いる局所麻酔薬の必要量が低下（疼痛閾値の上昇）している。これのみならず，硬膜外腔での血管うっ血によって以下のごとく解剖学的，生理学的変化が局所麻酔薬の効果を非妊娠時と

は異なったものにしている。
　(a) 硬膜外腔の容積が減少することで，局所麻酔薬がより多くの皮膚分節に広がりやすい。(b) 硬膜外腔の内圧が増加することで，硬膜外腔からくも膜下腔への局所麻酔薬の浸潤（拡散）が促進される。(c) 硬膜外腔外側に存在する静脈のうっ血により，椎間孔からの局所麻酔薬の漏出が減少する。(d) これらに加え，呼吸性アルカローシスのため脳脊髄液中のpHもわずかに上昇し，非イオン化局所麻酔薬の割合は上昇する（図4）[6]。これらのpHの上昇は陣痛により助長されるが，分娩時に区域麻酔を行うことでその上昇が抑制され，胎児の酸-塩基平衡の改善に役立つ。

6) 骨格筋の変化と区域麻酔

　胎盤由来のリラキシンというホルモンのため，全身の靱帯の弛緩が起こり，骨盤は拡張する。したがって，区域麻酔を行うために側臥位となったとき，非妊娠時よりもいっそう，棘突起先端を結んだ背中のラインが頭低位となる。そのため，このラインをベッドと平行になるようにする工夫が必要である。
　また，腰椎の前彎も増大していることから，棘間が狭くなり，区域麻酔が難しい。
　脊髄くも膜下麻酔では用いる薬剤の比重と脊椎の生理学的彎曲も麻酔の広がりを規定する大きな因子であるが，その脊椎の生理学的彎曲は妊娠時と非妊娠時とは多少異なり，仰臥位では腰椎の最高点は非妊娠時にはL4付近であるのに対して妊娠時にはL4-5と尾側に，また胸椎の最下点は非妊娠時にはT8付近であるのに対して妊娠時にはT6-7と頭側にシフトしていることを知っておく必要がある。
　またこれら区域麻酔を行ったあとに腰痛や坐骨神経痛を訴える妊婦が多いが，よく問診を進めていくと麻酔前から症状を呈していることも

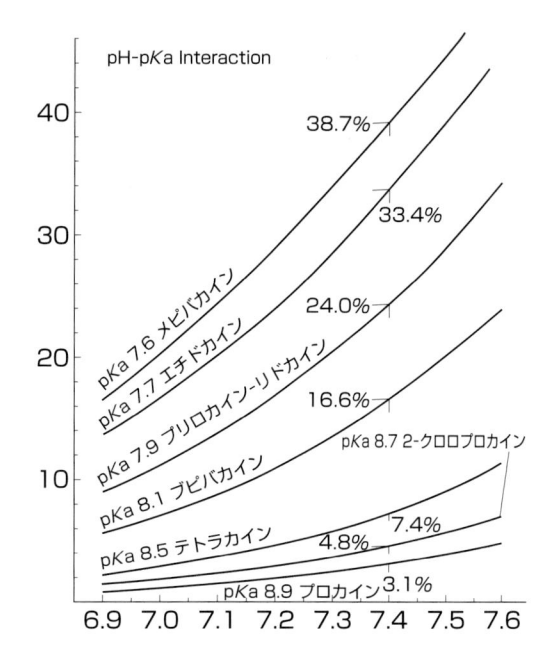

図4：各pH（横軸）における非イオン化局所麻酔薬の割合（％）（縦軸）
脳脊髄液中のpHが上昇すると，非イオン化局所麻酔薬の割合は上昇する。
〔文献6）Yurth DA. Placental transfer of local anesthetics. Clin Perinatol 1982；9：13-28より引用〕

多く，妊娠による影響のほうが大きな要因であることが報告されている。

7) 消化器系の変化と区域麻酔

　妊娠中は血中のプロゲステロン濃度の上昇により，消化管の運動性が減少し，食物の吸収は遅延し（胃内容の排泄時間が遅延），食道下部括約筋圧は低下する。また胎盤由来のガストリンが増加し，胃内の酸度が上昇する。
　上記のごとく変化に加え，分娩中または手術に際しては痛みや不安が相まって嘔気，嘔吐をきたしやすい。また，意識レベルを低下させると，たとえ無症候性であっても，胃内容の逆流や，ひいては誤嚥性肺炎を起こしやすい。H_2ブロッカーやメトクロプラミドを用いるなどの対策が必要である。

8) 泌尿器系の変化と区域麻酔

腎血漿流量は妊娠中期までに約80%増加し，その後やや低下する。糸球体濾過量（GFR）は妊娠16週までに約50%増加し，出産まで維持される。尿糖は尿細管再吸収能の減少とGFRの増加によって，正常妊娠でもよくみられる現象である。アルドステロン値の上昇により水分とNaの貯留が起こるが，抗利尿ホルモン（ADH）の閾値がリセットされるため，血漿浸透圧は低下し，Na濃度は若干低下する。BUN（血中尿素窒素）とクレアチニンの値は約40%低下する。

区域麻酔時は交感神経遮断による低血圧を予防する必要があるが，輸液負荷に際しては注意を要する。すなわち，いくら妊娠中は糖の排泄が促進されている病態を呈しているといえども，分娩中の妊婦への過量の糖負荷は母児の高血糖，そして，児娩出後は胎盤を介した糖の補給が断たれ，児の高インスリン血症が持続するため，結果として新生児低血糖を起こしやすいからである。

9) その他の変化

正常妊娠では胸部の膨隆が起こるため，肥満などを合併している場合は，時間的に区域麻酔を行う余裕がなく，全身麻酔を行わざるをえない場合には挿管困難のリスクが増加する。

顔面，頸部（肝斑または妊娠性仮面），腹部正中（黒線）には色素沈着が増加する。これはメラニン産生細胞刺激ホルモンの増加によるものである。

結膜の血管攣縮と粘膜下出血，網膜の限局性血管攣縮，網膜剥離が高血圧や妊娠中毒症などでみられることがある。全身浮腫の一部症状として角膜厚の増加が起こることがあるが，一般的に眼内圧はプロゲステロン，リラクシン（眼房水の流出促進），ヒト絨毛性ゴナドトロピン（眼房水の産生抑制）により低下する。

2 局所麻酔薬の胎児への移行

薬物の胎盤を介した移行を考える場合，母体側の因子，胎盤での因子，胎児側の因子が相互に関連して影響を及ぼしていることを考慮する（図5）。

1) 母体側の因子

薬物が母体から児へ移行するためには，母体の血中濃度が上昇し，その血液が胎盤，胎児へ運搬されることが前提となるため，投与部位からの吸収，母体の体内分布，代謝，排泄の影響を受ける。

一般的に，人の場合，妊娠時には総子宮血流は500-700ml/minに及ぶとされる。そのうち，子宮筋や子宮内膜を還流する割合はわずかで，約8割が絨毛間腔を還流しているとされる。したがって，この子宮血流が減少するときまたは病態では，絨毛間腔を流れる血液量が低下し，結果として薬物の胎盤を介した移行は減少する。具体例としては，(a) 子宮収縮時または子宮収縮の増加，(b) 仰臥位，その他の原因による低血圧時，(c) ストレスなどによる交感神経緊張状態，(d) 心疾患合併による心拍出量減少，(e) 出血，(f) 子癇や妊娠中毒症（拡散距離の増加），(g) 糖尿病などが挙げられる。

また，母体に投与した局所麻酔薬の量が相対的に多い場合は血中への吸収量も増加して，結果的に胎盤を介した移行は増加する。また使用した局所麻酔薬の用量が同じでも局所麻酔薬を血管の豊富な領域に用いた場合は血管に吸収さ

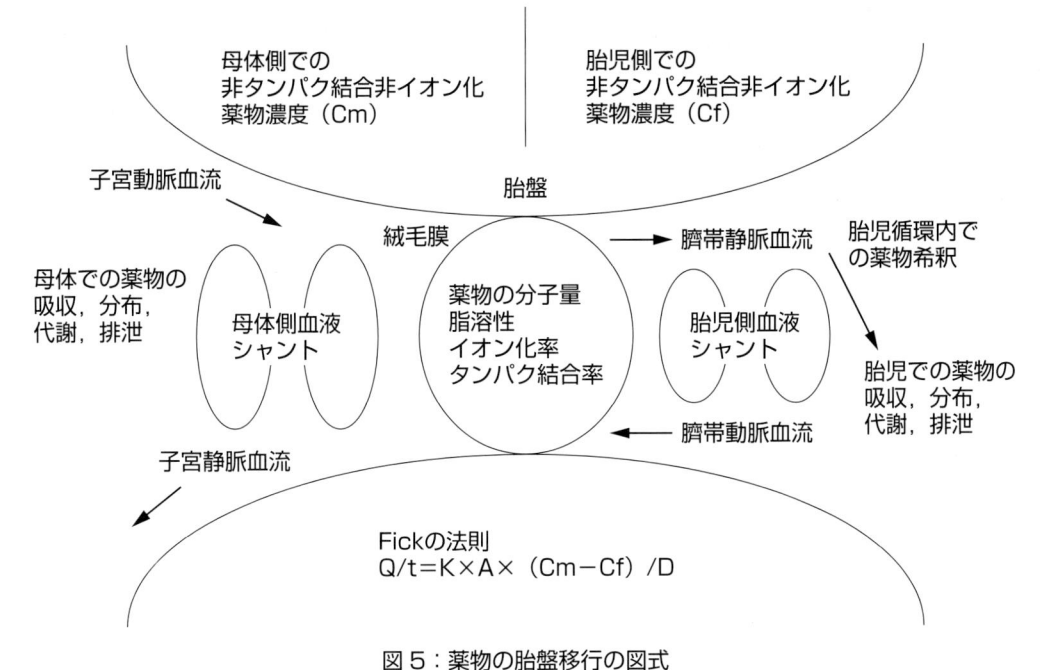

図5：薬物の胎盤移行の図式
母体，胎盤，胎児側のさまざまな因子が相互に影響を及ぼす。

れる割合も多く（仙骨硬膜外腔＞傍頸管ブロック＞腰部硬膜外腔＞脊髄くも膜下腔），結果として胎盤を介した移行が多くなる。区域麻酔で局所麻酔薬を投与する際にエピネフリンを添加すると理論的には最高血中濃度は低下するが，その影響はブピバカインやロピバカインではリドカインやメピバカインほどみられない。

H_2ブロッカーであるシメチジンは肝血流と肝ミクロソーム酵素活性を減少させるためリドカインのクリアランスを減少させ，結果的に血中濃度の上昇がおこることが報告されたが，他のH_2ブロッカーではこのような現象はみられていない。

2) 胎盤での因子

母体血中に吸収された局所麻酔薬は酸素，二酸化炭素，水，および電解質と同様，主として拡散によって胎盤を介して胎児循環へ入る。胎盤を一つの膜と仮定すると，一般的にこの移行は以下のFickの法則に従う。すなわち，

$$Q/t = K \times A \times (Cm - Cf)/D$$

ここで，Q/tは単位時間あたりに胎盤を通過する薬物量（拡散率），Kは薬物の拡散係数，Aは胎盤の膜面積（具体的には絨毛膜），CmおよびCfはそれぞれ母体および胎児の薬物濃度（ただし，この場合の濃度は非タンパク結合，非イオン化の薬物濃度），Dは絨毛膜の厚さとなる。式から明らかなように，これらは薬物固有の性質（K），母体の因子（Cm），胎盤の因子（AおよびD），胎児の因子（Cf）が複雑に関与しあっている。

このうち拡散係数（K）にはいくつもの物理化学的な因子が影響を及ぼす。すなわち，(a) 低分子量（脂溶性の高い薬物では600以下，脂溶性の低い薬物では100以下），(b) 高脂溶性，(c) 低イオン化率，(d) タンパク（特にα_1アシド-グリコプロテイン：AGP）結合率の低さなどが拡散率を上げるものとして挙げられる。ブピバカイン，ロピバカイン，リドカイン，メ

ピバカインの分子量は，それぞれ288，262，234，246であるため，わが国で産科麻酔に用いられる局所麻酔薬の多くは分子量が500以下である．いずれも脂溶性は比較的高く，その指標である（nヘプタン/緩衝液）分配係数はブピバカイン＞ロピバカイン＞リドカイン＞メピバカインの順に高い．また，ブピバカイン，ロピバカイン，リドカイン，メピバカインのpKaは，それぞれ，8.1，8.2，7.9，7.6であり，生理学的pHと近い値である．これらpKaとpHは，Henderson-Hasselbachの平衡式によって，

$$pH = pKa + \log[塩基]/[酸^+]$$

または，

$$\log[塩基]/[酸^+] = pH - pKa$$

の関係にあるため，局所麻酔薬は生理学的pHでは，非イオン化の局所麻酔薬が一定量存在することになる（非イオン化薬物の量としては，メピバカイン＞リドカイン＞ブピバカイン＞ロピバカインとなる）．以上の局所麻酔薬の性質から考慮すると，局所麻酔薬は胎盤を通過する可能性が高い[5]．しかしながらブピバカインやロピバカインではタンパク結合が95％前後とリドカインの64％，メピバカインの78％と比べて非常に高いため，実際には胎盤を介した移行（臍帯静脈/母体静脈薬物濃度比）は25-30％程度であり，リドカインの40-60％やメピバカインの70％と比べてそれほど高くない．ただし，これらの値は母児のpHの差，タンパク結合の差，胎盤の母児それぞれの側での血管内シャント量，薬物がどの程度平衡状態にあるかどうかによって左右される．

動物またはヒトの胎盤葉を用いた還流モデル実験では，胎盤を介した移行は胎盤での薬物のクリアランスとして求めることができる．すなわち，

$$Clx = UF \times ([Fv] - [Fa])/[M]$$

ここで，Clxは胎盤での薬物（x）のクリアランス，UFは臍帯血流，[Fv][Fa][M]は，それぞれ臍帯静脈，臍帯動脈，母体動脈血の薬物（x）の濃度である．

これら拡散のメカニズム以外にブドウ糖，アミノ酸，ビタミン，遊離脂肪酸ではトランスポーターなど能動輸送による胎盤を介した移行が知られており，局所麻酔薬のなかではコカインが胎盤におけるノルエピネフリン輸送を変化させると報告されている[7]．しかし，局所麻酔薬そのもの，あるいはそれが他の物質の能動輸送へどのように影響を及ぼすかに関してはまだ不明である．

3）胎児側での因子

いったん，胎児循環に入ると，局所麻酔薬は胎児側のpHやタンパク結合能の影響を受ける．ただし，胎児の血液pHは母体と比べてやや低いものの，その差はわずかであり，生理学的な影響は少ない．しかし，胎児のタンパク（特にAGP）は低いので，（総）局所麻酔薬濃度は胎児側で低い反面，非タンパク結合型の割合は母体に比べて高くなる．ところが，胎児の低酸素状態ではHenderson-Hasselbalchの平衡式（前述）によってイオン化した局所麻酔薬が母体に比べて増加し，それは胎盤を逆に通過できずに，そのまま，胎児側で捕捉される．これがイオントラップ現象といわれているものである．

胎児側へ移行した薬剤は静脈管を通過する約50％は肝臓の代謝を受けないが，残りは肝臓に入り代謝される．一般的に胎児の酵素活性は成人と比べて低いが，胎児の肝ミクロソームの酵素（CYP）やニコンアミド-アデニンジヌクレオチドホスファターゼ（NADPH）は妊娠14週には相当量存在するため，多くの局所麻酔薬は肝臓で代謝の影響を受ける．胎児循環に入った薬物は一部が臍帯動脈から母体へ戻り，残りが，胎児組織へ取り込まれ，または腎排泄され

る。

3 帝王切開術の麻酔
（脊髄くも膜下麻酔，硬膜外麻酔など）

　帝王切開術の麻酔法は，その手術の適応，緊急度によって異なる。脊髄くも膜下麻酔や硬膜外麻酔などの区域麻酔が禁忌（母体の重度の出血や低血圧，凝固系の異常，なんらかの神経学的異常，穿刺部位または全身の感染，妊婦の拒否）とならず，また時間的に余裕がある場合は，一般的には，全身麻酔より区域麻酔のほうが周術期の合併症は少なく（図6）[8]，胎児への薬剤移行も少ないため望ましい。

　麻酔導入前に制酸薬，制吐薬の投与をしておくことが望ましい。麻酔前，麻酔中は母体の血圧，心拍数，動脈血酸素飽和度をモニターする。胎児心拍モニターは麻酔導入終了までは続けたほうが望ましい。麻酔開始までには500-1,500mlの乳酸または酢酸加リンゲル液を急速輸液しておく。近年の研究では，ヒドロキシエチルデンプン溶液などの膠質液輸液を負荷したほうがむしろ循環血液量も心拍出量も多くなることが示されている[4]。

　麻酔導入後はマスクまたは経鼻カニューラを介して酸素投与を行う。麻酔導入前には万が一の場合に備え，麻酔器，エアウェイ，喉頭鏡，気管チューブ，蘇生薬（昇圧薬，抗痙攣薬など），吸引装置を準備しておくことも重要である。

1）脊髄くも膜下麻酔

　硬膜外麻酔と比較したとき，脊髄くも膜下麻酔の利点としては，簡便であり，使用する局所麻酔薬の量が少なく，麻酔失敗率が低く，作用

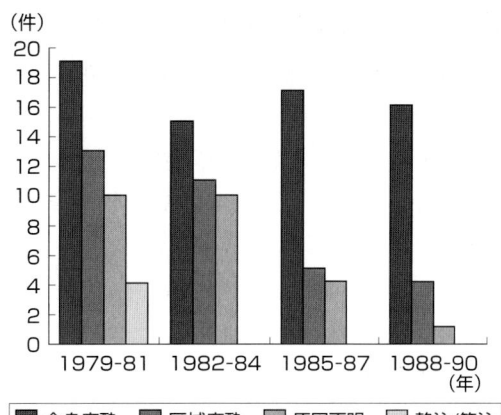

図6：アメリカにおける麻酔が原因の周産期母体死亡

いずれの時期でも麻酔が原因の周産期母体死亡は区域麻酔より全身麻酔のほうが発生件数が多い。
〔文献 8）Hawkins JL, Koonin LM, Palmer SK, et al. Anesthesia-related deaths during obstetric delivery in the United States, 1979–1990. Anesthesiology 1997；86：277-84 より引用〕

発現が早いことなどが挙げられる。しかし，帝王切開術の麻酔として脊髄くも膜下麻酔を選択した場合の欠点としては，低血圧の頻度が高く（硬膜外麻酔が15-44%であるのに対して，脊髄くも膜下麻酔では45-100%），作用持続時間が限られていることである。特に高比重ブピバカインは等比重ブピバカインより作用発現が早いため，低血圧の頻度が高く，また作用持続時間が短い。しかし，緊急性が高い場合には高比重ブピバカインのほうが望ましいこともあり，作用持続時間に関しても帝王切開術を行うには十分である。

　基本的に25Gより細いペンシル型の脊麻針（Sprotte, Whitacre, Gertie Marx）を用い，側臥位または坐位で，L2-3またはL3-4より穿刺し，T4以下の無痛域を目標とする。使用薬剤としては，局所麻酔薬（ブピバカインであれば8-15mg，リドカインでは45-75mg）を主体とする。フェンタニル10μg，エピネフリン100-200μg，またはモルヒネ100-200μgを組み合

わせると鎮痛効果，作用持続時間が延長する。モルヒネを用いた場合は遅発性呼吸抑制に対し厳重なモニターを怠らないようにする。

低血圧の予防としては子宮の左方転位と十分な輸液である。もしこれらで対応できない低血圧が生じた場合はエフェドリン 5-10mg またはフェニレフリン 40-100μg を静注（一回投与または持続投与）する。低血圧に対してエフェドリンの使用例はフェニレフリンの使用例と比較して臍帯動脈のpHが低くなるので望ましくないとの報告もあり，議論のあるところではあるが[9]，いずれしにろこれらは子宮胎盤不全がない場合の話であり，妊娠中毒症や糖尿病のような子宮胎盤血流に問題がある症例では，エフェドリンのほうが望ましい。

自然分娩を希望し，陣痛が増強している最中に胎児ジストレスなどの適応で緊急帝王切開術が必要となった場合の脊髄くも膜下麻酔は麻酔域が予想以上に広がることがあるので注意する。

2) 脊髄くも膜下麻酔の合併症

(1) 嘔気，嘔吐

低血圧に伴い脳血流の減少，脳の低酸素が原因で起こる場合は，昇圧薬の投与が有用である。また腹膜や内臓の牽引（子宮を体外へ出したり，子宮下部操作）といった迷走神経反射を介した機序によって起こる嘔気，嘔吐の場合は区域麻酔が不十分であることも多く，フェンタニルなどによって鎮痛効果が増強された場合には逆に少ない。児娩出後は少量のドロペリドール 0.625-1.25mg またはメトクロプラミド 10mg も有用である。

(2) 頭痛

細い脊麻針（ペンシル型）を硬膜の線維とある角度をもって穿刺することで発生頻度を減らすことが可能である。仮に発生しても軽症のことが多く時間とともに軽快する。症状が中等度以上の場合は，カフェイン製剤を経口または静注することで対応できる。

(3) 神経障害

麻酔手技の問題により神経または神経根を直接傷害した場合は関連領域に放散痛を生じ，知覚異常が数日から数カ月続く。局所麻酔薬が馬尾領域に高濃度に残存すると仙骨領域-下肢の知覚異常と直腸・膀胱障害をきたす。局所麻酔薬そのものの毒性の結果，まれに一過性神経症状 (transient neurologic symptom：TNS) として仙骨領域-下肢の知覚異常をきたすことがあるが，この場合は症状は一過性で，運動障害や膀胱直腸障害はなく，症状は48時間から1週間以内に軽快する。ブピバカインよりリドカインで起こりやすい。そのほか，硬膜外血管の損傷と関連して血腫が起きた場合，重症例では除圧手術を要する。硬膜外膿瘍では腰痛，圧痛，発熱，白血球増加，発熱をきたす。

(4) 全脊麻

脊髄くも膜下麻酔の場合は，使用する局所麻酔薬の量は少ないため，発生頻度はまれである。原因は，高比重液を用いて頭低位を長時間行ったことによる。

3) 硬膜外麻酔

脊髄くも膜下麻酔と比較した場合，低血圧を起こしにくく，そのため心拍出量，ひいては子宮胎盤血流を保つことができる。時間をかければ適切な麻酔域を得られる点で汎用される。

基本的に，側臥位または坐位で，L2-3 または L3-4 より硬膜外針を穿刺し，生理食塩水を用いた抵抗消失法で硬膜外腔を確認し，硬膜外カテーテルを留置する。無痛域は T4 以下を目

標とする。使用される薬剤は0.5%ブピバカイン，0.5%ロピバカイン，または2%リドカインを主体とする。通常，15-25mlの局所麻酔薬を必要とする。意図せぬ脊髄くも膜下腔への注入や血管内注入を予防するため，注入の前後に硬膜外カテーテルを吸引し血管内や脊髄くも膜下腔にカテーテルが入っていないことを確認したあと，3-5mlずつ分けて投与する。最初の投与液にエピネフリン10-15 μg が添加されていると万が一血管内に注入された場合，心拍数や血圧，さらには心電図上T波の減少がみられ有効な血管内誤注の指標となる。鎮痛効果の増強を目的としてフェンタニル50-100 μg，またはエピネフリンを1：20万となるように添加することもある。

4) 硬膜外麻酔の合併症

(1) 嘔気，嘔吐
脊髄くも膜下麻酔同様，低血圧，不十分な麻酔レベルを予防または早期処置を行う。

(2) 頭痛
17G硬膜外針を用いて，意図せぬ硬膜穿刺をした場合の頭痛の発生は70%以上にのぼる。頭痛の特徴としては坐位または起立によって増悪し，咳や急な動作によっても修飾される鈍く重い痛みである。部位としては，後頭部から頭頂部-前額部にいたる。関連して嘔気，嘔吐，視覚や聴覚障害が起こることもある。機序としては脳脊髄液の漏出による脳脊髄圧の低下，脳血管の拡張が考えられている。軽症であれば保存的（ベッド上安静）に観察，または十分な水分補給（輸液を含む）で軽快する。症状改善のためアセトアミノフェン，イブプロフェン，その他非ステロイド系抗炎症薬（NSAIDs）やカフェインが有効とされる。48時間以上症状が軽快しない場合，または視覚や聴覚障害をきたすような場合（頭蓋内圧減少症候群）は，硬膜外腔に自己血を1ml/3-4secで10-20ml注入する。途中で痛みや圧迫感を感じたらそこで中止する。治療後は30-60minベッド上安静とする。

(3) 神経障害
麻酔手技の問題により神経または神経根を直接傷害した場合は関連領域に放散痛を生じ，知覚異常が数日から数カ月続く。硬膜外血腫，硬膜外膿瘍は前述のごとくである。

(4) 全脊麻
意図せぬ硬膜穿刺のあと，通常硬膜外麻酔に用いる量の局所麻酔薬を注入することで生じる。気管挿管全身麻酔に切り換えて呼吸管理を行う。

(5) 意図せぬ血管内注入
循環虚脱（心毒性），痙攣（中枢神経毒性）が生じうる。気道確保するとともに，子宮左方転位を図り，子宮胎盤血流を保つ。必要なら気管挿管をして人工呼吸を行う。痙攣に対してはチオペンタールやジアゼパムを用いる。循環虚脱に対しては対症療法を行う。これら心毒性，中枢神経毒性はブピバカイン＞ロピバカイン＞リドカインの順に高い。

(6) 腰痛
穿刺に際して脊椎間の靱帯や血管，骨周囲の組織の損傷で起きる可能性がある。しかしながら，もともとヘルニアや関節炎，骨粗鬆症がある場合や妊娠そのものの変化によっても生じたり悪化するため，硬膜外麻酔そのものが及ぼす影響は少ないとされている。

(7) 硬膜下注入
局所麻酔薬が硬膜とくも膜との間に注入され

て生じる。特徴として，注入量に比べて知覚神経の遮断が広範囲にわたる割に遮断効果が弱く，しかも麻酔効果がまだらであること，作用発現が10-30分と遅い割に消失が速いことなどが挙げられる。初期の症状が低血圧のこともある。

5） 脊髄くも膜下硬膜外併用麻酔

脊髄くも膜下麻酔の作用発現の速さと，硬膜外麻酔の作用持続時間の調節性の利点を生かすため両者を併用する方法も多く用いられている。特に手術時間が長引く可能性のある帝王切開反復例，子宮筋腫合併症例などでは有用である。両者を併用するときに，前者を主体とする方法では，硬膜外麻酔は麻酔効果が薄れたときの補助として用いられる。後者を主体とする方法では，脊髄くも膜下麻酔は硬膜外麻酔で効果の弱い仙椎-腰椎領域の麻酔として用いられ，硬膜外麻酔は胸部の必要な麻酔域を調節するために用いられる点（いわゆる sequential block）で有用とされる。この際，硬膜外腔に注入した局所麻酔薬が直接硬膜外腔で作用する効果のみならず，それを介して脊髄くも膜下腔の圧上昇が起こることにより，脊髄くも膜下投与薬剤も頭方へ広がることに注意しなければならない。そのためには頻回に麻酔域を調べる必要がある。

4 経腟分娩（無痛分娩）

1） 痛みの経路 （図7）[10]

分娩第1期（陣痛初来から子宮全開大まで）の痛みは子宮収縮に伴うもので，子宮頸部の伸展を引き起こす。痛みは内臓求心路を伝わり，下，中，上の下腹神経節を介して，交感神経とともに脊髄T10-L1を上行する。この痛みは下腹部から腰部に起こるが，どちらかというと局在のあまりはっきりしない鈍い内臓痛である。分娩第1期後期から第2期（子宮全開大の少し前から児娩出まで）では会陰の伸展とともに体性痛の鋭い痛みが加わる。これらは陰部神経を介してS2-4の求心路を伝わる。

陣痛は特に初産婦では指の切断やカウザルギーに匹敵するといわれている。これらに対して薬物によらず除痛を図る方法（精神予防性無痛分娩法，鍼，経皮的電気刺激，アロマテラピー）や静脈麻酔薬，吸入麻酔薬を用いた方法もあるが，ここでは区域麻酔と神経ブロックを中心に述べる。

2） 無痛分娩の利点

局所麻酔の利点としては，陣痛というストレスを取り除くことで，母体のカテコールアミンを減少させ，また，疼痛による過呼吸が原因で起こる低二酸化炭素血症を予防し，このことが子宮胎盤血流を維持し，胎児に効果的な酸素運搬を行うということが挙げられる。また，吸入または静脈麻酔薬を用いた場合のような薬剤誘発性の胎児抑制が少ないことも利点である。さらには，母体の意識状態を保つことで，積極的に分娩出産に関与するという喜びを損なうことがない。このような局所麻酔には，硬膜外麻酔を主体とした区域麻酔，傍子宮頸管ブロック，陰部神経ブロックなどが含まれる。

これらは厳密には完全な無痛を目的とするのでなく，疼痛緩和（鎮痛）を行うことが目的であるため，不必要に過量な局所麻酔薬の投与はかえって児の抑制を起こし，分娩経過に悪影響（分娩遷延や回旋異常）を及ぼし，積極的な分

娩出産への関与の妨げになることを認識して行わなければならない。

3) 麻酔前の準備

局所麻酔法とはいえ，麻酔導入前には万が一の場合に備え，麻酔器，エアウェイ，喉頭鏡，気管チューブ，蘇生薬（昇圧薬，抗痙攣薬など），吸引装置を準備しておくことも重要である。

麻酔前，麻酔中は必要に応じて母体の血圧，心拍数，動脈血酸素飽和度をモニターする。胎児心拍モニターも行うべきである。

麻酔直前には点滴ルートを確保して，500ml程度の乳酸または酢酸加リンゲル液を輸液しておくことが望ましい。近年の研究でこのような晶質液を負荷しても血管外漏出が多く，低血圧の予防には，むしろ膠質液を負荷したほうが効果的であるとの報告も多数みられるようになった[4]。

4) 硬膜外麻酔による無痛分娩

(1) 開始時期

硬膜外麻酔の開始は通常陣痛開始以降に行う。あらかじめオキシトシンなどの子宮収縮薬による促進または誘発を予定されている妊婦では，その開始以前に硬膜外カテーテルを留置しておくとよい。一般的には，子宮口が3-4cm開大する頃になると陣痛が堪え難いものになるため，この頃が硬膜外麻酔の開始時期となる。

麻酔前には，区域麻酔が禁忌（母体の重度の出血や低血圧，凝固系の異常，なんらかの神経学的異常，穿刺部位または全身の感染，妊婦の拒否）でないことを確認する必要がある。心疾患や神経筋疾患を合併している場合，脊椎手術の既往歴のある場合などは無痛分娩を行うかどうかは症例ごとに検討する必要がある。

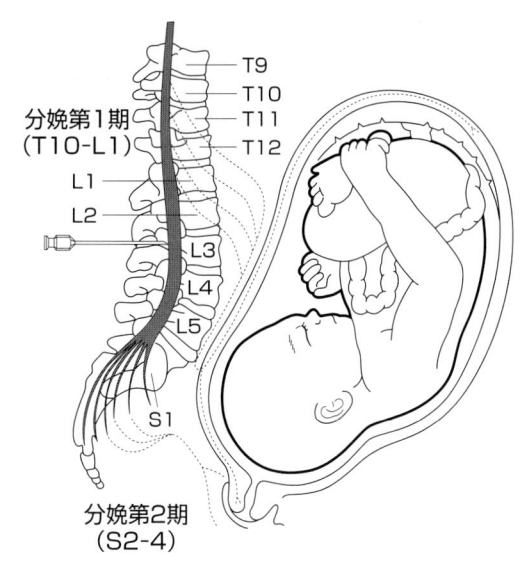

図7：分娩・出産の痛みの経路
分娩第1期，第2期の痛みはそれぞれT10-L1，S2-4の求心路を伝わって上行する。
〔文献10）照井克生監訳．BWH産科の麻酔（Ostheimer GW編）．7章．区域麻酔による方法．東京：メディカル・サイエンス・インターナショナル；1997. p. 129-78 より引用〕

(2) 硬膜外カテーテルの挿入

基本的に，側臥位または坐位で，L2-3またはL3-4より硬膜外針を穿刺し，生理食塩水を用いた抵抗消失法で硬膜外腔を確認し，硬膜外カテーテルを留置する方法が一般的である。カテーテルの留置は3-4cmとする。それ以上ではカテーテル先端が硬膜外腔の正中をずれ，片効きとなりやすく，それ以下では抜ける可能性があるからである。無痛域はT10以下を目標とする。陣痛にはL2-S1の求心線維の関与が少ないため，理論的には，分娩第1期ではT10-L1，分娩第2期ではS2-4の無痛域を目標とする。このためT10-L1のいずれかの棘間およびL4-L5よりそれぞれ硬膜外カテーテルを2本挿入し，分娩第1期と分娩第2期で使い分ける方法もある。この方法は1本の硬膜外カテーテルを留置して間歇的に局所麻酔薬を投与する方法に比べれば必要局所麻酔薬は約半量ですむが，手技が煩雑で，手技に伴う合併症の可能性が倍

になるため個人的にはあまり勧められない。

（3）試験注入（テストドース）

硬膜外カテーテルは硬膜外腔の静脈叢またはくも膜下腔に迷入する可能性が常にあることを認識しなければならない。特に留置したあとの最初の局所麻酔薬注入には注意を払う。吸引して何も吸引されないからといって硬膜外腔の正しい位置に留置されていることの保証にはならない。吸引による陰圧により，静脈叢またはくも膜下腔の壁にカテーテル先端が当たって塞いでしまうことがあるからである。カテーテルの薬剤注入端を刺入部より下げてカテーテル内に血液または脳脊髄液が逆流しないかみるのも一つの手である。これら意図せぬ血管内またはくも膜下注入を検出するためにまず少量の麻酔薬を注入する方法が試験注入である。実際に使用する濃度の局所麻酔薬3mlにエピネフリン10-15μgを添加した溶液を用いて，心拍数や血圧，さらには心電図上T波の減少を指標とする方法も意図せぬ血管内注入を検出する有効な手段である。しかし，陣痛のピーク時には偽陽性となることもあり，またα作用による子宮血流減少の可能性もある。またエピネフリンにより注入30-60分間，運動神経遮断効果が増強する可能性がある[11]。そのため，子宮血流に影響の少ないイソプロテレノール5μgをエピネフリンのかわりとして用いた方法もあるが妊婦でのデータは限られている。以上より，確実に意図せぬ血管内またはくも膜下注入を検出する手段は確立してないため，局所麻酔薬は5ml以上一度に注入せず，30-60秒以上間隔をあけて必要に応じて反復投与し，その間妊婦を注意深く観察するのが最も重要といえる。

（4）使用される薬剤

使用される薬剤は多くの場合，0.04-0.25%ブピバカイン，またはロピバカインである。リドカインを用いる場合は，0.75-1.0%を用いる。通常，8-15mlの局所麻酔薬を用いるとT10までの無痛域を得ることが可能である。一般的には，分娩第1期の早い時期では薄い濃度で鎮痛できるが，分娩第1期後半-第2期ではより高濃度の局所麻酔薬が必要となる。いずれにせよ，最初にT10までの無痛域を確立するためには，例えば，ブピバカインまたはロピバカインの場合は0.2-0.25%の濃度が必要であるが，追加または維持のための投与では2/3-1/2の濃度で同程度の鎮痛効果が得られる。投与量は6-10ml/hrである。これらの局所麻酔薬に加えてオピオイドを添加することで局所麻酔薬の必要濃度を減少させ，そのことで運動神経遮断効果を最小限にして鎮痛効果を高められるため，最近は局所麻酔薬とオピオイドの組み合わせがより一般的になってきた。わが国で無痛分娩に最も用いられるオピオイドはフェンタニルであり，初回投与であれば50μgを用い，追加または維持のための投与では1-2.5μg/mlとなるように用いる。

（5）硬膜外麻酔の合併症

帝王切開術の麻酔（脊髄くも膜下麻酔，硬膜外麻酔）の項（p.223）参照。

（6）仙骨麻酔

単回注入や持続注入を適宜用いると，分娩第1期-第3期まで広く用いることができるが，硬膜外麻酔に比べて必要局所麻酔薬量は約2倍であり，カテーテル挿入では清潔を保つことが困難である。しかしながら，娩出直前のみの麻酔としては効果的かもしれない。

5） 脊髄くも膜下硬膜外併用麻酔による無痛分娩

硬膜外麻酔単独で行うよりも，作用発現が速

く，局所麻酔薬の必要量も減らすことができる利点がある．脊髄くも膜下麻酔に際しては硬膜穿刺をするため合併症として頭痛の懸念があるが，ここで用いる脊麻針は25Gより細いペンシル型の針であるため，実際には硬膜外麻酔より頭痛の発生が多いということはない．硬膜外カテーテルが25Gより細い脊麻針で作られた硬膜穿刺孔から脊髄くも膜下腔へ迷入することはないと考えてよい．脊髄くも膜下麻酔のあとの硬膜外麻酔に用いた薬剤，特にオピオイドの硬膜穿刺孔から脊髄くも膜下腔への流入はありうるが，臨床的にその作用は顕著ではない．しかしながら，意図せぬ硬膜穿刺をしたあとの硬膜外腔へのオピオイド投与は十分慎重でなければならない．この方法による無痛分娩では以下の点に注意して管理する必要がある．

1) 脊髄くも膜下腔穿刺後，硬膜外カテーテルを留置する，いわゆる needle-through-needle タイプの針では脊髄くも膜下腔に薬剤を注入したあと，硬膜外カテーテルがうまく留置できないことがあり，カテーテル自体は硬膜外腔再穿刺で留置可能でも，高比重の薬剤を脊髄くも膜下腔に注入してしまったあとは体位を工夫する必要が生じる．

2) 理論的には，硬膜外麻酔単独よりも循環動態の変化をきたしやすいが，臨床的にその差はあまりない[12]（図8）[13]．

3) 脊髄くも膜下腔に投与する薬剤は，局所麻酔薬（ブピバカイン2.5mg）とオピオイド（フェンタニル10-25μg）の組み合わせがより一般的であるが，この際，注入30分以内に胎児徐脈が10-20%の頻度で生じる（図9）．母体血中のエピネフリン濃度が鎮痛とともに急激に減少し，一過性の子宮の過収縮をきたすためといわれている（図10）[14]．真の胎児ジストレスとの鑑別を要する．

4) 硬膜外腔に薬剤を注入するとき，脊髄くも膜下腔への薬剤注入より時間が経っていない

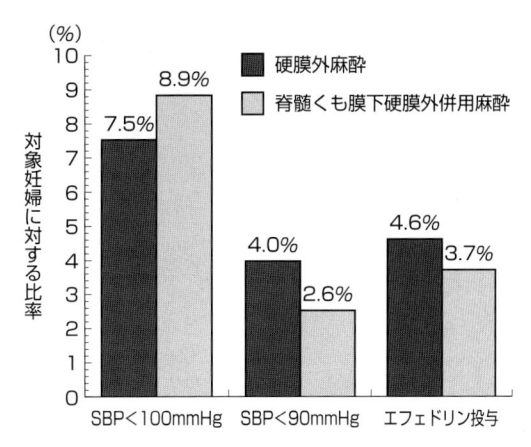

図8：区域麻酔を行い60分以内に低血圧またはエフェドリンを使用した妊婦の割合

両者とも低血圧の頻度は10%以下で差がみられなかった．
〔文献13）Norris MC, Grieco WM, Borkowski M, et al. Complications of labor analgesia：epidural versus combined spinal epidural techniques. Anesth Analg 1994；79：529-37より引用〕

場合，硬膜外腔に注入した局所麻酔薬が硬膜外腔で作用する効果のみならず，注入により脊髄くも膜下腔の圧上昇が起こり，脊髄くも膜下投与薬剤が頭方へ広がることに注意しなければならない．

5) 脊髄くも膜下腔へオピオイドを投与した場合，かゆみの発生は50-100%と極めて高いが，その程度は軽く，治療を要求する妊婦はほとんどいない．

6) 自己調節硬膜外麻酔（patient controlled epidural analgesia：PCEA）による無痛分娩

陣痛の強さは個人差が大きく，強さは本人しかわからない．そのため，妊婦の意志で局所麻酔薬または局所麻酔薬とオピオイドを硬膜外注入しようとするものである．これにより，使用局所麻酔薬は持続硬膜外麻酔に比べ約半分に減らすことが可能で，また妊婦の満足度も高い．

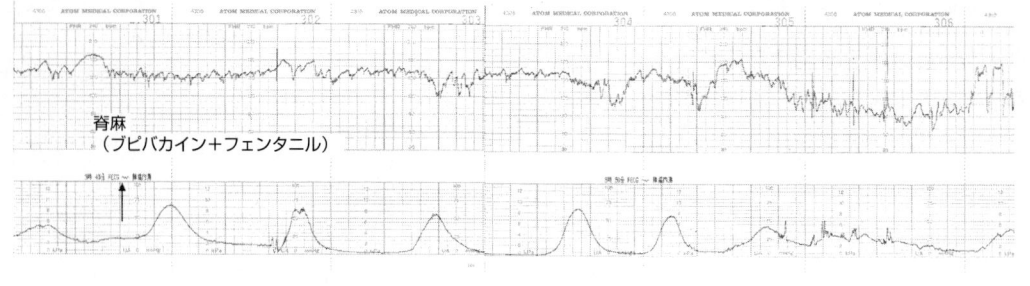

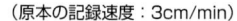

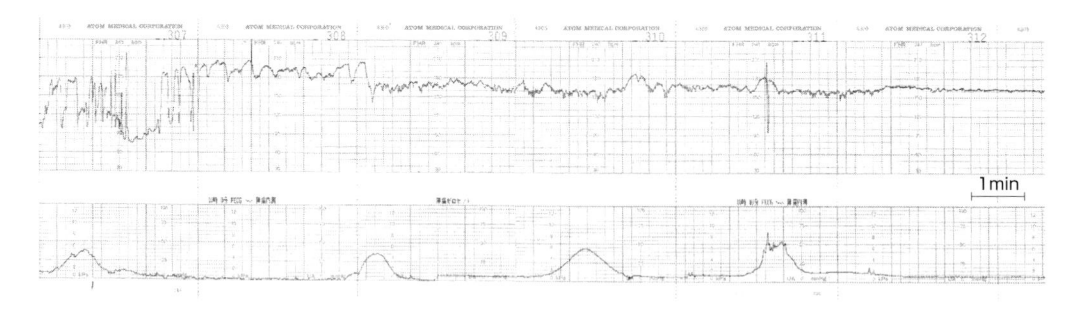

図9：脊麻後にみられた胎児徐脈の例（胎児心拍陣痛図）
脊麻後に子宮収縮がやや頻回となり，12分後に遷延一過性徐脈が出現．その後，自然に回復．

これに用いるポンプはバルーン式と機械式のPCEAとがある．前者は安価で取り扱いが簡便であるが注入履歴がわからないという欠点がある．後者はポンプを詳しく設定でき，注入履歴を振り返ることができるが，器機が複雑で高価である欠点がある．

使用する局所麻酔薬やオピオイドの濃度は，硬膜外麻酔による無痛分娩（前述）と変わることはない．PCAポンプの設定は，基本流量が0–6ml/hr，ボーラス投与量が3–5ml/回，ボーラス回数が1時間あたり最大5回，ロックアウト時間は10–15分程度に設定する．

問題点としては，カテーテルの血管内迷入による局所麻酔薬の血管内注入や，それに伴う局所麻酔薬中毒が発生した場合の迅速な対応が取りづらいことで，この点に関して医療スタッフ間で対策を立てておく必要がある．

7） 傍子宮頸管ブロック

両側の子宮頸部側方にある子宮神経叢（Frankenhauser神経叢）をブロックする方法である．手技が比較的容易なので産科医によって，分娩第1期の鎮痛に用いられるが，意図せぬ血管内注入，血腫や膿瘍形成，児の徐脈などの発生が多く，勧められない．

8） 陰部神経ブロック

陰部神経がS2–4より生じ，坐骨棘の近くで仙棘靱帯と交差し，会陰部に広く分布するため，分娩第2期の鎮痛に用いられる．硬膜外麻酔のS領域の効きが弱いときに併用，または器械分娩や会陰切開，会陰縫合時などの麻酔としても有用かもしれない．

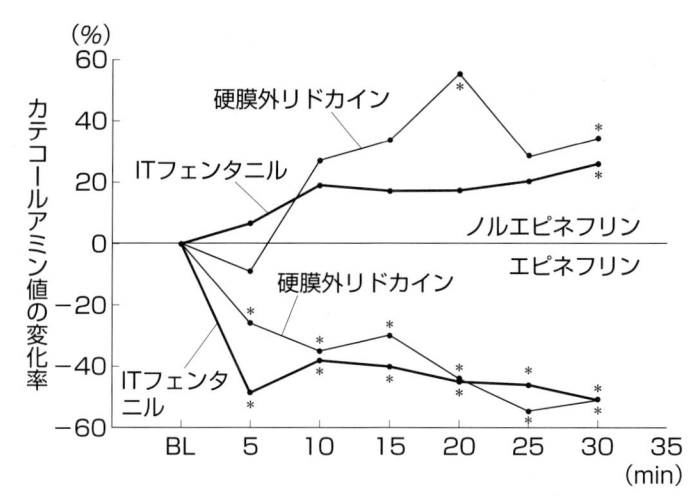

図10: 硬膜外麻酔および脊髄くも膜下（IT）麻酔後の母体血中の
カテコールアミン値の変化（BL は麻酔前のコントロール）
いずれも 5 分後にエピネフリン値の低下がみられる。
*p＜0.05（BL と比較して有意差あり）
〔文献 14）Cascio M, Pygon B, Bernett C, et al. Labour analgesia with intrathecal fentanyl decreases maternal stress. Can J Anaesth 1997；44：605-9 より引用〕

【文献】

1) Cheek TG, Gutsche BB. Maternal physiologic alterations during pregnancy. In：Shnider SM, Levinson G, editors. Anesthesia for obstetrics 3rd ed. Philadelphia：Williams & Wilkins；1993. p. 3-17.
2) Robson SC, Hunter S, Moore M, et al. Haemodynamic changes during the puerperium：a Doppler and M-mode echocardiographic study. Br J Obstet Gynaecol 1987；94：1028-39.
3) Clark SL, Cotton DB, Lee W, et al. Central hemodynamic assessment of normal term pregnancy. Am J Obstet Gynecol 1989；161：1439-42.
4) Ueyama H, He YL, Tanigami H, et al. Effects of crystalloid and colloid preload on blood volume in the parturient undergoing spinal anesthesia for elective Cesarean section. Anesthesiology 1999；91：1571-6.
5) Bonica JJ. Maternal anatomic and physiologic alterations during pregnancy and parturition. In：Bonica JJ, McDonald JS, editors. Principles and practice of obstetric analgesia and anesthesia, 2nd ed. Philadelphia：Williams & Wilkins；1995. p. 45-82.
6) Yurth DA. Placental transfer of local anesthetics. Clin Perinatol 1982；9：13-28.
7) Jayanthi LD, Vargas G, DeFelice LJ. Characterization of cocaine and antidepressant-sensitive norepinephrine transporters in rat placental trophoblasts. Br J Pharmacol 2002；135：1927-34.
8) Hawkins JL, Koonin LM, Palmer SK, et al. Anesthesia-related deaths during obstetric delivery in the United States, 1979-1990. Anesthesiology 1997；86：277-84.
9) Lee A, Ngan Kee WD, Gin T. A quantitative, systematic review of randomized controlled trials of ephedrine versus phenylephrine for the management of hypotension during spinal anesthesia for cesarean delivery. Anesth Analg 2002；94：920-6.
10) 照井克生監訳．BWH産科の麻酔（Ostheimer GW 編）．7 章．区域麻酔による方法．東京：メディカル・サイエンス・インターナショナル；1997. p. 129-78.
11) Calimaran AL, Strauss-Hoder TP, Wang

WY, et al. The effect of epidural test dose on motor function after a combined spinal-epidural technique for labor analgesia. Anesth Anal 2003 ; 96 : 1167-72.

12) Farragher R, Datta S. Recent advances in obstetric anesthesia. J Anesth 2003 ; 17 : 30 - 41.

13) Norris MC, Grieco WM, Borkowski M, et al. Complications of labor analgesia : epidural versus combined spinal epidural techniques. Anesth Analg 1994 ; 79 : 529-37.

14) Cascio M, Pygon B, Bernett C, et al. Labour analgesia with intrathecal fentanyl decreases maternal stress. Can J Anaesth 1997 ; 44 : 605-9.

II 応用編

高濃度局所麻酔薬の臨床応用

局所麻酔薬を用いた神経ブロックの場合，合併症，侵襲は比較的少ないが，鎮痛効果の持続時間が短く，頻回に通院し神経ブロックを受けなければならない．逆に神経破壊薬を用いた場合，長期間の鎮痛効果を期待できるが，ニューロパシックペインをはじめ，知覚障害，皮膚壊死，筋力低下などの合併症の問題が生じる．

近年，局所麻酔薬の神経毒性についての研究が進むにつれ，高濃度局所麻酔薬を用いて神経ブロックを行い，有用であったという報告が散見されるようになった．しかし，作用機序，適応疾患，局所麻酔薬の種類と濃度の選択，副作用などの点で不明なことも多い．

1 局所麻酔薬の神経毒性

局所麻酔薬の神経毒性については，馬尾症候群に代表される脊髄くも膜下麻酔後の神経学的合併症が多く報告されるようになり[1)2)]，注目されるようになった．佐倉ら[3)]は局所麻酔薬の神経毒性についての総説のなかで，通常使用濃度のリドカインのくも膜下投与でも，神経損傷の生じうることを報告している．Hodgsonら[2)]は疫学的研究報告のなかでリドカイン，テトラカインはブピバカインよりも神経毒性が高いと述べている．鈴木ら[4)]もブピバカインはテトラカイン，リドカイン，ジブカインに比し，臨床および実験的研究の結果から安全性が高いと述べている．

動物実験によって局所麻酔薬による不可逆的神経遮断作用については以前より証明されている．Lambertら[5)]は局所麻酔薬の濃度を変えて，カエルの坐骨神経に不可逆的遮断が起こるかどうかを調べた．5%リドカインでは7.5%デキストロースの添加の有無にかかわらず不可逆的遮断を生じ，0.5%テトラカインでも不可逆的遮断を生じたと報告している．小川ら[6)]はウサギ迷走神経に対するジブカインの神経毒性について調べ，0.03%で不可逆的遮断と形態学的変性を認めている．

高濃度麻酔薬による神経毒性以外に，高浸透圧溶液による神経障害の可能性もあるが，論拠に乏しい．佐倉ら[7)]はくも膜下腔に投与した5%リドカインの神経毒性は7.5%グルコースの添加によって変化しなかったと報告している．

2 三叉神経痛に対する臨床応用

前述の報告から，高濃度局所麻酔薬に一定時間さらされた神経は濃度依存性に不可逆的遮断を受けることがわかる．その点においては神経ブロック療法で，長期間の効果を期待して高濃度局所麻酔薬を用いることは理にかなっているように思える．特にくも膜下投与とは異なり，

三叉神経ブロックの場合は神経と近接した限局された部位に局所麻酔薬が注入されるため，不可逆的遮断が生じやすいと考えられる。

高濃度テトラカインを用いた諸家の報告から，臨床的にはテトラカインは4%程度の濃度が適当であると思える。後藤ら[8)9)]は高濃度テトラカインを用いた末梢での三叉神経ブロックで長期緩解が得られた症例を報告している。0.5%ブピバカインで溶解した4%テトラカインで3カ月以上の長期緩解が得られている。ブロック後に浮腫と感覚障害が生じるが，数週間以内に回復し，アロディニアなどの後遺症は残らなかったとしている。わが国において10%以上の高濃度リドカインは市販されていない。したがって臨床的には5-10%リドカインを用いることが現実的であろう。Choiら[10)]は5%リドカインを用いて下顎神経ブロックを行い，合併症なしに約14カ月の鎮痛効果が得られたと報告した。伊奈ら[11)]は高濃度（5-10%）リドカインによる三叉神経末梢枝のブロックを行った。ブロック後，疼痛発作は平均14.6カ月の間，消失していたが，知覚麻痺は平均2日で回復し，他の合併症は認められなかった。ジブカインは神経毒性が強く，過去にも三叉神経痛に対して1%ジブカインが有用であったという報告があるが[12)]，しびれ感などの合併症を生じない高濃度局所麻酔薬とはいえない。

覚異常は認められなかった。竹中ら[14)]は8%または10%の高濃度テトラカイン0.1-0.2mlを用いてくも膜下ブロックを行い，長期間有効であったと報告した。副作用として血圧低下や呼吸抑制が認められたが軽度であった。このブロックにおいては他の局所麻酔薬（ジブカイン，リドカイン，ブピバカイン）では同等またはそれ以上の効果を期待することは難しく，高濃度テトラカインが最適であると結論している。Doiら[15)]は5%テトラカインを用いて肋間神経ブロックを行い，長期間有効であったと報告している。

3

帯状疱疹後神経痛に対する臨床応用

戸田ら[13)]は三叉神経第1枝領域の帯状疱疹後神経痛に対して10%リドカイン0.5mlにて眼窩上神経ブロックを施行した。ブロック後の知覚低下は2週間以内に回復し，眼瞼の腫脹や知

4

癌性疼痛に対する臨床応用

五十嵐ら[16)]は会陰部の癌性疼痛を訴える症例に対して高濃度（10-20%）テトラカインを用いてくも膜下ブロックを行い，長期間の有効性を報告している。

5

合併症

加瀬ら[17)]は胸部帯状疱疹後神経痛に対して0.5%ブピバカインで溶解した4%テトラカインを用いて肋間神経ブロックを行ったところ，気分不良を訴え，眩暈，嘔吐，不穏状態といった，局所麻酔中毒と思われる症状を呈した症例を報告している。その他，腫脹（図1）や感覚障害を起こす可能性がある。くも膜下投与では排尿障害や筋力低下の可能性もある。

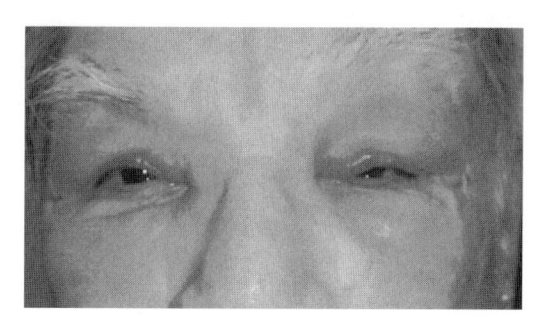

図1：4%テトラカインを用いた眼窩上神経ブロック後に両側眼瞼腫脹をきたした症例（自験例）

6 まとめ

　高濃度局所麻酔薬を用いた神経ブロックが慢性疼痛に苦しむ患者にとって朗報となる可能性がある．三叉神経痛，帯状疱疹後神経痛に対しての臨床応用の報告が散見されるが，作用機序，適応疾患，局所麻酔薬の種類と濃度の選択，副作用などの点で不明なことも多く，引き続き検討が必要である．また，実験モデルのデータを考慮しながら臨床データを蓄積していくことも不可欠である．臨床応用に際しては患者に対する十分な説明と同意を得ることはいうまでもない．

【文献】

1) Auroy Y, Narchi P, Messiah A, et al. Serious complications related to regional anesthesia ; results of a prospective survey in France. Anesthesiology 1997 ; 87 : 479-86.
2) Hodgson PS, Neal JM, Pollock JE, et al. The neurotoxicity of drugs given in intrathecally (spinal). Anesth Analg 1999 ; 88 : 797-809.
3) 佐倉伸一，橋本圭司，岸本朋宗．局所麻酔薬の神経毒性—脊椎麻酔後に見られる神経症状．臨床麻酔 1999 ; 23 : 9-18.
4) 鈴木 太．脊椎麻酔薬と安全性（神経毒性）．ペインクリニック 2000 ; 21 : 543-50.
5) Lambert LA, Lambart DH, Strichartz GR. Irreversible conduction block in isolated nerve by high concentration of local anesthetics. Anesthesiology 1994 ; 80 : 1082-93.
6) 小川節郎，三国悦子，中村 卓，他．ウサギ迷走神経に対する局所麻酔薬ジブカインの神経毒性．麻酔 1998 ; 47 : 439-46.
7) Sakura S, Chan VWS, Ciriales R, et al. The addition of 7.5% glucose does not alter the neurotoxicity of 5% lidocaine administered intrathecally in the rat. Anesthesiology 1995 ; 82 : 236-40.
8) Goto F, Ishizaki K, Yoshikawa D, et al. The long lasting effects of peripheral nerve blocks for trigeminal neuralgia using a high concentration of tetracaine dissolved in bupivacaine. Pain 1999 ; 79 : 101-3.
9) 後藤文夫．神経ブロック療法：高濃度局所麻酔薬による三叉神経ブロック．ペインクリニック 2001 ; 22 : 1066-9.
10) Choi YK, Liu J. The use of 5% lidocaine for prolonged analgesia in chronic pain patients. Reg Anesth Pain Med 1998 ; 23 : 96-100.
11) 伊奈廣明．特発性三叉神経痛16症例に対する高濃度（5〜10）リドカイン使用による三叉神経ブロック．ペインクリニック 2000 ; 21 : 1119-26.
12) 種山千邦，寺内芳郎，河野直子，他．顔面痙攣，三叉神経痛に対する高濃度ジブカインの使用法とその成績．ペインクリニック 1992 ; 13 : 45-50.
13) 戸田法子，増尾富士雄．帯状疱疹後神経痛に対し高濃度リドカインを用いた三叉神経ブロックが有効であった1症例．ペインクリニック 2001 ; 22 : 1301-2.
14) 竹中元康，飯田宏樹，土肥修司．高濃度局所麻酔薬の臨床応用—どの局所麻酔薬が良いのか．ペインクリニック 2000 ; 21 : 1132-6.
15) Doi K, Nikai T, Sakura S, et al. Intercostal nerve block with 5% tetracaine for chronic pain syndromes. J Clin Anesth 2002 ; 14 : 39-41.

16) 五十嵐寛, 白石義人, 酒井澄美子, 他. 会陰部癌性疼痛に対する高濃度テトラカインによるサドルブロックの治療効果. ペインクリニック 1996;17:140-2.

17) 加瀬幸子, 佐藤裕美, 岡野隆利, 他. 高濃度テトラカインを使用した肋間神経ブロックで局所麻酔薬中毒と思われる症状を呈した1症例. ペインクリニック 2001;22:1305-6.

II 応用編

10 内視鏡の麻酔
1）気管支鏡

気管支鏡はすべての麻酔科医が習得すべき基本手技である。手術室における気道確保から集中治療室における処置など適応範囲は広く，気管支鏡の扱いに慣れることによって解決する麻酔科的応用問題も少なくない。気管支鏡を成功させるためには適切な局所麻酔が必須であり，本項では，気管支鏡のための局所麻酔の実際について解説する。

1 前処置

術前には絶飲絶食が必要である。上気道の麻酔によって嘔吐に対する防御反応が障害される可能性があり，full stomach の場合には注意を要する。前投薬は必要に応じて投与するが，抗コリン薬により唾液や気道内分泌液が減少して局所麻酔の効果が得られやすくなる。

2 局所麻酔薬

局所麻酔薬はリドカインを用いるのが一般的である。コカインなどが用いられたこともあるが[1]，現在はリドカイン過敏症など特殊な場合に限られる。気道の麻酔には 2% または 4% のリドカインを使用することが多い[2]。4% のほうが局所麻酔効果は高いが，過量投与となりやすいので注意が必要である。

3 喉頭噴霧器による麻酔（図1）

事前にリドカインビスカス含嗽や，ネブライザー吸入（2% リドカイン 2ml 程度）を行うとあとの麻酔処置が容易となる。ジャクソン型喉頭噴霧器を用いて 2-4% リドカインで上気道の麻酔を行う。仰臥位では液が貯留して咽頭の展開が不十分となりやすいため，可能であれば患者を坐位として上半身を軽く前傾させる。介助

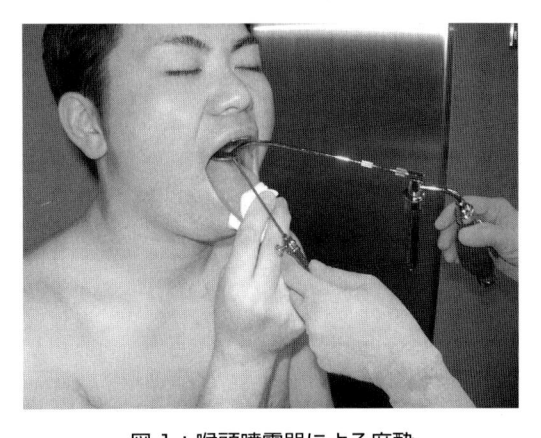

図1：喉頭噴霧器による麻酔
患者に舌を引き出させ，間接喉頭鏡で確認しながら喉頭噴霧器でリドカインを散布する。

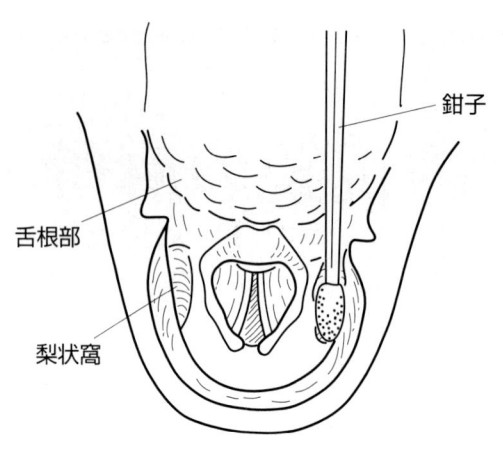

図2：上喉頭神経ブロック（経口的アプローチ）
リドカインを浸した綿球を梨状窩に留置する。

者あるいは患者自身にガーゼで舌を前下方に引き出させる。口呼吸を指示して吸気に合わせ，口腔内から奥に噴霧していく。吸収されるリドカイン量を減らすため，口中に溜まった液は飲み込まずに吐き出させる。声門や気管内に噴霧する際には間接喉頭鏡を用いるとよい。目的の場所に的確に噴霧することによってリドカインの投与量を最小限とする。

4 鼻腔内の麻酔

気管支鏡を経鼻的に挿入する場合には鼻腔内の麻酔が必要である。一方の鼻孔を指で塞いで呼出させ，鼻閉の有無を確認して広いほうの鼻腔を選択する。鼻腔の開通をよくして出血を予防するために0.25-0.5％フェニレフリンなどの血管収縮薬を噴霧してもよい。鼻腔内の麻酔には2％リドカインゼリーを用いるのがよい[3]。リドカインゼリーを鼻腔に流し込み，患者にすするように指示する。噴霧によって麻酔する場合は2-4％リドカインを用いる。喉頭噴霧器の先端を鼻前庭に挿入し，吸気に合わせて噴霧する。なお，喉頭部の麻酔は経口で行うほうが確実である。

5 上喉頭神経ブロック

上喉頭神経の内側枝は喉頭蓋から声帯の知覚をつかさどり，本神経のブロックは気管支鏡の際に有用である。上喉頭神経ブロックを経口的に行う場合は，噴霧器による咽頭麻酔後に2-4％リドカインを浸した綿球を鉗子などで梨状窩に留置する（図2）。経皮的に行う場合は，上喉頭神経内側枝が甲状舌骨靱帯を通過する部分でブロックする（図3）。患者を仰臥位として頸部を伸展させ，示指と母指で舌骨をはさんでブロック側へ寄せる。甲状軟骨上角から正中に1-1.5cmの場所を刺入点とし，一度舌骨大角に当てる。そこから針を舌骨下縁にwalk offさせ，2-3mm進めたところに1-2％リドカインを2-3ml注入する。

6 経皮的気管内注入（図4）

局所麻酔薬の経皮的気管内注入は患者に恐怖感を与えるため十分な説明が必要であるが，気管から咽頭にかけて，迅速に十分な麻酔効果が得られる非常に有用な方法である[4)5)]。患者を仰臥位として頸部を伸展させ，輪状甲状間膜を確認し，22-24Gの針を輪状甲状間膜の正中に刺入する。空気が吸引されることにより気管内刺入を確認し，2％リドカイン2-4mlを急速に注入して抜針する。患者は強く咳き込み，喉頭

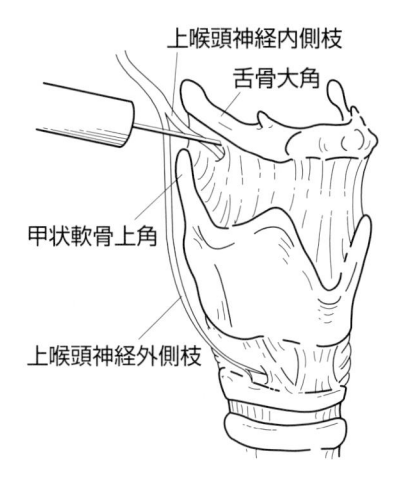

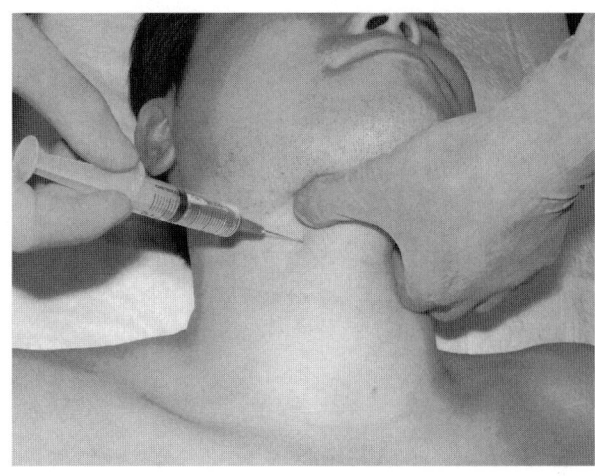

図3：上喉頭神経ブロック（経皮的アプローチ）
針を舌骨大角から下縁に walk off させる。

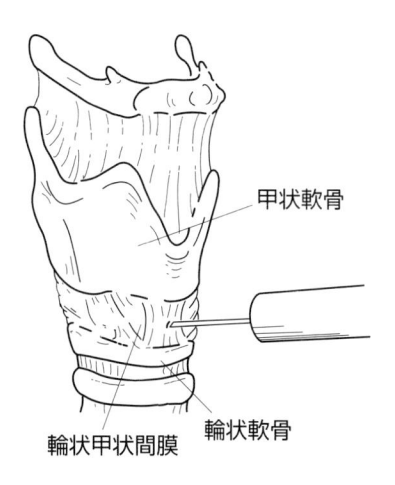

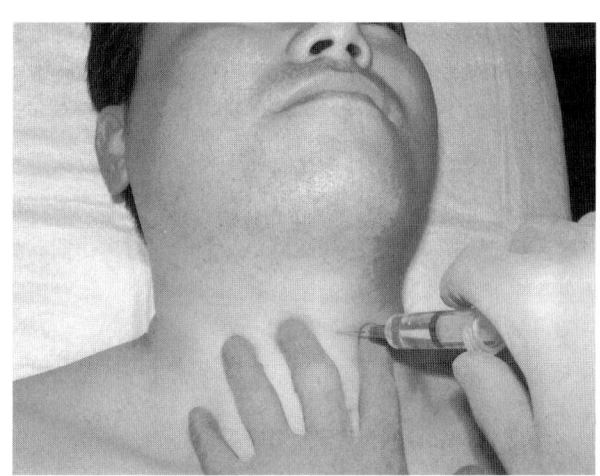

図4：経皮的気管内注入
輪状甲状間膜の正中に刺入して，気管内にリドカインを注入する。

や咽頭にも麻酔効果が得られる。気管膜様部などの損傷を避けるため，静脈留置針を用いてもよい。患者に深く呼気をさせた状態でリドカインを注入すると，患者は咳をする前に深く吸気を行い，遠位気道の麻酔が得られやすくなる。

7 気管支鏡を用いての直接噴霧

気管支鏡挿入後は表面麻酔をしながら進めていく（spray as you go）。2-4%リドカインを0.5-1mlずつ，空気5mlとともに鉗子口から目的の場所に注入噴霧する。咳嗽反射を生ずる知覚神経が多く分布する声帯の直上と声門下腔の

気管膜様部や[6]，気管分岐部から左右の主気管支にかけて重点的に噴霧すると効果的である。背側下方へ分岐する気管支へは局所麻酔薬が流入しやすいが，上葉，中葉および舌区の気管支には追加噴霧を要することが多い。吸収されるリドカインの量を最小限とするため，散布したリドカインはできるかぎり吸引する。リドカインによる十分な麻酔効果の持続は15-30分であり適宜追加投与を行う。

8 ファイバー挿管

意識下ファイバー挿管は，挿管困難症のgold standardである。ファイバー挿管の場合も，通常の気管支鏡検査時と同様に局所麻酔を行う。麻酔科医に余裕がないためか，ファイバー挿管の失敗は不十分な局所麻酔によって生じることが多く，緊迫した場面ほど時間をかけて十分な局所麻酔を行うという心構えが必要である。手術室での仰臥位の患者に対しては経皮的気管内注入が特に有用で，筆者はほとんどの場合で第一選択としている。局所麻酔を完璧に行えば，患者は挿管されたことに気づかない。

9 リドカイン中毒

リドカイン中毒は気管支鏡検査時の合併症としては，気胸に次いで多く発生する[7]。リドカインは気道粘膜から急速に吸収されて血中濃度が上昇するため，過量投与に注意が必要である。リドカインの投与量と血中濃度とは相関し[8]，血中濃度が最高となるのは噴霧開始後30-90分，あるいは気管支鏡検査開始後10-20分などと報告されている[9][10]。

しかし実際には，リドカインは少量ずつ投与され，噴霧直後の吸引操作により体内への吸収率は約50％に抑えられるため[10]，総投与量が極量に達しても中毒症状の発生は少ない。気管支鏡施行時のリドカイン投与量に関する最近の研究では，最大投与量は7-8.2mg/kgと報告されている[8][11]。しかし，施設によってリドカインの投与方法や時間，あるいは吸引操作の手法が異なるため，5mg/kg程度にとどめるのが適切で[12]，高齢者や肝機能低下例などではさらに少量に抑えるべきである。

【文献】

1) Teale C, Gomes PJ, Muers MF, et al. Local anaesthesia for fibreoptic bronchoscopy : comparison between cocaine and lignocaine. Respir Med 1990；84：407-8.
2) 中岡 康，大畑正昭，飯田 守，他．気管支鏡検査における麻酔法の検討—診断的気管支鏡における麻酔についてのアンケート調査について．気管支学 1990；12：254-61.
3) Randell T, Yli-Hankala A, Valli H, et al. Topical anaesthesia of the nasal mucosa for fibreoptic airway endoscopy. Br J Anaesth 1992；68：164-7.
4) Webb AR, Fernando SS, Dalton HR, et al. Local anaesthesia for fibreoptic bronchoscopy : transcricoid injection or the "spray as you go" technique? Thorax 1990；45：474-7.
5) Graham DR, Hay JG, Clague J, et al. Comparison of three different methods used to achieve local anesthesia for fiberoptic bronchoscopy. Chest 1992；102：704-7.
6) Bourshey HA, Richardson PS, Widdicombe SG, et al. The response of laryngeal afferent fibers to mechanical and chemical stimuli. J Physiol 1974；240：153-75.
7) 北村 諭．気管支ファイバースコープ検査の合併症について—全国アンケート調査．気管

支学 1985;7:479-86.
8) Milman N, Laub M, Munch E, et al. Serum concentrations of lignocaine and its metabolite monoethylglycinexylidide during fibreoptic bronchoscopy in local anaesthesia. Respir Med 1998;92:40-3.
9) Jones DA, McBurney A, Stenley PJ, et al. Plasma concentrations of lidocaine and its metabolites during fiberoptic bronchoscopy. Br J Anaesth 1982;54:853-6.
10) 五十嵐孝, 小西晃生, 曽禰原大, 他. 気管支鏡検査における血中リドカイン濃度. 臨床麻酔 1994;18:749-52.
11) Langmarc EL, Martin RJ, Pak J, et al. Serum lidocaine concentrations in asthmatics undergoing research bronchoscopy. Chest 2000;117:1055-60.
12) 日本気管支学会. 気管支鏡—臨床医のためのテクニックと画像診断. 東京:医学書院;1998. p. 23-31.

Ⅱ 応用編

内視鏡の麻酔
2）消化管

　上部消化管内視鏡検査の前処置について，わが国では主として消泡薬の服用，咽喉頭の表面麻酔，鎮痙薬（消化管運動抑制薬）の注射が行われている．すでに欧米で一般化している鎮痛・鎮静薬などを用いた鎮静法については，わが国ではこれまであまり頻用されることはなかったが内視鏡治療の高度化といった医師側のニーズや，より楽に内視鏡検査を受けたいという患者側のニーズなどからその使用が急速に普及しつつある．

　しかし，鎮静法には医師が観察や処置に集中でき，患者も身体的・精神的苦痛が軽減されるというメリットがある反面，時に対応が遅れると生命予後にも影響するような呼吸・循環抑制を生じうるというリスクもあるため，その使用に際しては十分な注意が必要不可欠である．

　本項ではまず日本消化器内視鏡学会がこれまでに行った偶発症に関するアンケート調査で前処置と偶発症の実態を確認し，次に苦痛を軽減しつつ安全な質の高い内視鏡検査のために，現時点で必要とされる前処置薬剤の使用方法や副作用について順に整理報告する．

1 内視鏡前処置と偶発症

　一般消化器内視鏡（腹腔鏡を除いた上部・下部消化器内視鏡の診断および治療行為）を施行した際の偶発症に関しては，日本消化器内視鏡学会がこれまでに3回調査報告を行っている[1]〜[3]．最新の調査による偶発症の発生実態は，表1に示すとおり調査当初よりは減少し0.018％と約5,000検査に1件の割合となっている．

　そして前処置に関連した偶発症の占める割合の推移は表2に示した．欧米における前処置に関連した偶発症の頻度は0.068〜5.4％と報告されており，わが国はそれに比べると低頻度であるが，これは内視鏡検査時の鎮痛・鎮静薬を用いた鎮静法が欧米では非常に普及し一般化しているためとされている．

　前処置に伴う偶発症は第1回調査から第2回にかけて全偶発症に占める割合としては減少したが，その発生頻度・実数ならびに死亡件数はいずれも2倍以上に増加していた．前処置に伴

表1：一般内視鏡における偶発症の発生頻度

報告者	調査年	検査総数	偶発症数(%)
第1回調査	1983-1987	4,425,654	1,067(0.024)
第2回調査	1988-1992	8,068,439	4,955(0.061)
第3回調査	1993-1997	12,043,781	2,207(0.018)

表2：一般内視鏡前処置による偶発症の発生頻度

	計	頻度(%)	前処置/全偶発症(%)	死亡	%
第1回調査	443	0.0100	41.52	54	0.00122
第2回調査	1,663	0.0252	33.56	129	0.00162
第3回調査	169	0.0014	7.66	6	0.00001

う偶発症の病態としては低酸素血症による心肺不全，アナフィラキシー，誤嚥性肺炎などが含まれているが，上部消化管の内視鏡において最も重要なものは低酸素血症による心肺不全である。これらの病態は咽頭麻酔，鎮痙薬，さらに鎮痛・鎮静薬などが複合して発生する場合が多いとされている。実際に，死亡件数が54名から129名へと増加した第2回調査ではその死亡例について前処置で使用された薬剤の内容が表3の様に報告されたが，偶発症にいたった単独の原因は同定困難であったとしている。

日本消化器内視鏡学会は前処置に関連した死亡件数が増加している実態を重く受け止め，前処置の安全性に関してこれまでにわが国や欧米で報告された検討結果（後述）を踏まえ，学会が監修した『消化器内視鏡ガイドライン』の中で「循環動態モニタリング」[4)5)]と「Sedationガイドライン」[6)]の項を特にもうけ，前処置の施行方法について内視鏡関連のスタッフに注意を喚起した。その要点[3)]は，①咽頭麻酔薬は低濃度のものを用い，嚥下させず吐出させる，②複数の鎮静薬の同時使用を極力避ける，③高齢者，基礎疾患を有する患者等では鎮静薬の量を1/2-1/3とする，④必要に応じて血圧，心電図，パルスオキシメータを用いる，などが主なものである。このようなガイドライン作成による積極的な対応の結果，第3回調査では検査総数の増加にもかかわらず，前処置による偶発症の件数ならびに頻度ともかなり減少し，死亡件数も第2回の129名から6名へと大幅な改善が達成されている。表4は前処置による偶発症の内容に関する第3回の調査結果であるが，ここでは特に咽頭麻酔に関連した死亡例が消失していることも明らかとなった。

しかし，前処置に関連した死亡が全くなくなったわけではなく，まだまだ欧米並みではないが前処置としての鎮痛・鎮静薬使用が，わが国でも徐々に普及拡大しつつある現状からは，重篤な偶発症が再び増加する危険は十分想定され，今後も安全性の確保のためには関係スタッフ一同が，前処置を含めた内視鏡検査・処置の全般に注意を払うことが不可欠である。

2 内視鏡前処置と薬剤

表5は当院で実際に行われている上部消化管内視鏡検査時の前処置手順を示しているが，鎮痛・鎮静薬を用いた鎮静法は基本的に行っていない。内視鏡検査にあたって前処置に伴う偶発症を可能なかぎり回避するためには，使用する薬剤についての特徴や払うべき注意内容を医療スタッフが十分に熟知していることが必要であり，ここでは上部消化管内視鏡の前処置に使用

表3：死亡例の投薬内容（第2回報告）

	薬剤	死亡数
咽頭麻酔	スプレー・うがい	55
	ビスカス	63
	その他・不明	11
鎮静麻酔薬	ジアゼパム	72
	塩酸ペチジン	20
	ペンタゾシン	5
	その他・不明	32

表4：一般内視鏡前処置による偶発症の内容（第3回報告）

	発生数	死亡数
咽頭麻酔に関連したもの	34	
咽頭麻酔以外の局所麻酔に関連したもの	3	
鎮痙薬に関連したもの	31	1
鎮静薬に関連したもの	73	2
原因を同定できないが前処置に関連したもの	28	3
計	169	6

表5：上部消化管内視鏡検査時の前処置手順
（大阪市立大学医学部附属病院）

A. 消泡薬の服用
   ガスコン®ドロップ5cc＋水5cc
   ↓
B. 咽頭麻酔薬の含嗽
   4％キシロカイン®5cc［＝塩酸リドカイン200mg］＋水100cc（0.2％希釈）
   注意点：施行前の過敏症歴の確認
   　　　　麻酔未経験者では初回含嗽後に副作用の有無を確認
   　　　　飲み込まないよう指示を徹底
   ↓
C. 咽頭麻酔薬の追加
   2％キシロカインビスカス®・スプーン1杯5cc［＝塩酸リドカイン100mg］を3分間含ませたのち，膿盆に排出
   ↓
D. 鎮痙薬の静注
   抗コリン薬（コリオパン®2A，ブスコパン®1Aなど）やグルカゴン1Aを使用
   注意点：注射前に使用が禁忌となる疾患の有無を再確認
   ↓
E. マウスピース装着
   必要に応じて8％キシロカインポンプスプレー®［1噴霧＝0.1ml＝塩酸リドカイン8mg］で咽頭麻酔薬を追加
   ↓
F. 内視鏡挿入

される薬剤（特に局所麻酔薬，および鎮痛・鎮静薬）の使用方法と副作用について整理することとする。

1) 局所麻酔

　局所麻酔薬は各医療施設のすべてで必ず使用される一般的な薬であり，その使用頻度の高さからは最も注意を必要とする薬剤といえる。咽頭麻酔薬による副作用では主にアレルギー反応（アナフィラキシーショック）と中毒があり，内視鏡における偶発症としての頻度はアナフィラキシーは極めて少なく，多くが中毒症状によるものとされている。局所麻酔薬はその構造式に基づいてエステル型とアミド型に分類されるが，内視鏡の前処置に使用されるリドカインはアミド型に属し，肝臓で代謝分解され血液中では大半が血漿タンパク（主に $α_1$-acid glycoprotein）と結合することが知られており，中毒性副作用症状の発現に患者の肝機能や血漿タンパク濃度が影響するのはこのためである。

（1）局所麻酔薬アレルギー反応[7]

　微量の局所麻酔薬に対するⅠ型アレルギー反応が生じることが原因で発症し，全身性反応を生じるアナフィラキシーショックと薬剤に接触した皮膚のみに限局した炎症を生じる皮膚炎型があるが，局所麻酔薬そのものに対するアナフィラキシーショックの頻度は1/10,000－1/20,000と極めてまれとされている。

（a）病態・症状

　血圧低下（ショック）・頻脈，呼吸困難・喘息様呼吸，声門浮腫に伴う気道狭窄，全身性浮腫・蕁麻疹などの皮膚症状などが挙げられる。

（b）治療

　基本的に予後不良のためICU等での全身管理の対象である。即刻エピネフリン0.2－0.3mg筋注し，酸素を投与，静脈を確保し乳酸リンゲル液の急速輸液を行いつつ，大量のステロイド，昇圧薬，アミノフィリンなども速やかに静注する。そして，呼吸状態に応じ必要ならば迅速に気管内挿管を行い人工呼吸管理も行うことが必要である。

（2）局所麻酔薬中毒[7]

　原因としては薬剤の過量投与，急速な吸収（びらんや潰瘍などの病変が存在する部位への投与）また，感受性の高い患者や高齢者，肝疾患，貧血，低タンパク血症の患者などへの使用が挙げられる。

（a）病態・症状

発症の時期により速効型，遅発型，蓄積型の3つに分類される。速効型は前駆症状がなく，いきなり意識消失，呼吸停止，痙攣，ショックとなるためアナフィラキシーショックと間違われやすいが，皮膚症状を欠くことから鑑別できる。遅発型は薬剤吸収に伴う血中濃度上昇により使用5～30分後に生じるもので内視鏡時の偶発症となるのが多いのはこの型である。症状としては中枢神経症状（興奮・多弁・などの刺激症状と，傾眠などの抑制症状の両方向性がある）が最も多く，進行すると意識消失・全身痙攣が生じ，呼吸停止にいたる。呼吸・循環系に対し初期は中枢刺激から頻呼吸，頻脈，血圧上昇となるが，末期には呼吸抑制，徐脈，血圧低下をきたす。蓄積型は局所麻酔薬の繰り返し使用に伴う血中濃度の上昇によるもので内視鏡時に生じることはまずない。

（b）治療

局所麻酔薬中毒による死亡例は，痙攣→呼吸停止→心停止という一連の経過をたどるものが最も多いとされている。局所麻酔薬の投与直後の約10分程度は患者の状態を観察し，内視鏡中も様子がおかしければ直ちに検査を中止する。酸素投与と静脈確保を行い，痙攣が生じれば抗痙攣薬（ジアゼパムまたはチオペンタール）の静注により停止させ，患者の呼吸状態に応じて早期に必要な呼吸管理を行えば救命が可能である。

2）意識下鎮静 (conscious sedation)

内視鏡時の意識下鎮静法について特に一定の方法は定まっておらず，医療施設や内視鏡施行医によって多少の異なりがある。内視鏡の鎮静法として最も一般的に使用される注射薬の使用方法や副作用については表6[4]に整理して示した。内視鏡時に理想とされる意識下鎮静の状態とは，医師と被検者の間で主に口頭でコミュニケーションを保つことができる鎮静状態と定義され，上眼瞼が下垂して瞳孔の上半分が覆われた状態となるVerrillの徴候が一つの目安になるとされている[8]。

日本消化器内視鏡学会「内視鏡実施時の循環動態研究委員会」の報告[9]では鎮静薬を使用した場合，循環動態の面からは未使用に比べ著明な血圧低下の出現する率が有意に多く，特に高齢者や循環器疾患を有する患者に対しては不整脈や心筋虚血も含め十分に注意が必要としている。また，呼吸動態に対しても鎮静薬を使用した場合のほうが90％を切る著明な血中酸素飽和度の低下を生じる率が有意に高く，特にベンゾジアゼピン系の鎮静薬やオピアトなどの麻薬でその危険が多いと指摘している。乾ら[4]は鎮静薬を使用した場合，血圧が著明に低下するのは静脈内投与の約5分後，血中酸素飽和度が著明に低下するのは約3分後に多く，これらの時間帯には特に患者の状態やモニターに注意すべきとしている。

アメリカ消化器内視鏡学会の報告[10]でも，ベンゾジアゼピン系薬剤に塩酸ペチジンなどの麻酔薬を追加した場合や，重篤な基礎疾患を有する場合には偶発症が増加すると警告され，特に閉塞性肺疾患や肝疾患を有する患者，あるいは高齢者ではジアゼパムの静脈内投与が時に重大な呼吸抑制を招く可能性があることも指摘している。

以上の様な事実から，意識下鎮静法で内視鏡を行う場合，重篤な偶発症を未然に防ぐためには，検査や治療の実施前からあとまで呼吸・循環をはじめとする患者の全身状態の正確な把握が求められる。学会のガイドラインでは，①患者観察（循環器・呼吸器疾患などの既往症，薬剤アレルギー，服薬状況の確認や，患者の顔色・呼吸状態・バイタルサインの確認），②血管確保，③モニタリング装置の装着（血圧・パ

表6：上部内視鏡時の鎮静法に用いられる主な薬剤と副作用

薬剤名 一般名	薬剤名 商品名	使用量	作用時間	特徴	副作用	拮抗薬
鎮静薬（ベンゾジアゼピン系）						
ジアゼパム	セルシン ホリゾン	単独投与では静注10mgが限度	半減期35時間	正常な意識・行動に影響せず鎮静作用。鎮痛効果はないが、催眠量以下の量で不安感を解消	血管痛 呼吸抑制・錯乱 血圧低下・徐脈	フルマゼニル（一般名：アネキセート）注意点：代謝が速く再鎮静を生じる場合あり
フルニトラゼパム	サイレース ロヒプノール	0.02-0.03mg/kgで静注	半減期7時間	ジアゼパムより強い鎮静。循環系への影響少ない。作用発現速い	呼吸抑制・無呼吸 舌根沈下・錯乱 血圧低下・徐脈	同上
ミダゾラム	ドルミカム	0.05-0.3mg/kgで静注	半減期2時間	速効性かつ作用持続時間も短い。鎮静効果はジアゼパムより強い	呼吸抑制・無呼吸 舌根沈下・せん妄 血圧低下・不整脈	同上
鎮痛薬						
塩酸ヒドロキシジン	アタラックスP	25-50mg 筋注/静注		中枢神経抑制作用	血圧低下 頻脈・静脈炎	なし
ペンタゾシン	ソセゴン	15-30mg 筋注/静注	半減期1時間	強力な鎮痛作用と弱い麻薬拮抗作用（鎮痛作用はモルヒネの1/2〜1/4）	呼吸抑制 ショック 血圧上昇	塩酸ナロキソン（一般名：ナロキソン）注意点：悪心・嘔吐を生じることあり
塩酸ブプレノルフィン	レペタン	4μg/kg静注	半減期2-3時間	強力な中枢性鎮痛作用（鎮痛作用はモルヒネの33倍）。循環系への影響なく、依存症少ない	悪心・嘔吐 呼吸抑制	同上
塩酸ペチジン	オピスタン	35-50mg 筋注/静注	半減期4時間	取り扱い煩雑。鎮痛作用とアトロピン様作用	呼吸抑制 頻脈・錯乱	同上

〔文献4〕乾 和郎，服部外志之，大沼俊和．「2．循環動態モニタリングガイドライン」，日本消化内視鏡学会卒後教育委員会，消化器内視鏡ガイドライン，第1版．東京：医学書院；1999. p. 10-7 を改変〕

ルスオキシメータによる血中酸素飽和度・脈拍，さらに高齢者や循環器疾患を有する場合には心電図）を全身状態把握のための重要ポイントとして徹底を求めている。

3 おわりに

咽頭麻酔や意識下鎮静など内視鏡の前処置と

偶発症について総説した．内視鏡の実施件数は年々増加し，高齢者や種々の合併症を有する患者へも適応が拡大されている．また，内視鏡治療の高度化に伴ってその処置も長時間に及ぶ場合が増え，患者の苦痛軽減のためにわが国でも意識下鎮静法が急速に普及しつつある．より偶発症のリスクが高まる現状のなか安全性を確保するためには，内視鏡にかかわる医師や看護師らが前処置の薬剤についてその特性や副作用を十分理解し，注意深く患者の状態を把握しつつガイドラインに準じた正しい使用方法を守ることが必要である．

【文献】

1) 春日井達造，並木正義，本田利男，他．消化器内視鏡の偶発症に関する全国アンケート調査報告－1983年より1987年までの5年間．Gastroenterol Endosc 1989；31：2214-29．
2) 金子英蔵，原田英雄，春日井達造，他．消化器内視鏡関連（治療を含む）の偶発症に関する第2回全国調査報告－1988年より1992年までの5年間．Gastroenterol Endosc 1995；37：642-52．
3) 金子英蔵，原田英雄，春日井達造，他．消化器内視鏡関連の偶発症に関する第3回全国調査報告－1993年より1997年までの5年間．Gastroenterol Endosc 2000；42：308-11．
4) 乾　和郎，服部外志之，大沼俊和．2．循環動態モニタリングガイドライン．日本消化器内視鏡学会卒後教育委員会，消化器内視鏡ガイドライン，第1版．東京：医学書院；1999. p. 10-7．
5) 伊東　進，浅香正博，田尻久雄．2．呼吸・循環動態モニタリングガイドライン．日本消化器内視鏡学会卒後教育委員会，消化器内視鏡ガイドライン，第2版．東京：医学書院；2002. p. 10-6．
6) 峯　徹哉，大政良二，竹熊与志．5. Sedationガイドライン．日本消化内視鏡学会卒後教育委員会，消化器内視鏡ガイドライン，第1版．東京：医学書院；1999. p. 40-7．
7) 荒川広志，田尻久雄．第Ⅱ章-2．前投薬による偶発症．赤松泰次編．これだけは知っておきたい　内視鏡室のリスクマネージメント．東京：南江堂；2003. p. 65-75．
8) 大政良二．鎮静法・麻酔法．安全で苦痛のない内視鏡検査法－意識下鎮静法を用いて．鈴木博昭編．東京：中山書店；1997. p. 18-9．
9) 中澤三郎，浅香正博，小越和栄，他．内視鏡実施時の循環動態研究委員会報告．Gastroenterol Endosc 1997；39：1644-9．
10) Arrowsmith JB, Gerstman BB, Fleischer DE, et al. Results from the American Society for Gastrointestinal Endoscopy/U.S. Food and Drug Administration Collaborative Study on complication rates and drug use during gastrointestinal endoscopy. Gastrointest Endosc 1991；37：421-7．

急性中毒

II 応用編

　局所麻酔薬は非常に簡便に使用でき，単独で，もしくは全身麻酔と併用し広く麻酔に使用されている。しかし，安易に使用すると中毒症状により重篤な合併症を引き起こし，生命までも奪いかねない恐ろしい薬剤であることを十分に理解し，合併症に対する処置，治療法を習得しておく必要がある。

　局所麻酔薬は直接神経に作用し，効果を現すものであるので，効果が局在している場合には合併症は生じないが，用量が多くなるとさまざまな全身への症状を呈するようになり，それらは局所麻酔薬中毒と総称されている。

　局所麻酔薬による主な合併症には以下のものが挙げられる。

　a）局所麻酔薬の過量，血管内への誤注入による血中濃度の上昇による中枢神経毒性，心毒性〔特に，頭頸部の血管に誤注入されると少量でも中枢神経症状（痙攣）を生じる〕

　b）局所麻酔薬の生理学的作用（作用が拡大することによる循環抑制，循環虚脱）

　c）局所麻酔薬によるアレルギー反応

　a）を局所麻酔薬中毒と称するが，これらは複合的に作用する場合もあり，判別が困難なこともある。重要なことは，これらを正しく判別することによりいかに最善の処置を行い，そののちに起こる重篤な合併症から患者を守るかである。

1 局所麻酔薬中毒の分類

　局所麻酔薬中毒は遅延型と即時型に分類される。

(1) 遅延型中毒

　軟部組織に投与された局所麻酔薬が徐々に血中に移行することにより引き起こされる。血中濃度は徐々に上昇し，15-30分で最大濃度に達する。そのため投与後5-30分後に中毒症状が出現する。

(2) 即時型中毒

　局所麻酔薬の血管内への誤注入により投与直後に著明な血中濃度の上昇をきたし，突然の中毒症状を呈する。

2 局所麻酔薬による中枢神経毒性，心毒性

1) 中枢神経毒性

(1) 局所麻酔薬の種類による毒性

局所麻酔薬はNa^+チャネルをブロックすることにより神経伝達を抑制する。この作用は局所麻酔薬の種類により強さが異なっており，力価として表される。一般的に力価の高いものほど中枢神経毒性があるといわれている。イヌによる研究では，痙攣が発症する動脈血中濃度はロピバカインが最も低く，ブピバカインがやや高く，リドカインはロピバカインの約4倍，ブピバカインの約2.5倍であった。また，静脈注射を行ったとき，最初に痙攣が起こるまでの時間は130-160秒であり，誤って静脈内投与を行った際には数分で痙攣が誘発される[1]。ブピバカインの場合には全身痙攣と心毒性がほとんど同時に生じる。

(2) 症状

局所麻酔薬が血管内に移行する（注入される）と，血中濃度の上昇に比例して中枢神経症状を認める。初期症状としては口唇，舌のしびれ感，異味感（金属様の味といわれる）を自覚し，めまい，悪心，嘔吐，振戦，多弁を認める。続いて精神的興奮状態となり，多弁，呼吸促迫，血圧上昇など交感神経緊張状態を呈する。さらに血中濃度が上昇すると，四肢振戦，顔面痙攣から強直性-間代性の全身痙攣を認める。
続いて中枢神経抑制症状が出現し，意識消失，呼吸停止，瞳孔散大となり，循環虚脱（血圧低下）となり，最後には心肺停止状態となる。

痙攣が発症すると，脳内，全身の酸素需要が増大し，呼吸性・代謝性アシドーシスが進行し，脳の低酸素状態を招く。これにより局所麻酔薬の痙攣誘発閾値が減少し，痙攣の重積化，中枢神経毒性の増強を認める[2]。

2) 心毒性

局所麻酔薬は用量依存性に心筋収縮力を抑制することがわかっている[3]。それは，心筋Ca^{2+}チャネルの遮断，K^+チャネルへの影響，エネルギー代謝の障害などによるといわれている。また，心筋の刺激伝導を抑制し，房室，心室伝導時間の延長をきたし，重症不整脈の原因となる。

(1) 局所麻酔薬の種類による毒性

中枢神経毒性と同様に，心毒性と局所麻酔薬の力価とも相関関係があるといわれている。ブピバカイン，テトラカインなど高い力価をもつ局所麻酔薬はそのほかより心毒性を示す。心筋収縮力の抑制効果はリドカイン1に対し，ロピバカイン3，ブピバカイン4である。ブピバカインには特に循環虚脱が強く，重症不整脈を伴い，心停止に陥ると蘇生が困難であるといわれている[4]。これは，モルモットの心筋での実験で，ブピバカインはリドカインに比較してNa^+チャネルのブロックの時間が長いためであると報告されている[5]。局所麻酔薬はNa^+チャネルのレセプターに結合，解離を繰り返しているが，ブピバカインはレセプターからの解離が遅いため，ブロックの時間が長くなり，刺激に対する反応がブロックされ，伝導障害や致命的な不整脈が起こると考えられている。

(2) 症状

局所麻酔薬で循環虚脱を起こすには中枢神経症状を発症する約3倍の血中濃度が必要といわれている。局所麻酔のみ施行中では不整脈によ

る循環不全が，全身麻酔中ではそれに加え，全身麻酔薬との相互作用による心筋収縮力の抑制が臨床的には問題となる。心電図ではPR間隔の延長，QRSの拡大をきたし，房室ブロック，洞性徐脈，洞停止を認めるようになる。また，用量依存性に陰性変力作用も認められ，心拍出量は減少する。局所麻酔薬の血中濃度がさらに上昇するとCa^{2+}チャネルブロックを認め，洞性徐脈，房室ブロックなどの作用が増強される。

これらの症状は全身状態の悪化，代謝性・呼吸性アシドーシス，低酸素血症などにより増強される。また，既往歴に心筋障害をきたす疾患がある患者ではこれらの症状が増幅されるために注意が必要である。

3 局所麻酔薬中毒に影響を及ぼす併用薬剤

局所麻酔薬は通常の薬剤とは違い，主に局所に投与され，その部位で効果を現す。したがって局所麻酔薬中毒は全身性作用であるので，投与された局所から血管内の直接吸収に関与する因子により影響を受ける。

エピネフリンの添加により血中濃度の上昇を抑制するといわれている。その投与量は1：200,000が適当量であり，これより濃い濃度でも効果は変わらない。しかし，リドカイン，メピバカイン，ブピバカインでは血中濃度上昇を有意に抑制するが，プリロカイン，エチドカインでは効果が少ないとされている。ロピバカインはそれ自体が血管収縮作用をもっているため，効果は少ないといわれている。

痙攣に対する作用では，ジアゼパムなどベンゾジアゼピン系薬物は抗痙攣作用をもち，局所麻酔薬中毒の症状である痙攣を抑制する。プロポフォールはリドカインによる痙攣を用量依存性に抑制した[6]。しかし，プロポフォールは循環抑制作用が強い。

ジギタリス製剤，Ca拮抗薬，β遮断薬などはブピバカインの心毒性を増加させる[7)8)]。これらの薬剤は房室伝導の抑制を増強させるので，中枢神経毒性の閾値より低い局所麻酔薬濃度のブピバカインでも房室ブロック，徐脈などの重篤な不整脈を伴い，心停止に陥る危険がある。

4 局所麻酔の生理学的作用による症状

局所麻酔の生理学的作用による症状には局所麻酔薬中毒と類似したものがあり，それらは判別が困難なものがある。しかし，どちらにしても患者が重篤な状態になる可能性があり，処置としては循環，呼吸管理が重要になる。

硬膜外に投与された薬剤が広範囲に広がり，頸髄に及べば，C3-5に支配する横隔神経がブロックされて呼吸困難，呼吸停止を引き起こす。高位の脊髄くも膜下麻酔時には著明な低血圧，徐脈を引き起こし，これらの症状は局所麻酔薬中毒と類似している。また，硬膜外に投与するはずの大量の局所麻酔薬が誤ってくも膜下腔に投与された場合にも同様な症状が起こるほか，全脊髄くも膜下麻酔となり，脳幹部に作用が及ぶと意識消失を生じる。

星状神経節ブロックの際，頸動脈，椎骨動脈に直接局所麻酔薬を注入すると高濃度の薬剤が直接脳内に達するため痙攣が発症する可能性がある。また，くも膜下腔に注入されると全脊髄くも膜下麻酔の様に意識障害，呼吸停止を呈する。

5 局所麻酔薬によるアレルギー反応

　局所麻酔薬によるアレルギーの頻度は非常にまれであり,副作用の1％以下といわれている[9]。そのなかでもアナフィラキシーショックは生命の危険が生じる重大な合併症となりうる。しかし,重要なことは,アナフィラキシーかどうかの診断より直ちに治療を開始することである。

1) 原因

　局所麻酔薬そのものによるものと,局所麻酔薬に含まれる保存剤によるアレルギーも可能性がある。ラテックスアレルギーの患者では術者の手袋の接触によりアレルギーを起こす可能性がある。局所麻酔薬では,エステル型のプロカイン,テトラカインのほうがアレルギーを起こしやすいといわれている。

　アナフィラキシーはⅠ型アレルギーである。肥満細胞からのヒスタミン,ロイコトリエン,プロスタグランジン,トロンボキサン,ブラジキニンなどのケミカルメディエーターの放出により血管拡張,毛細血管の透過性亢進を生じて,低血圧,気管支平滑筋の攣縮,声門（喉頭）浮腫,血管性浮腫をきたす。局所的には皮膚,呼吸器系,循環器系,消化管に症状が認められる。

　前駆症状としては蕁麻疹などの皮膚症状,腹痛,下痢などの消化器症状を呈する。しだいに喉頭の浮腫による上気道狭窄をきたし,下気道の浮腫は喘息様症状を呈し,急に発症して呼吸停止を起こす。

　末梢血管拡張により絶対的,および相対的な循環血液量の減少により循環血液量減少性のショックに陥る。それに加えて強心剤の投与により心筋虚血が進行し,悪循環に陥り,循環は虚脱する。

2) 類似状態

　迷走神経反射,精神的障害（パニック状態など）はアレルギーと同様の症状を呈することがある。判別が困難な場合はアナフィラキシーを疑い,適切な処置を行う。

6 局所麻酔薬中毒に対する処置

1) 準備

　局所麻酔薬を使用する際には,起こりうる合併症に対する準備が必要である。一般的に救急カートと呼ばれるもののなかに,使用する可能性のあるものを梱包しておき,常に使えるようにしておくべきである。救急カートの物品は蘇生に必要な物品,ショック,痙攣など副作用に必要なものを入れておく。

(1) 蘇生に必要な物品

　a) 気道確保,人工呼吸：バッグ・バルブ・マスク（リザーバーを付けておく）,酸素ボンベあるいは酸素の配管,経口・経鼻エアウェイ,喉頭鏡・気管内チューブ,バイトブロックなど挿管セット一式

　b) 循環：心マッサージ用背板,静脈留置針・細胞外液など輸液路確保用セット,エピネフリン,重炭酸ナトリウム,アトロピン,ジアゼパム,エフェドリンなど緊急薬剤

c）除細動器：従来の手動式除細動器を手元に置いておく。これはモニターとしても使用できる。体外ペーシングが可能な機種が望ましい。また，救急カートとともにAED（automated external defibrillator：自動体外式除細動器）を装備するのもよい。除細動器は単相性波より2相性波の除細動器のほうが除細動の効果が強く，心筋障害も少ない。

2） 予防

局所麻酔薬中毒の原因は血中濃度の上昇である。局所麻酔薬のエピネフリンの添加は組織からの吸収を少なくし，血中濃度の上昇を抑制する。

局所麻酔薬中毒は起こってしまってもすぐに気がついて処置が早ければ良好な転帰をとる。局所麻酔施行後は患者を観察し，モニターを装着する。

3） 処置

（1） 初期症状の処置

局所麻酔薬中毒の初期症状を認めたら，患者を安静にし，あらゆる状態の変化に対応できる準備を始める。まず体位を仰臥位にし，酸素投与を開始し，モニターを装着し，輸液路を確保していなければ細胞外液，生理食塩水で確保する。vital signをチェックする。頻回に患者に呼びかけて意識の確認を行い，脈をチェックする。血圧低下を認めたらエフェドリン製剤の投与，徐脈にはアトロピンの投与を考慮する。遅延型中毒などでの軽度で緩徐な血中濃度の上昇であればこのまま安静，経過観察で患者は回復する。しかし，即時型中毒では突然重篤な症状を呈する場合もあり，観察が不十分であると数分のうちに急変の可能性もある。

（2） 痙攣に対する処置

痙攣に対する応急処置の原則としては，(a) 痙攣による傷害の予防，(b) 気道確保の保持である。

強直性間代性痙攣を呈した際には患者の身体は激しく動くため，(a) 転倒，(b) 頭部打撲より患者を保護する必要がある。転倒に対しては患者を観察する必要はあるが，抑制は行ってはならない。抑制により筋挫傷や骨折などを呈することがある。頭部打撲の危険に対しては柔らかい枕などで頭部を保護するが，頭部を挙上することによる気道閉塞には注意が必要である。また，一般に舌咬傷に対しては口腔内に物を入れるよういわれているが，かえって歯牙損傷を引き起こし，誤嚥や舌の押し込みによる気道閉塞をきたすので，行ってはならない。

痙攣終了後は分泌物の誤嚥を防ぐためにできるだけ早く回復体位にする。痙攣終了後に意識障害が遷延する，あるいは錯乱状態になることがしばしば認められるので，回復体位のまま循環，呼吸状態の確認を行い，意識の回復を待つ。しかし，(a) 痙攣が5分以上持続し，重積状態になる，(b) 呼吸状態の悪化，(c) 墜落，頭部打撲により外傷を受けた，(d) 5分以上意識が回復しない，などの場合には速やかに救急システムを作動させる必要がある。痙攣が持続している場合にはジアゼパム10mg（2mg/min，最大20mg），あるいはミダゾラム0.1-0.3mg/kg，最大10mg）の投与を行い，それでも継続するならチアミラール2-4mg/kgの投与を行う。この間は呼吸停止，血圧低下に注意する。これらの治療にも抵抗性であれば，痙攣重積状態と判断し，気管挿管，人工呼吸を行い，集中治療を開始する。

（3） アレルギーに対する処置

局所麻酔薬によるアレルギーを疑ったら，直ちに人を呼び，物を集め，緊急システムを稼動

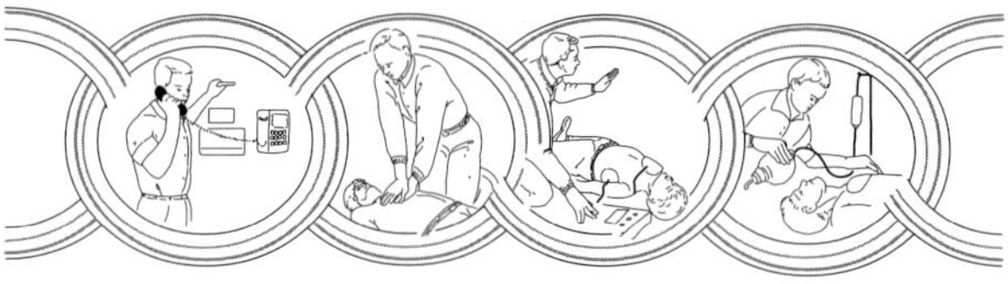

図1：蘇生の輪
左より通報，一次救命処置，除細動，二次救命処置を表し，このスムーズな連携が社会復帰をもたらす。

させる。まず患者を臥位にさせ，楽な姿勢をとらせる。ショックに陥れば下肢挙上をする。高濃度の酸素を投与し，モニターを装着し，輸液路を確保する。ショックの際には輸液路からは細胞外液あるいは生理食塩水の急速輸液を行う。

次に薬剤を投与する。エピネフリンの皮下注射（0.3-0.5mg）を行う。輸液路が確保され，ショック状態に陥ったときには 10,000 倍希釈（1mg エピネフリンを 10 倍希釈）溶液を 1-5ml（0.1-0.5mg）投与するか，あるいは 0.02-0.08 μg/kg/min 持続投与を行う。アミノフィリン250mg を点滴静注する。気道浮腫に対して大量の副腎皮質ステロイド（メチルプレドニゾロン500-1,000mg）を投与し，抗ヒスタミン薬を経静脈的に投与する。

ショックにて意識障害を生じたり，嗄声，喘鳴など上下気道狭窄症状が強いときには直ちに気管挿管を行う。喉頭の浮腫が著明で気管挿管困難な場合には輪状甲状靱帯穿刺や緊急気管切開術が必要となる。

（4）心肺蘇生法

局所麻酔薬使用時には，常に心肺蘇生が必要になる可能性を頭においておく必要がある。そして，局所麻酔薬を使う医師は心肺蘇生法を熟知し，実際に動けるようにトレーニングしておく必要がある。心肺蘇生法の世界的標準はAHA（American Heart Association）が 6-8 年ごとに発表しており，最近では 2000 年に「国際ガイドライン 2000」[10] として示されている。

（5）蘇生の輪（chain of survival，図1）

心肺蘇生には 4 つの輪のつながりが必要であり，これらのスムーズな連携が心肺停止患者の社会復帰には不可欠といわれている。

1) early access（通報，救急システムの始動）
2) early CPR（basic life support：一次救命処置）
3) early defibrillation（早期除細動）
4) early ACLS（advanced cardiovascular life support：二次救命処置）

7 実際の心肺蘇生法

「国際ガイドライン 2000」では心肺蘇生のアルゴリズムを提示し，蘇生で行う処置を的確に示している。図2[10] にはその概要である包括的アルゴリズムを示す。

1）通報，救急システムの始動

成人の意識障害の患者を発見したときは，心肺蘇生術を行う前に通報する，あるいは病院内であれば人と物を集める（phone first）とされている。これは成人の心肺停止は心原性が多く，心室細動（VF），pulseless 心室性頻脈（VT）の際の早期除細動を行うための除細動

```
┌─────────────────────────┐
│ 意識消失した患者，心停止の可能性 │
│ のある患者              │
│ →「どうしました」と反応をみる │
└─────────────────────────┘
         │ 反応がない
         ▼
┌─────────────────────────┐
│     一次ABCD評価を開始       │
│ （一次救命処置のアルゴリズムを開始） │
│ 救急システムの発動：病院内では人と物を │
│ 集める「誰か来てください！ 救急カート │
│ と除細動器と人を集めてください！」 │
│ A：呼吸をしているかどうか    │
│ （気道を確保，見て，聞いて，感じて確認） │
└─────────────────────────┘
         │ 呼吸がない
         ▼
┌─────────────────────────┐
│ B：2回人工呼吸をする         │
│ C：循環のサイン（息，咳，動き），脈拍の確認 │
│ なければ                │
│ C：胸骨圧迫式心臓マッサージを開始 │
│ D：可能であれば除細動器，心電図モニター装着 │
└─────────────────────────┘
         │ 脈がない
         ▼
    ╱─────────────╲
   │ 心肺蘇生術を続ける │
   │ 心電図診断を行う  │
    ╲─────────────╱
  心室細動/心室頻拍 │ │ 心室細動/心室頻拍以外
         ▼       ▼
  ┌──────────┐  ┌──────────────┐
  │除細動を3回まで試みる│  │asystole（心静止）か，│
  └──────────┘  │PEA（無脈性電気活動） │
                └──────────────┘
```

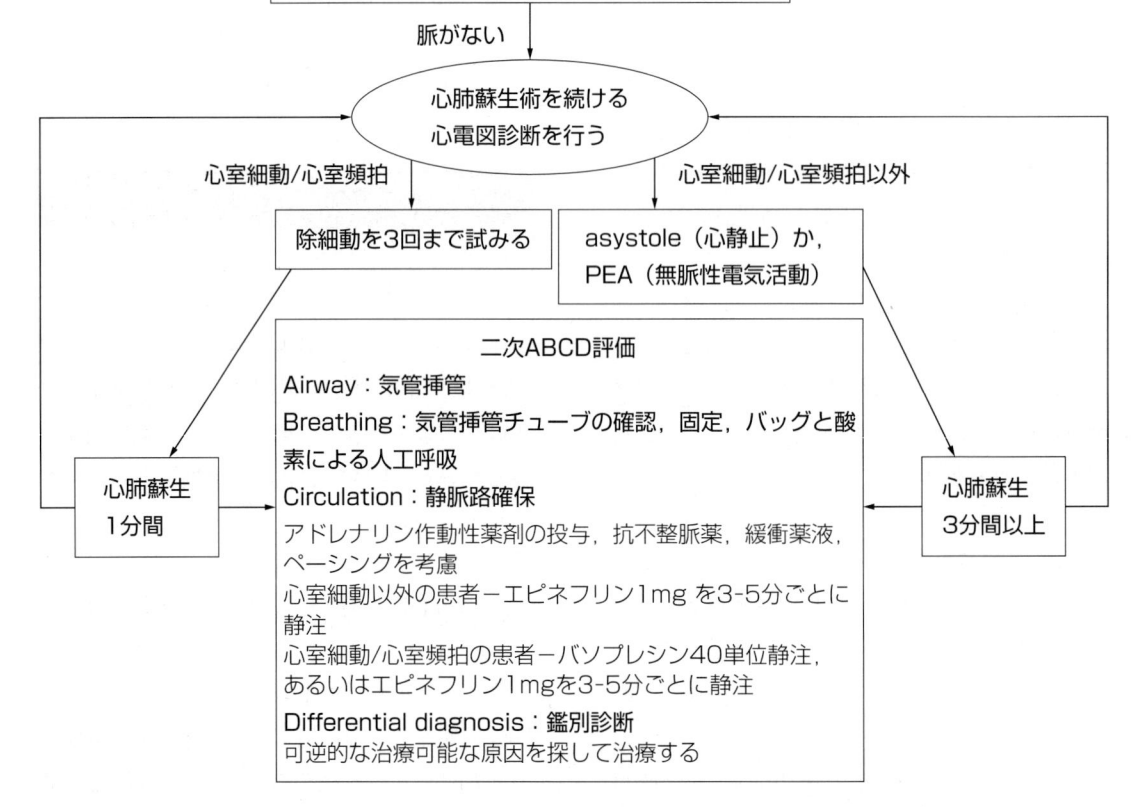

二次ABCD評価
Airway：気管挿管
Breathing：気管挿管チューブの確認，固定，バッグと酸素による人工呼吸
Circulation：静脈路確保
アドレナリン作動性薬剤の投与，抗不整脈薬，緩衝薬液，ペーシングを考慮
心室細動以外の患者－エピネフリン1mgを3-5分ごとに静注
心室細動/心室頻拍の患者－バソプレシン40単位静注，あるいはエピネフリン1mgを3-5分ごとに静注
Differential diagnosis：鑑別診断
可逆的な治療可能な原因を探して治療する

心肺蘇生 1分間
心肺蘇生 3分間以上

図2：comprehensive ECC algorithm：包括的な救急心血管治療のアルゴリズム

〔文献 10〕Guidelines 2000 for Cardiopulmonary Resuscitation and Emergency Cardiovascular Care：The American Heart Association in collaboration with the International Liaison Committee on Resuscitation. Circulation 2000；102（8 Suppl）：I1-384〕

器をできるだけ早く手に入れるためである。しかし，局所麻酔薬中毒の場合は，中枢神経への毒性で痙攣から呼吸停止に陥った場合，あるいは高位脊髄くも膜下麻酔などになってしまった場合では呼吸停止が先行する。この場合ではまず1分間の心肺蘇生法を行ってから救急システムの始動を行う（phone fast）。突然の心肺停止で局所麻酔薬の影響かどうかさえ不明なときは直ちに救急システムの始動を行ってよいだろう。

2) 一次救命処置

　器具と人がそろうまでに行う。

　気道確保し，自発呼吸が回復しなければ人工呼吸を行う。手元にバッグ・バルブ・マスク（アンビューバッグとマスク）があればそれで行い，なければ口対口人工呼吸を行う。2回吹き込んでも（rescue breathing），循環のサイン（自発呼吸，咳嗽，体動，頸動脈の拍動）がなければ閉胸式心マッサージを開始する。心マッサージと人工呼吸は15：2の比率で行う。1分ごとに自発呼吸，循環のサインを確認する。

3) 除細動

　「国際ガイドライン2000」では早期除細動を強く推奨している。すべての病院と外来医療施設で迅速な除細動ができるようにすべきであり，院内心停止でVF, pulseless VTでは3分以内の除細動を勧告している。したがって局所麻酔の際にはすぐに使用できる除細動器を設置するか，あるいは外来などでは簡易的に持参できるAEDを救急カートとともに設置しておくべきである。

　2）と3）を併せて一次ABCDといい，気道確保，人工呼吸，閉胸式心マッサージ，除細動は直ちに処置できるようにしておくべきである。

4) 二次救命処置（ACLS：advanced cardiovascular life support）

　二次ABCDといわれる。気道確保を確実にするため気管挿管を実施する。しかし，これはバッグ・バルブ・マスクで換気が十分できている場合には必ずしも必要ではない。気管挿管のために人工呼吸，心マッサージを長時間中止することは蘇生に反することである（「国際ガイドライン2000」では30秒以内の挿管操作と挿管後の確実な確認を求めている）。人工呼吸は，十分な酸素投与とともに行う。輸液路を確保し，エピネフリン1mgを投与する。ここからはモニターによりVF, pulseless VT, PEA（pulseless electrical activity：脈なし電気活動），asystole（心静止）のそれぞれのアルゴリズムにより治療する。徐脈性のPEA, asystoleの際にはアトロピン1mg，難治性VF・VTにはバソプレシン40単位を投与してもよい。

　バソプレシンは非アドレナリン性の血管収縮作用をもち，VFを治療中，冠動脈灌流圧，脳を含む臓器血流を増加させる。バソプレシンの半減期は10-20分であり，40単位の単回投与を行う。「国際ガイドライン2000」ではまだ十分なエビデンスが得られていないので「電気的除細動抵抗性VF例の治療にエピネフリンの代替手段として用いることができる」としている。しかし今後PEAや心静止の治療にも推奨されるかもしれない。

　蘇生中の炭酸水素ナトリウムの投与は冠灌流圧の低下，ヘモグロビン解離曲線の左方移動，逆説的細胞内アシドーシス（炭酸水素ナトリウムで二酸化炭素が産生され，それが心筋や脳細胞に拡散し，細胞内にアシドーシスを引き起こす），同時に投与したカテコールアミンの不活化などにより蘇生時には効果がないといわれている。血液pHの低下により除細動効率は変化せず，アドレナリン反応性も影響されないとさ

れている。したがって高度な代謝性アシドーシス，高カリウム血症，三環系抗うつ薬やバルビツール薬の中毒の際には有効であるといわれているが，他の治療が無効であったのちに考慮すべきである。投与するときには初期量は1mEq/kgにして，血液ガス分析をモニターすべきとしている。

　心肺蘇生中のCaの投与による有効性は示されていない。高カリウム血症，低カルシウム血症，Ca拮抗薬中毒の際には有益である可能性はある。

　局所麻酔薬は劇薬に指定されており，過量投与，不適切な投与，誤投与などにより容易に重篤な合併症を起こしうる。このため，局所麻酔薬を使用する際にはこれらに対する知識を習得し，患者のモニターを必ず行い，万が一中毒症状などが起こった場合には直ちに緊急処置が行える準備をしておくことが重要である。まれには心肺停止に陥る可能性があるので，局所麻酔を行う前提として心肺蘇生が確実に行えることが大前提であり，これは机上の勉学では習得できず，各地で開催されているACLSコースの受講が必要と思われる。

　また，局所麻酔中に患者の状態が変化した際には，もしかすると他の疾患による痙攣や，あるいは急性冠症候群が起こっているかもしれない。局所麻酔薬中毒，局所麻酔の合併症のみにとらわれず，あらゆる疾患の可能性も念頭におきながら治療を進めることも重要である。

【文献】

1) Feldman HS, Arthur GR, Covino BG. Comparative systemic toxicity of convulsant and supraconvulsant doses of intravenous ropivacaine, bupivacaine, and lidocaine in the conscious dog. Anesth Analg 1989 ; 69 (6) : 794-801.
2) Englesson S. The influence of acid-base changes on central nervous system toxicity of local anaesthetic agents. I. An experimental study in cats. Acta Anaesthesiol Scand 1974 ; 18 : 79-87.
3) Lieberman NA, Harris RS, Katz RI, et al. The effects of lidocaine on the electrical and mechanical activity of the heart. Am J Cardiol 1968 ; 22 : 375-80.
4) Albright GA. Cardiac arrest following regional anesthesia with etidocaine or bupivacaine. Anesthesiology 1979 ; 51 : 285-6.
5) Clarkson CW, Hondeghem LM. Mechanism for bupivacaine depression of cardiac conduction : fast block of sodium channels during the action potential with slow recovery from block during diastole. Anesthesiology 1985 ; 62 (4) : 396-405.
6) Hartung J, Ying H, Weinberger J, et al. Propofol prevents or elevates the threshould for lidocaine-induced seizures in rats. J Neurosurg Anesthesiol 1994 ; 6 : 254-9.
7) Roitman K, Sprung J, Wallace m, et al. Enhancement of Bupivacaine Cardiotoxicity with Cardiac Glycosides and β-Adrenergic Blockers. Anesth Analg 1993 ; 76 (3) : 658-61.
8) Kock M DE, Gautier P, Vandewalle F, et al. Digoxin Enhances Bupivacaine Toxicity in Rats. Reg Anesth 1991 ; 16 (5) : 272-7.
9) Giovannitti J, Bennett CR. Assessment of allergy to local anesthesia. JADA 1979 ; 98 : 701-6.
10) Guidelines 2000 for Cardiopulmonary Resuscitation and Emergency Cardiovascular Care : The American Heart Association in collaboration with the International Liaison Committee on Resuscitation. Circulation 2000 ; 102 (8 Suppl) : I1-384.

索 引

● 数字
3-in-1 ブロック　176

● A
α_1-acid glycoprotein　67, 95, 202
α_1 アシド-グリコプロテイン　221
α_1 酸性糖タンパク質　95, 57
absorption constant　87
ACLS　255
acute pain service　198
advanced cardiovascular life support　255
AGP　67, 95
apparent volume of distribution　87
APS　198
area under the curve　92
area under the moment curve　92
AUC　92
$AUMC$　92
axillary block　157
A δ 線維　37

● B
Bromage score　198

● C
Ca^{2+} チャネル　50
catioic form　21
chain of survival　253
Chiu 法　163
CL　94
clearance　94
CL_{int}　96
Cm　49
C_{max}　90
Cm 値　38
conduction safety　39
CYP1A2　73
CYP2E1　76

CYP3A4　73
C 線維　37

● D
differential block　24
differential nerve block　41
disposition　98

● E
elimination constant　87

● F
femoral nerve block　176
frequency-dependent block　23

● G
GABA　48
GABA$_A$　50
GABA$_A$ 受容体　52

● H
h gate　23
hanging drop　142
Henderson-Hasselbach　222

● I
infraclavicular block　156

● J
Jacoby 線　130

● K
K^+ チャネル　43
k_a　87
k_e　87

● L
loss of resistance　142

● M
mean residence time　92
median approach　142

MEGX　72
MEGX テスト　73
m gate　23, 24
Michaelis-Menten 消失　97
molecular form　21
MRT　92

● N
Na^+ チャネル　8, 43
nitric oxide　60
NSAIDs　194

● P
paramedian approach　142
patch clamp　18
patient-controlled analgesia　194, 200
patient-controlled epidural analgesia　201
PCA　194, 200
PCEA　201, 229
PCT　101, 106
PDPH　134
pencil point　129
phasic block　39
pKa　12
post-dural puncture headache　134
progressive challenge testing　101
psoas compartment block　175

● Q
Quincke　129

● R
Ranvier 絞輪　42
RVLM ニューロン　48

● S
saddle block　129
size principle　41

● 257

stereochemistry　64
supraclavicular block　154

● T
t_{max}　90
TNS　114
tonic block　39
transient neurologic symptoms　114
transient radicular irritation　114
TTX　58
Tuohy 針　141

● U
use-dependent block　23, 59

● V
VAS　197
V_d　87
visual analog scale　197
voltage champ　18

● W
Whetzel 法　164

● あ
アトピー性皮膚炎　102
アドレナリン　111
アナフィラキシー　100, 105
アミド型局所麻酔薬　72
アミド結合　7
アミン　14
アルドステロン　220
アレルギー　100, 244, 251

● い
一次救命処置　255
一過性の根症状　114
陰茎ブロック　212
陰部神経ブロック　230

● え
腋窩法　157
エステル型　102
エステル型局所麻酔薬　71
エステル結合　7

エスマルヒ　182
エチドカイン　32, 33
エフェドリン　224
延髄網様体　28, 29

● お
黄色靭帯　137
オピオイド　145
オベルスト法　162

● か
外側大腿皮神経　171, 176
解離恒数　12
角膜　187
ガストリン　219
活動電位　17
眼窩下神経ブロック　208
肝クリアランス　96
肝固有クリアランス　96
癌性疼痛　234

● き
気管支鏡　237
気管支喘息　102
気胸　169
気道　185
吸収　85
吸収速度定数　87, 89
急性中毒　248
急性痛　189
凝固亢進状態　217
局所静脈内麻酔法　181
局所麻酔薬中毒　45, 51, 88, 140, 170, 186, 244
曲線下面積　92
虚血許容時間　184

● く
クリアランス　94

● け
脛骨神経　172, 179
経皮的気管内注入　238
ケタミン　67
血圧低下　139
血管収縮薬　113
血中濃度　89

結膜　187
懸滴（法）142

● こ
高圧系伸展受容器　47
高位脊麻　133
光学異性体　65
交感神経　49
交感神経系　45, 51
交感神経遮断　132
構造　6
喉頭噴霧器　237
高濃度局所麻酔薬　233
抗不整脈薬　78
硬膜外鎮痛法　199
硬膜外麻酔　136, 203
硬膜スリーブ　137
硬膜穿刺　140
抗利尿ホルモン　220
コカイン　4, 6

● さ
最高血中濃度　90
サイトカイン　101
細胞内メディエーター　100
鎖骨下法　156
鎖骨上法　154
坐骨神経　177
作動性ニューロン　48
サブスタンス P　191
サリドマイド禍　66
産科麻酔　215
三叉神経痛　233
酸素解離曲線　217

● し
シクロオキシゲナーゼ　191
シメチジン　76, 221
斜角筋　152
ジャクソン型喉頭噴霧器　237
尺骨神経　150
術後痛　189
循環器系　57
上喉頭神経　238
上喉頭神経ブロック　238
脂溶性　11
小児　202

静脈還流　138
除細動　255
徐脈　139
神経興奮　16
神経毒性　110, 233
腎交感神経　46
腎交感神経活動　53
心臓交感神経活動　54
心毒性　61, 249
深部静脈血栓症　217

● す
スクラッチテスト　104

● せ
静止電位　17
正中神経　150
正中法　122, 132, 142
脊髄くも膜下麻酔　121, 202
咳反射　81
咳反射抑制作用　80
脊麻　121
脊麻後頭痛　134
仙骨硬膜外麻酔　143
仙骨神経叢　171
仙骨裂孔　204
先制鎮痛　192
全脊麻　133

● そ
蘇生の輪　253

● た
ターニケット　181
代謝　71, 85
帯状疱疹後神経痛　234
大腿神経　171
大腿神経ブロック　176
大腰筋筋溝ブロック　175
段階的チャレンジテスト　101, 106
タンパク結合率　11

● ち
チャレンジテスト　104
中枢神経作用　27
中枢神経毒性　249

腸骨下腹神経　210
腸骨鼠径神経　210

● て
低圧系受容器　47
帝王切開術　223
定義　3
抵抗消失　142
抵抗消失法　143
デクスメデトミジン　67
テトロドトキシン　19, 58

● と
橈骨神経経　150
動脈圧受容器　48

● な
内視鏡　242
内臓交感神経活動　47
内側上腕皮神経　160

● に
二次救命処置　255
尿道　187

● は
肺水腫　216
排泄　85
排泄（消失）速度定数　87
排尿障害　134
馬尾症候群　108
パラベン　102
反射抑制　80

● ひ
腓骨神経　172
ヒスタミン　100
皮内反応　104
腓腹神経　172, 179
表面麻酔　185

● ふ
ファイバー挿管　240
フェイススケール　197
フェンタニル　146
伏在神経　179
不斉合成　65

ブドウ糖　113
ブピバカイン　68, 74, 125
ブプレノルフィン　145
ブラジキニン　190
プロカイン　32, 33
プロゲステロン　215
プロスタグランジン　191
分布　85
分布容量　87
分離麻酔　41

● へ
平均体内滞留時間　92
閉鎖神経　171, 177
扁桃核　28

● ほ
傍子宮頸管ブロック　230
傍正中法　122, 132, 142

● ま
膜安定化作用　78
マクギル疼痛質問表　197
マクロファージ　101
末梢神経系　36
麻痺性イレウス　139
慢性痛　189

● み
ミダゾラム　76

● む
無痛分娩　226

● め
メピバカイン　68

● も
モーメント曲線下面積　92
モルヒネ　146

● や
薬物動態　85
薬理作用　27

● ゆ
指神経ブロック　162

● よ
腰部神経叢 174
容量依存的 97

● ら
ラセミ体 65

● り
立体構造 64
リドカイン 5, 31, 72, 79
流量依存的 97

● れ
歴史 4
レボブピバカイン 5

● ろ
肋間上腕神経 160
肋間神経ブロック 166
ロピバカイン 5, 68, 74

● わ
彎曲 122
腕神経叢ブロック 149, 208

局所麻酔　その基礎と臨床　〈検印省略〉

2004年5月20日　第1版発行

定価（本体7,600円＋税）

編　集　浅田　章
発行者　今井　良

発行所　克誠堂出版株式会社
　　　　〒113-0033　東京都文京区本郷3-23-5-202
　　　　電話(03) 3811-0995　振替00180-0-196804

印刷・製本　明石印刷株式会社

ISBN4-7719-0276-3 C 3047 ￥7600 E
Printed in Japan　© Akira Asada 2004
・本書の複製権・翻訳権・上映権・譲渡権・公衆送信権（送信可能化権を含む）
　は克誠堂出版株式会社が保有します。
・JCLS ＜㈱日本著作出版権管理システム委託出版物＞
　本書の無断複写は著作権法上での例外を除き禁じられています。複写される場
　合は，そのつど事前に㈱日本著作出版権管理システム（電話 03-3817-5670,
　FAX 03-3815-8199）の許諾を得てください。